温病学家叶天士奇方妙治

范铁兵 主编

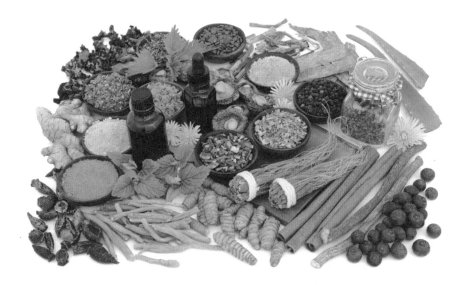

天津出版传媒集团

天津科学技术出版社

图书在版编目 （CIP） 数据

温病学家叶天士奇方妙治/范铁兵主编. -- 天津：
天津科学技术出版社, 2022.8
ISBN 978-7-5576-9772-3

Ⅰ.①温… Ⅱ.①范… Ⅲ.①验方 – 汇编 – 中国 – 清
代 Ⅳ.①R289.5

中国版本图书馆CIP数据核字(2021)第263662号

温病学家叶天士奇方妙治
WENBINGXUEJIA YETIANSHI QIFANGMIAOZHI
责任编辑：王朝闻

出版：　**天津出版传媒集团**
　　　　天津科学技术出版社

地址：天津市西康路35号
邮编：300051
电话：（022）23332400
网址：www.tjkjcbs.com.cn
发行：新华书店经销
印刷：北京兴星伟业印刷有限公司

开本 710×1000　1/16　印张 20　字数 410 000
2022年8月第1版第1次印刷
定价：68.00元

本书就是笔者从散见于各种古代典籍中精心遴选下来的叶天士治病秘方、药方。在整个收集整理的过程中，笔者克服了种种困难终于将该书付梓成稿。因编者水平有限，书中难免有不当或谬误之处，还望读者原谅，批评指正。

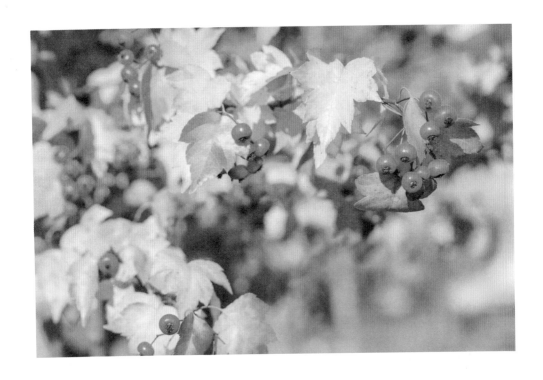

前　言

　　叶天士，名桂，号香岩，又号上律老人，江苏吴县人。叶天士聪慧过人，悟超象外，一点即通；尤其虚心好学，他能融会贯通，因此医术突飞猛进，名声大震。他信守"三人行必有我师"的古训。从十二岁到十八岁仅仅六年，他除继家学外，先后踵门求教过的名医就有十七人。

　　叶天士最擅长治疗时疫和痧痘等证，是中国最早发现猩红热的人。在温病学上的成就尤其突出，是温病学的奠基人之一。清代乾隆以后，江南出现了一批以研究温病著称的学者。他们以叶天士为首，总结前人的经验，突破旧杠杠，开创了治疗温病的新途径。叶天士所著《温热论》，为我国温病学说的发展提供了理论和辨证的基础。他首先提出"温邪上受，首先犯肺，逆传心包"的论点，概括了温病的发展和传变的途径，成为认识外感温病的总纲；他根据温病病变的发展，分为卫、气、营、血四个阶段，作为辨证施治的纲领；在诊断上他发展了察舌、验齿、辨斑疹、辨白痦等方法。清代名医章虚谷高度评价《温热论》，说它不仅是后学指南，而且是弥补了仲景书之残缺，其功劳很大。

　　叶天士在中国医学发展史上，是一位贡献卓越的医学家，他创立的温病卫气营血辨证论治纲领，为温病学说理论体系的形成奠定了坚实的基础；他对杂病提出的许多新见和治法方药，至今在临床上仍有重要的指导意义和实用价值。

C目录
Contents

上 篇

栀子豉汤 ···················· 001
半夏泻心汤 ················ 017
小陷胸汤 ···················· 044
麦门冬汤 ···················· 048
大半夏汤 ···················· 070
附子粳米汤 ················ 086
黄连阿胶汤 ················ 091
小柴胡汤 ···················· 102

中 篇

小青龙汤 ···················· 117
越婢汤 ······················· 129
麻杏甘石汤 ················ 133
白虎汤白虎加人参汤 ·········· 139
白虎加桂枝汤 ············· 148
竹叶石膏汤 ················ 155
理中汤 ······················· 161
四逆汤 ······················· 172
白通汤 ······················· 179
真武汤 ······················· 186
桂枝附子汤 ················ 199

附子汤 ······················· 206
瓜蒌薤白白酒汤 ·········· 208
桂枝救逆汤 ················ 214
黄芪建中汤 ················ 223
大建中汤 ···················· 230
升麻鳖甲汤 ················ 235
百合地黄汤 ················ 236
当归生姜羊肉汤 ·········· 242

下 篇

麻黄连轺赤小豆汤 ·········· 247
射干麻黄汤 ················ 248
葶苈大枣泻肺汤 ·········· 250
桂枝加黄芪汤 ············· 253
桂枝加大黄汤 ············· 255
桂枝人参汤 ················ 257
大黄附子汤 ················ 258
桃核承气汤 ················ 261
麻子仁丸 ···················· 266

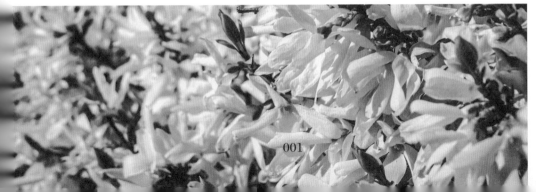

白 散	……	267	芍药甘草汤	…… 297
五苓散	……	268	黄土汤	…… 298
牡蛎泽泻散	……	274	大乌头煎	…… 299
泽泻汤	……	279	乌头桂枝汤	…… 301
己椒苈黄丸	……	280	酸枣仁汤	…… 303
桂苓五味甘草汤	……	281	猪肤汤	…… 306
葛根黄芩黄连汤	……	286	苦酒汤	…… 308
白头翁汤	……	286	桔梗汤	…… 310
桃花汤	……	290	枳术汤	…… 311
赤石脂禹余粮汤	……	295	小半夏汤	…… 313

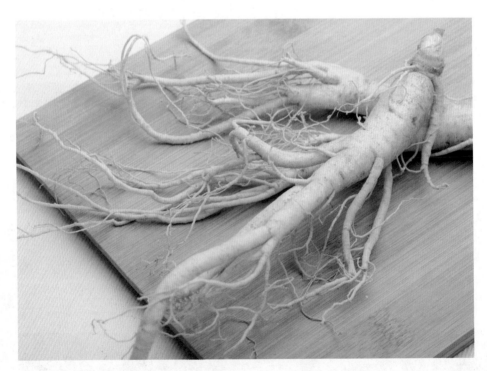

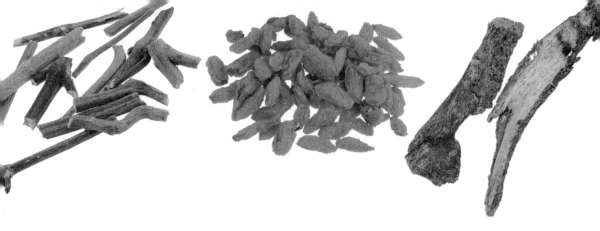

上篇

栀子豉汤

● 仲景原方证述要 ●

栀子豉汤出自《伤寒论》第76条，组成为：栀子十四个（擘），香豉四合（绵裹）。右二味，以水四升，先煮栀子，得二升半，内豉，煮取一升半，去滓，分为二服，温进一服，得吐者，止后服。此方加甘草二两（炙），名栀子甘草豉汤；加生姜五两，名栀子生姜豉汤。仲景原条文谓："发汗后，水药不得入口为逆，若更发汗，必吐下不止。发汗、吐下后，虚烦不得眠，若剧者，必反复颠倒，心中懊恼，栀子豉汤主之；若少气者，栀子甘草豉汤主之；若呕者，栀子生姜豉汤主之。"栀子豉汤还见于《伤寒论》

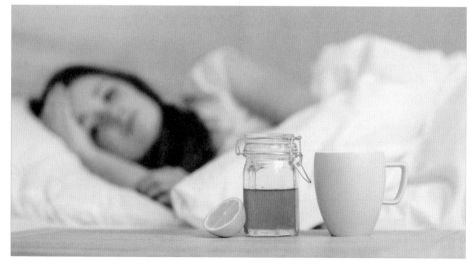

第 77 条:"发汗,若下之,而烦热,胸中窒者,栀子豉汤主之。"第 78 条:"伤寒五六日,大下之后,身热不去,心中结痛者,未欲解也,栀子豉汤主之。"第 221 条:"阳明病,脉浮而紧,咽燥口苦,腹满而喘,发热汗出,不恶寒反恶热,身重。若发汗则躁,心愦愦,反谵语。若加温针,必怵惕,烦躁不得眠。若下之,则胃中空虚,客气动膈,心中懊侬,舌上胎者,栀子豉汤主之。"第 228 条:"阳明病,下之,其外有热,手足温,不结胸,心中懊侬,饥不能食,但头汗出者,栀子豉汤主之。"第 375 条:"下利后更烦,按之心下濡者,为虚烦也,宜栀子豉汤。"

栀子豉汤以栀子苦寒清泄胃中郁火,《神农本草经》谓其"主五内邪气,胃中热气"。以豆豉宣泄郁热,《名医别录》谓其苦寒,"主伤寒头痛,寒热,瘴气恶毒,烦躁满闷"。栀、豉配伍,以其苦寒之性,中能泄胃中郁火,治疗胃脘嘈杂,或疼痛不舒;上能泄心火,治疗烦躁,不得眠;外能清泄肌表郁热,治疗身热。

栀子豉汤证:虚烦不得眠,心中懊侬;或烦热,胸中窒者;或身热不去,心中结痛者;或心中懊侬,饥不能食,但头汗出者。

叶天士奇方妙治

加减变化

1. 用于治疗风温邪郁上焦卫气分

郭,风温入肺,气不肯降,形寒内热,胸痞,皆脘郁之象。辛凉佐以微苦,手太阴主治。黑山栀、香豉、杏仁、桑叶、瓜蒌皮、郁金。(《临证指南医案·风温》)

方证解释:症见形寒内热,胸痞。卫气被郁则形寒,热郁上焦,肺气不宣则胸痞。方用栀子豉汤加杏仁、蒌皮、郁金宣透表邪,清开肺郁;另加辛凉的桑叶,合辛温的豆豉、苦寒的栀子,成微辛微苦法以疏宣肺卫郁热。

本方去桑叶,可命名为"栀子豉加杏仁蒌皮郁金汤",以期在临床上推广应用。

某,风温从上而入,风属阳,温

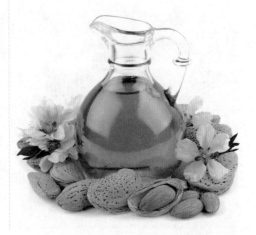

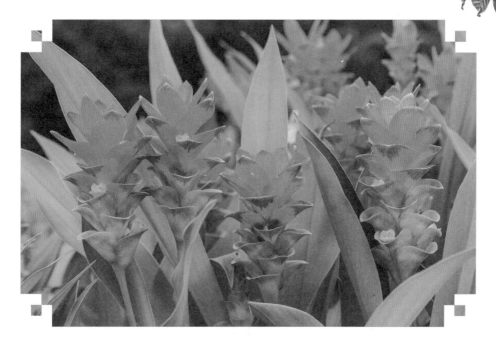

化热，上焦迫肺，肺气不舒转，周行气阻，致身痛、脘闷、不饥。宜微苦以清降，微辛以宣通。医谓六经，辄投羌、防，泄阳气，劫胃汁，温邪忌汗，何遽忘之？杏仁、香豉、郁金、山栀、瓜蒌皮、蜜炒橘红。（《临证指南医案·风温》）

方证解释：症见身痛、脘闷、不饥。风温郁于肺卫肌表则身痛；肺气不得舒转致胃气不降则脘闷、不饥。方用栀子豉汤微辛微苦以发越表郁，加杏仁、蒌皮、郁金、蜜炒橘红，舒转肺气以开中脘郁痞。

本方可命名为"栀子豉加杏蒌郁橘汤"，以期在临床上推广应用。

某女，温邪，形寒脘痞，肺气不通，治以苦辛。杏仁、瓜蒌皮、郁金、山栀、苏梗、香豉。（《临证指南医案·肺痹》）

方证解释：本案症见形寒、脘痞。温邪郁表则形寒，肺气不得宣降致胃气不得通降则脘痞。方用栀子豉汤发越表郁，加杏仁、蒌皮、郁金、苏梗宣转肺气以降胃开痹。

2. 用于治疗温病夹烦劳而热留气分

曹四五，劳倦嗔怒，呕吐身热，得汗热解，而气急、不寐、不饥，仍是气分未清，先以上焦主治，以肺主一身气化也。杏仁、郁金、山栀、香豉、橘红、瓜蒌皮。（《临证指南医案·呕吐》）

方证解释："劳倦嗔怒"，提示素体肝强胃弱。外感温邪，呕吐身热，经治疗得汗热解，但气急、不寐、不

上篇

饥。气分郁热未清而气急；上焦肺气不得舒转，致中焦胃气不能和降则不寐、不饥。方用栀子豉汤微辛微苦清宣气分余热，加杏仁、蒌皮、郁金宣展上焦肺气以舒转中焦气机；另加橘红苦辛和胃降逆。

本方可命名为"栀子豉加杏蒌郁橘汤"，以期在临床上推广应用。

3. 用于治疗秋燥邪郁气分

某，脉右数大，议清气分中燥热。桑叶、杏仁、大沙参、象贝母、香豉、黑栀皮。（《临证指南医案·燥》）

方证解释："脉右数大"，提示燥热在肺，当伴有咳嗽、发热等症；"议清气分中燥热"，提示病机已在气分。方用栀子豉汤微辛味苦清透郁热，加桑叶、杏仁、沙参、象贝母宣

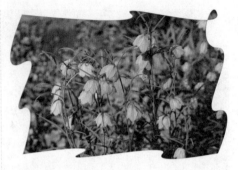

肺润燥。

吴瑭采辑此案，加梨皮，制定出《温病条辨·上焦篇》秋燥第54条桑杏汤方证。

某，燥火上郁，龈胀咽痛。当辛凉清上。薄荷梗、连翘壳、生甘草、黑栀皮、桔梗、绿豆皮。（《临证指南医案·燥》）

方证解释：燥火上郁清窍，遂见龈肿、咽痛。因燥气化火，故用栀子

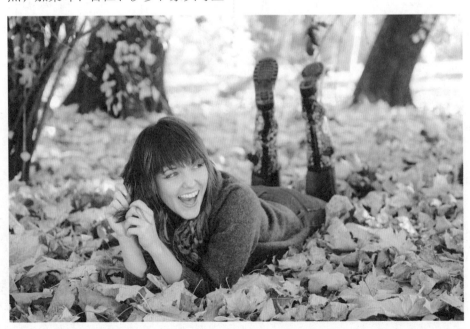

豉汤去辛温的豆豉，代之以辛凉的薄荷梗，辛凉苦寒配以清透燥火；另加甘草、桔梗为甘桔汤利咽开结以治咽痛，加连翘壳、绿豆皮轻清上窍燥热以治龈肿。

吴瑭采辑此案，制定出《温病条辨·上焦篇》秋燥第57条翘荷汤方证。何廉臣根据此案，制定出《重订广温热论》加味栀豉汤方证。

4. 用于治疗湿温蕴郁中上焦

李三二，时令湿热之气，触自口鼻，由募原以走中道，遂致清肃不行，不饥不食。但温乃化热之渐，致机窍不为灵动，与形质滞浊有别，此清热开郁，必佐芳香以逐秽为法。瓜蒌皮、桔梗、黑山栀、香豉、枳壳、郁金、降香末。（《临证指南医案·湿》）

方证解释：湿热由募原直走中道，影响脾胃升降则不饥不食；湿热上蒸，影响心神则机窍不为灵动。方用栀子豉汤轻苦微辛以开泄湿热，加瓜蒌皮、桔梗、枳壳宣展肺气以求气化湿亦化，佐郁金、降香末芳香逐秽开窍。

吴瑭采辑此案，整理出《温病条辨·中焦篇》湿温第55条三香汤方证。

5. 用于治疗伏暑阻郁上焦气分

范，伏暑阻其气分，烦渴，咳呕喘急，二便不爽，宜治上焦。杏仁、石膏、炒半夏、黑栀皮、厚朴、竹茹。又，痰多咳呕，是暑郁在上，医家乱投沉降，所以无效。石膏、杏仁、炒半夏、郁金、香豉、黑山栀。（《临证指南医案·暑》）

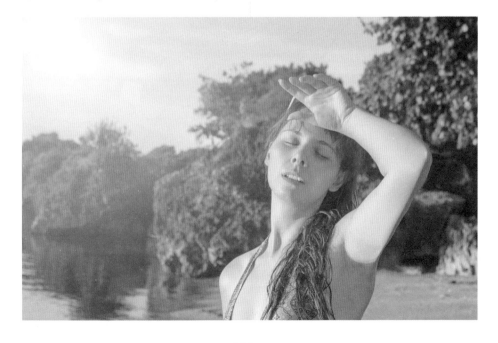

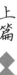

上篇

方证解释：本案症见痰多咳呕、烦渴、二便不爽等，由暑湿郁于气分上焦所致。一诊用栀子豉汤去豆豉，加石膏清暑泄热，加竹茹清热止呕，加杏仁、半夏、厚朴宣化中上焦湿浊。二诊症见痰多咳呕，因误用沉降，上焦暑湿郁结更甚，故方用栀子豉汤原方苦辛开泄上焦湿热，另加石膏清泄暑热，加杏仁、郁金开宣上焦以化湿，加半夏化痰止呕，开畅中焦以燥湿。

6. 用于治疗暑温夹湿郁于三焦

龚二四，脉寸大，头晕，脘中食不多下。暑热气从上受，治气苦辛寒方。竹叶、杏仁、郁金、滑石、香豉、山栀。（《临证指南医案·暑》）

方证解释：本案症见头晕，脘中食不多下。脉寸大。此暑热兼湿郁于气分上焦。方用栀子豉汤苦辛开泄上焦暑湿之郁，加杏仁、郁金宣达肺气，竹叶、滑石清利暑湿。

某，暑湿热气，触入上焦孔窍，头胀，脘闷不饥，腹痛恶心，延久不清，有疟、痢之忧。医者不明三焦治法，混投发散，消食，宜乎无效。杏仁、香豉、橘红、黑山栀、半夏、厚朴、滑石、黄芩。（《临证指南医案·暑》）

方证解释：暑湿热气，触入上焦孔窍则头胀，郁于中焦脾胃则脘闷不饥、腹痛恶心。方用栀子豉汤苦辛开泄上焦暑湿，另加黄芩合栀子苦寒清热；加杏仁宣上，橘红、半夏、厚朴畅中，滑石渗下，三焦并治以分利湿邪。其中芩、栀合夏、朴，辛开苦泄，可开畅中焦湿热痞结以治脘闷恶心。

7. 用于治疗伏气秋疟寒热不解

疟发于秋，名曰伏气。两旬不解，消滞清火而不见效。寒少热多，口渴喜暖，心中懊憹，不能自主。是无形气结，蒌、连、枳、半，只治有形有滞，寒热未能开提，懊憹气结，况无汗为烦，表里气机不行，显然窒闭，宗仲景栀豉汤，一升一降，以开其结。栀子、香豉各三钱。（《眉寿堂方案选存·疟疾》）

方证解释：本案疟发于秋，两旬

不解，曾用消滞、清火而不效。症见寒少热多，口渴喜暖，心中懊侬，无汗而烦。表郁则恶寒、无汗、喜暖，里热内郁则发热、口渴、心烦。方用栀子豉汤，以豆豉辛温，栀子苦寒，合为微辛微苦，一升一降法，发越表里郁热。

脉大右涩，舌白，鼻窍干黑，不饥不食。由暑湿内伏，新凉外来成疟，汗泄表解，伏气未罢，填塞胸臆，余热结于气分，思得肺化，如秋冬天降，则清肃令行。况初病身痛，亦湿热阻气之象，诸家不及道此。瓜蒌皮、杏仁、黑栀、郁金、川贝、枇杷叶。（《眉寿堂方案选存·疟疾》）

方证解释：本案由秋凉引动暑湿伏邪而发病，症见初病身痛，鼻窍干黑，不饥不食，胸臆闷满不爽。苔白，脉大右涩。虽汗泄表解，而伏气未罢，湿热郁阻气分，病机偏于上焦。方用

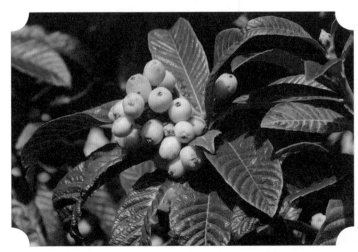

栀子豉汤化裁，因汗泄表解，故去辛温的豆豉，加枇杷叶、杏仁、瓜蒌皮、郁金宣畅肺气，发越湿热之郁，另加川贝清降肺气以化痰。

8. 用于治疗胸闷脘痞

章，痛乃宿病，当治病发之由。今痹塞胀闷，食入不安，得频吐之余，疹形朗发，是陈腐积气胶结。因吐，经气宣通。仿仲景胸中懊侬例，用栀子豉汤主之。又，胸中稍舒，腰腹如束，气隧有欲通之象，而血络仍然锢结。就形体畏寒怯冷，乃营卫之气失司，非阳微恶寒之比。议用宣络之法。归须、降香、青葱管、郁金、新绛、柏子仁。（《临证指南医案·诸痛》）

方证解释：本案二诊处方用《金匮》旋覆花汤变通而成的辛润通络法，该法主要用于胸胁疼痛，由此分析，一诊中"痛乃宿病"的"痛"应该是指胸痛；从"食入不安"分析，其"痹塞胀闷"的部位是指胃脘。因此，本案症见胸痛，胃脘痹塞胀闷，"食入不安"，频吐之后，皮肤疹形朗发。综合分析，病机是上焦郁热，与陈腐积

上篇

气胶结，阻滞胸脘。方用栀子豉汤宣通胸脘郁结。一诊治气分取效后，二诊改"用宣络之法"治疗以善后。

莫无锡四十六岁，易怒，气火逆行，脘中微窒，气阻妨食，先开上痹，瘦人脉数弦，勿投香燥。枇杷叶、降香末、黑栀皮、土蒌皮、杜苏子、新会皮（去白）。（《叶天士先生方案真本》）

方证解释：本案郁火逆行，郁结胃脘，而见易怒，脘中微窒，气阻妨食。方用栀子豉汤去豆豉，加枇杷叶、土瓜蒌皮、苏子、陈皮、降香末清宣郁火，开胸脘痞结。

张，脉涩，脘痞不饥。口干有痰，当清理上焦。枇杷叶、杏仁、山栀、香豆豉、郁金、瓜蒌皮，加姜汁炒竹茹。（《临证指南医案·痞》）

方证解释：本案脉涩，脘痞不饥，兼见口干有痰，此上焦肺气痹郁不伸，中焦胃气不得通降。方用栀子豉汤加杏仁、蒌皮、郁金、枇杷叶轻清宣展

肺气，另加姜竹茹清热化痰，旨在使上焦肺气旋转而中焦气机通降，脘痞不饥得除。

陈三四，食进颇逸，而胸中未觉清旷。宜辛润以理气分，勿以燥药伤阴。枇杷叶、大杏仁、橘红、黑山栀、香豉、郁金、瓜蒌皮。（《临证指南医案·痞》）

方证解释：胸中未觉清旷，是指胸闷不适。方用栀子豉汤加杏仁、蒌皮、郁金、枇杷叶宣展肺郁，旷达胸膈；另加橘红，合豆豉之辛，与质地柔润的杏仁、蒌皮配伍，组成"辛润以理气分，勿以燥药伤阴"法，以宣通上焦气分郁结。

宋，前议辛润下气以治肺痹，谓上焦不行，则下脘不通，古称痞闷都属气分之郁也。两番大便，胸次稍舒，而未为全爽，此岂有形之滞，乃气郁必热，陈腐黏凝胶聚，故脘腹热气下注，隐然微痛。法当用仲景栀子豉汤，解其陈腐郁热，暮卧另进白金丸一钱。

盖热必生痰，气阻痰滞。一汤一丸，以有形无形之各异也。黑山栀、香豉、郁金、杏仁、桃仁、瓜蒌皮、降香，另付白金丸五钱。（《临证指南医案·痞》）

方证解释：肺痹用辛润下气，两番大便后，胸次稍舒而未为全爽，脘腹隐然微痛。不

仅无形气郁生热，郁热结聚胸脘胃腹，而且郁热生痰，有形痰阻气滞。治疗一方面用栀子豉汤加杏仁、蒌皮、郁金法轻清宣解郁热，再加降香、桃仁开胸部气血郁痹；另外，送白金丸（白矾、郁金）以化有形痰结。

9. 用于治疗肝气犯胃的心胸映背痛

叶四三，郁怒致病，心胸映背痛甚，至气阻咽喉，呼吸有音，吐涎沫，又不热渴，由肝病蔓延，所伤非一经矣。先理上焦，与苦辛轻剂。鲜枇杷叶、香豉、苦杏仁、郁金、瓜蒌皮、黑山栀。（《种福堂公选医案》）

方证解释：心胸映背痛甚，有似胸痹，但兼见气阻咽喉，呼吸有音，吐涎沫等，则上焦痹郁，气不宣通显然，故用栀子豉汤加杏、蒌、郁、杷，轻苦微辛，宣展上焦郁痹。

10. 用于治疗咳嗽

程，舌黄微渴，痰多咳逆，食下欲噎，病在肺胃。高年姑以轻剂清降。鲜枇杷叶、杏仁、郁金、瓜蒌皮、山栀、淡香豉。（《临证指南医案·噎膈反胃》）

方证解释：食下欲噎，与舌黄微渴、痰多咳逆并见，病在肺胃，由上焦气分痹郁不得宣降所致，故用栀子豉汤加杏仁、蒌皮、郁金、枇杷叶，轻苦微辛宣展上焦，使肺气宣降而胃气通降。

本方可命名为"栀子豉加杏蒌郁杷汤"，以期在临床上推广应用。

范四十，脉左弱，右寸独搏，久

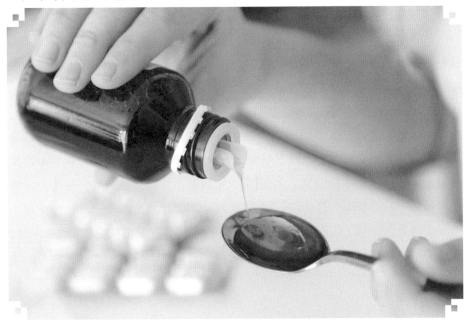

咳音嘶，寐则成噎阻咽。平昔嗜饮，胃热遗肺，酒客忌甜，微苦微辛之属能开上痹。山栀、香淡豉、杏仁、瓜蒌皮、郁金、石膏。（《临证指南医案·咳嗽》）

方证解释：酒客多有中焦湿热。"右寸独搏"，肺热较甚。不仅胃热移肺，而且郁热兼湿，故久咳不愈。"音嘶，寐则成噎阻咽"，也与湿热郁闭肺胃有关。方用栀子豉汤加杏仁、蒌皮、郁金法，微苦微辛宣散上焦湿热，另加石膏以清泄肺胃郁热。栀子豉汤加杏仁、蒌皮、郁金是叶氏变通栀子豉汤的基本方，其他方多以此基本方为基础加减组成。

本方可命名为"栀子豉加杏蒌郁膏汤"，以期在临床上推广应用。

施，脉沉弦为饮，近加秋燥，上咳气逆，中焦似痞，姑以辛泄凉剂，暂解上燥。瓜蒌皮、郁金、香豉、杏仁、苡仁、橘红、北沙参、山栀。（《临证指南医案·咳嗽》）

方证解释：旧有饮邪，新感秋燥而出现上咳气逆，中焦似痞。治用栀子豉汤加杏仁、蒌皮、郁金法，轻苦微辛宣展上焦肺郁。燥气犯肺，咳嗽气逆，故加沙参滋肺生津。脉沉弦为饮，中焦似痞，故加橘红、苡仁除湿化饮。

11. 用于治疗咳血或吐血

倪二七，肛疡溃脓虽愈，阴气已经走泄，当阳气弛张发泄。今加嗽血痰多，胃纳减于平昔，脉数促，喘逆脘闷，姑清肃上焦气分。苏子、杏仁、香豉、黑栀皮、郁金、蒌皮、降香、桔梗。（《临证指南医案·吐血》）

方证解释：本案症见嗽血痰多，喘逆脘闷，胃纳减少。脉数促。此上焦郁热闭结，肺气不得宣降，中脘随

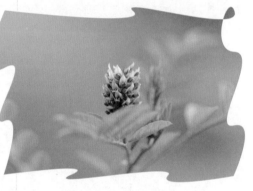

之不通。方用栀子豉汤加杏仁、蒌皮、郁金法轻清宣泄上焦郁热，另加桔梗、苏子、降香化痰开结，降气平喘。

高，脉数，汗出身热，吐血五日，胸脘不舒，舌色白，此阴虚本质，暑热内侵营络，渐有时疟之状，小溲茎中微痛。宣通腑经为宜。鲜生地、连翘、郁金汁、滑石、竹叶、甘草梢。又，气阻不饥。黑栀皮、香豉、蒌皮、郁金、杏仁、橘红。（《临证指南医案·吐血》）

方证解释：一诊症见汗出身热，

吐血，胸脘不舒，小溲茎中痛。苔白，脉数。由暑湿内侵营络所致，方用凉营涤暑法，以鲜生地、连翘、竹叶、郁金汁清心凉营泄热，合六一散（滑石、甘草梢）清利暑湿。二诊见气阻不饥，以上焦气分郁痹为著，故改用栀子豉汤加杏、蒌、郁、橘法，轻苦微辛，清宣上焦郁热以治气阻不饥。

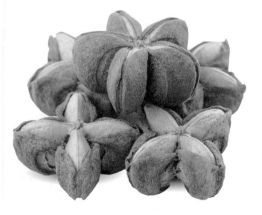

12. 用于治疗呃逆

某，面冷频呃，总在咽中不爽，此属肺气膹郁，当开上焦之痹。盖心胸背部，须藉在上清阳舒展，乃能旷达耳。枇杷叶、炒川贝、郁金、射干、白通草、香豉。(《临证指南医案·呃》)

方证解释：从"面冷"以及"心胸背部，须藉在上清阳舒展，乃能旷达耳"一句分析，本案呃逆是由于湿热浊秽蒙蔽上焦清阳，肺气不能展化所致。方用栀子豉汤，但不用苦泄药栀子，而以豆豉合郁金宣郁以解湿热；因"属

肺气膹郁"，故遵喻昌治疗诸气膹郁的清燥救肺汤法，取枇杷叶清降肺胃，平咳止哕；另加射干清热解毒利咽、炒川贝化痰开结；再加白通草淡渗利湿，使上焦湿热从下而出。

吴瑭采辑此案，去方中川贝母，制定出《温病条辨·上焦篇》湿温第46条上焦宣痹汤方证。

13. 用于治疗肠痹

张，食进脘中难下，大便气塞不爽，肠中收痛，此为肠痹。大杏仁、枇杷叶、川郁金、土瓜蒌皮、山栀、豆豉。(《临证指南医案·肠痹》)

方证解释：本案为肠痹，症见食进脘中难下，大便气塞不爽，肠中收痛。证在中下，而病机源于上焦肺气痹郁不通，故用栀子豉汤加杏、蒌、郁、杷法，轻苦微辛以宣展肺气。

本方可命名为"栀子豉加杏蒌郁杷汤"，以期在临床上推广应用。

吴，身重不能转移，尻髀板著，必得抚摩少安，大便不通，小溲短少，不饥少饮。此时序湿邪，蒸郁化热，阻于气分，经腑气隧皆阻，病名湿痹。木防己一钱、杏仁二钱、川桂枝一钱、石膏三钱研、桑叶一钱、丹皮一钱。又，舌白，不渴不饮，大便经旬不解，皮肤麻痒，腹中鸣动，皆风湿化热，阻遏气分，诸经脉络皆闭。昔丹溪谓：肠痹宜开肺气以宣通，以气通则湿热自走。仿此论治。杏仁、瓜蒌皮、郁金、枳壳汁、山栀、香豉、紫菀。(《临证指南医案·肠痹》)

方证解释：一诊症见身重不能转移，尻髀板著，必得抚摩少安，大便不通，小溲短少，不饥少饮等，叶氏诊为湿热痹，用加减木防己汤清宣气分经脉湿热。二诊见大便经旬不解，腹中鸣动，皮肤麻痒，诊断为肠痹，病机为风湿热阻郁于气分，上焦肺气郁痹不开。方用栀子豉汤加杏仁、蒌皮、郁金，轻清宣展肺郁，另加紫菀宣肺润肠，枳壳汁宽中降气。

蒋三一，肺痹，鼻渊，胸满，目痛，便阻，用辛润自上宣下法。紫菀、杏仁、瓜蒌皮、山栀、香豉、白蔻仁。(《临证指南医案·肠痹》)

方证解释：肺痹于上，则鼻渊，目痛，胸满；肠痹于下，则大便阻闭不通。治用栀子豉汤加杏仁、蒌皮、紫菀，轻苦微辛，又辛润宣降，以宣展肺郁；另加白蔻仁芳香化湿以理湿郁。

董，高年疟后，内伤食物，腑气阻痹，浊攻腹痛，二便至今不通，诊脉右部弦搏，渴思冷饮。昔丹溪大、

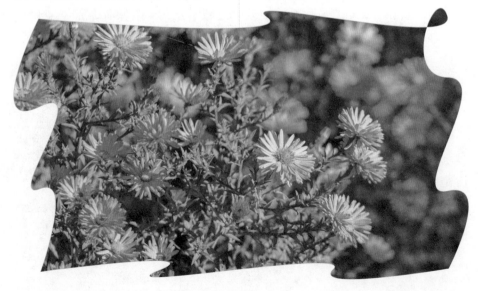

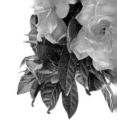

小肠气闭于下，每每开提肺窍。《内经》谓：肺主一身气化，天气降，斯云雾清，而诸窍皆为通利，若必以消食辛温，恐胃口再伤，滋扰变证。圣人以真气不可破泄，老年当遵守。紫菀、杏仁、瓜蒌皮、郁金、山栀、豆豉。（《临证指南医案·肠痹》）

方证解释：本案症见浊攻腹痛，二便不通，渴思冷饮。脉右弦搏。此虽类似于承气汤证，但叶氏仍然从肠痹考虑，遵丹溪法，用栀子豉汤加杏仁、蒌皮、郁金法苦辛宣展肺气，另加紫菀辛润宣降，以治上求下。

本方可命名为"栀子豉加杏蒌郁菀汤"，以期在临床中推广应用。

14. 用于治疗淋浊

某氏，气闭成淋。紫菀、枇杷叶、杏仁、降香末、瓜蒌皮、郁金、山栀。（《临证指南医案·淋浊》）

方证解释：本案脉证描述太简，从"气闭成淋"，以及用药分析，当有上焦肺气痹郁见症，如胸满、脘闷等。上焦肺气不能宣降，则三焦气机不行，下焦不通，也可以发为小便淋涩不利。治疗用栀子豉汤加杏仁、蒌皮、郁金法，去辛散升浮的豆豉，加枇杷叶、紫菀、降香末宣降肺气以下病治上。

合方化裁

1. 合凉膈散治风温温热邪郁气分

叶，风温入肺，肺气不通，热渐内郁，如舌苔、头胀、咳嗽、发疹、心中懊憹，脘中痞满，犹是气不舒展，邪欲结痹。宿有痰饮，不欲饮水。议栀豉合凉膈方法。山栀皮、豆豉、杏仁、黄芩、瓜蒌皮、枳实汁。（《临证指南医案·风温》）

方证解释：心中懊憹，脘中痞满，为栀子豉汤证；心中懊憹，并见头涨、咳嗽、发疹，属上焦气分郁热的凉膈散证；不欲饮水，提示中焦宿有痰饮聚结。方用栀子豉汤加杏仁、蒌皮，宣展肺气，透郁热外出；另合凉膈散法加黄芩，以芩、栀配伍，清泄气分膈中郁热；再加枳实汁，合瓜蒌皮，有小陷胸加枳实汤意，可化痰饮以开中焦痞结。

某二十，脉数暮热，头痛腰痛，口燥，此属温邪。连翘、淡豆豉、淡黄芩、黑山栀、杏仁、桔梗。（《临证指南医案·温热》）

方证解释：脉数，暮热，口燥，邪热已

上篇

入气分；头痛、腰痛，卫分邪郁未解。方用栀子豉汤加杏仁、桔梗宣透卫分，另合凉膈散法加黄芩、连翘，清泄气分郁热。

2. 合半夏泻心汤治木乘土脘痞纳谷哽噎

张五七，脉小弦，纳谷脘中哽噎。自述因乎恺郁强饮，则知木火犯土，胃气不得下行所致，议苦辛降泄法。黄连、郁金、香淡豆豉、竹茹、半夏、丹皮、山栀、生姜。又，前方泄厥阴、通阳明，为冲气、吐涎、脘痞、不纳谷而设，且便难艰阻，胸胀闷，上下交阻。有年最虑关格，与进退黄连汤。（《临证指南医案·木乘土》）

方证解释：一诊症见纳谷脘中哽噎、冲气、吐涎、脘痞。脉小弦。

自述与恺郁强饮酒有关。此木火犯土，胃气不得下行，郁火痰浊结聚胃脘。方用栀子豉汤加郁金、丹皮，轻清疏泄郁火；另合半夏泻心汤法，加黄连、半夏、生姜辛开苦泄以通胃脘痞结；再加竹茹，合姜、夏有温胆汤意以清胆和胃治呕；其中栀子、丹皮并用，为丹栀逍遥散法，可清泄肝火。二诊见便难艰阻，胸胀闷等，从上下交阻的关格考虑，改用进退黄连汤苦辛开泄痞结。

3. 合金铃子散治胃痛

张，老年郁勃，肝阳直犯胃络，为心下痛。久则液枯气结成格。金铃子、延胡、黑山栀子、淡豆豉炒香。（《临证指南医案·胃脘痛》）

方证解释：老年郁勃，肝火冲犯

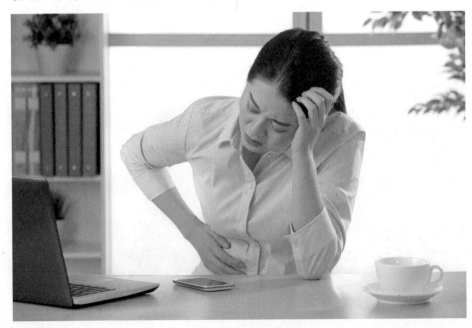

胃络，发为胃脘痛。方用栀子豉汤合金铃子散，清泄肝经郁火，通胃络、止胃痛。

本方可命名为"栀子豉汤合金铃子散"，以期在临床上推广应用。

4. 合分消上下湿热法治肿胀喘满二便不通

朱，初因面肿，邪干阳位，气壅不通，二便皆少，桂、附不应，即与导滞，滞属有形，湿热无形，入肺为喘，乘脾为胀，六腑开合皆废，便不通爽，溺短浑浊，时或点滴。视其舌绛口渴，腑病背胀，脏病腹满，更兼

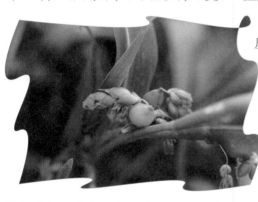

倚倒左右，肿胀随著处为甚，其湿热布散三焦，明眼难以决胜矣。《经》云：从上之下者治其上；又云：从上之下，而甚于下者，必先治其上，而后治其下，此证逆乱纷更，全无头绪，皆不辨有形、无形之误。姑以清肃上焦为先。飞滑石一钱半、大杏仁去皮尖十粒、生苡仁三钱、白通草一钱、鲜枇杷三钱、茯苓皮三钱、淡豆豉一钱半、

黑山栀壳一钱。急火煎五分服。此手太阴肺经药也。肺气窒塞，当降不降，杏仁微苦则能降；滑石甘凉，渗湿解热；苡仁、通草，淡而渗气分；枇杷叶辛凉，能开肺气；茯苓用皮，谓诸皮皆凉；栀、豉宣其陈腐郁结。凡此气味俱薄，为上焦药，仿徐子才轻可去实之义。(《临证指南医案·肿胀》)

方证解释：本案肿胀随着处为甚，喘满，大便不通爽，尿短混浊，时或点滴，背胀，腹满，口渴，舌绛。病情错综复杂而严重。方用栀子豉汤宣其陈腐郁热，加杏仁、枇杷叶开宣上焦，滑石、苡仁、通草、茯苓皮淡渗下焦，即《温热论》所谓"分消上下之势"，法以分利湿热。

全方气味俱薄，且急火快煎，以求轻可去实之效。

何廉臣根据此案，制定出《重订广温热论》叶氏新加栀豉汤方证。

5. 合温胆汤治多噫、呕涎、脘中窒痛

吴，两番探吐，脘痛立止。气因宣畅，胃津未能无损，风木来乘，外冷里热。诊脉右大，并不搏指。当少少进谷以养胃，多噫多下泄气，调和中焦为宜。炒竹茹、半夏、川斛、橘红、黑山栀、香豉。(《临证指南医案·呕吐》)

方证解释：木火胆热犯胃，胃气失和，升降逆乱，故多噫、多下泄气。方用栀子豉汤轻苦微辛泄木舒郁，合温胆汤法，用半夏、竹茹、橘红辛开和胃降逆。因两次探吐，胃气胃津已伤，故少少进谷以养胃气，加川斛以滋胃津。

唐女，脉左涩、右弦。气火不降，胸胁隐痛，脘不爽。最虑失血。川贝、山栀、丹皮、郁金汁、钩藤、瓜蒌皮、茯苓、橘红。又，气火上郁，脘中窒痛，呕涎，先以开通壅遏。香豉、瓜蒌皮、山栀、郁金、竹茹、半夏曲、杏仁。（《临证指南医案·肝火》）

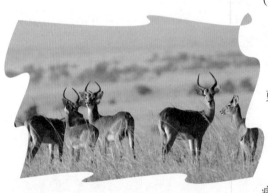

方证解释：一诊症见胸胁隐痛，脘不爽。脉左涩、右弦。叶氏诊为气火不降，方用丹栀逍遥散加减泄肝和胃，清降郁火。二诊症见脘中窒痛，呕涎，为典型的栀子豉汤证，故用栀子豉汤加杏仁、蒌皮、郁金法，清宣气火，开上焦郁结，以治脘中窒痛；另合温胆汤法，加半夏、竹茹，辛开

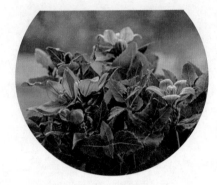

胃痹，和胃降逆，以治呕涎。

6. 合二陈汤治眩晕、腹痛呕吐

徐，脉左浮弦数，痰多，脘中不爽，烦则火升眩晕，静坐神识稍安。议少阳阳明同治法。羚羊角、连翘、香豆豉、广皮白、半夏曲、黑山栀。

（《临证指南医案·眩晕》）

方证解释：少阳胆郁火升，则心烦眩晕；阳明胃脘痰阻，则痰多，脘中不爽。方用栀子豉汤加连翘宣泄郁火，另合羚羊角散法加羚羊角凉肝息风；合二陈汤加橘、夏化痰和胃。

裴氏，脉数，按之涩，腹痛呕吐，恐痧秽格拒，宜宣通气分。白蔻仁、桔梗、黑山栀、香豉、半夏、广皮白。（《临证指南医案·腹痛》）

方证解释：湿热郁遏气分则脉数，按之涩；秽湿阻滞胃肠则腹痛呕吐。方用栀子豉汤加桔梗宣泄气分湿热；合二陈汤法用半夏、广皮白和胃祛湿，另加白蔻仁辟秽化浊。

枳实栀子豉汤

枳实栀子豉汤出自《伤寒论》第393条，组成为：枳实三枚（炙），栀子十四个（擘），豉一升（绵裹）。仲景原条文谓："大病差后，劳复者，枳实栀子豉汤主之。"

叶桂用此方治疗热病后胃气不和，不饥能食，不寐者，如下案：

陈，热病后，不饥能食，不寐，此胃气不和。香豉、黑山栀、半夏、枳实、广皮白。（《临证指南医案·温热》）

方证解释：热病后余热未尽，胃气不和，故见不饥能食、不寐。仿仲景法，用枳实栀子豉汤轻苦微辛宣透郁热，合二陈汤法加半夏、广皮白和胃安中。

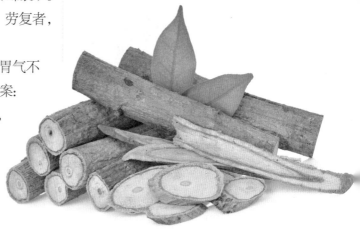

半夏泻心汤

仲景原方证述要

半夏泻心汤出自《伤寒论》第149条，组成为：半夏半升（洗），黄芩、干姜、人参、甘草（炙）各三两，黄连一两，大枣十二枚（擘）。右七味，以水一斗，煮取六升，去滓，再煎取三升。温服一升，日三服。仲景原条文谓："伤寒五六日，呕而发热者，柴胡汤证具，而以他药下之，柴胡证仍在者，复与柴胡汤。此虽已下之，不为逆，必蒸蒸而振，却发热汗出而解。若心下满而硬痛者，此为结胸也，大陷胸汤主之。但满而不痛者，此为痞，柴胡不中与之，宜半夏泻心汤。"

半夏泻心汤还见于《金匮要略·呕吐

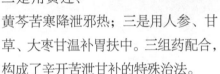

哕下利病脉证治》第10条："呕而肠鸣，心下痞者，半夏泻心汤主之。"

半夏泻心汤由三组药组成：一是用半夏、干姜辛温通阳开痞；二是用黄连、黄芩苦寒降泄邪热；三是用人参、甘草、大枣甘温补胃扶中。三组药配合，构成了辛开苦泄甘补的特殊治法。

半夏泻心汤证：心下痞，但满而不痛者，或呕而肠鸣，心下痞者。

叶天士奇方妙治

加减变化

1. 用于治疗温病湿温暑湿

蔡，阳虚挟湿，邪热内陷，所以神识如蒙。议用泻心法。人参、生干姜、黄芩、川连、枳实、生白芍。（《临证指南医案·湿》）

方证解释：中阳胃气不足，湿热内陷，阻结中焦，蒙扰心包，故出现神志如蒙。方用变通半夏泻心汤法，以黄芩、川连、干姜、枳实苦辛开泄湿热，用人参扶胃气，干

姜温中阳，另加白芍护肝阴，并合芩、连酸苦泄热。

吴瑭采辑此案，制定出《温病条辨·中焦篇》湿温第54条人参泻心汤方证。

曹，身痛，舌白，口渴，自利。此湿温客气为疟，不可乱投柴、葛，仲景有湿家忌汗之律。飞滑石、杏仁、郁金、淡黄芩、白蔻仁、防己。又，湿甚为热，心痛，舌白，便溏。治在气分。竹叶心、麦冬、郁金、菖蒲、飞滑石、橘红。化服牛黄丸。又，心下触手而痛，自利，舌白，烦躁，都是湿热阻气分。议开内闭，用泻心汤。川连、淡黄芩、干姜、半夏、人参、枳实。又，神气稍清，痛处渐下至脐。湿伤在气，热结在血。吐咯带血，犹是上行为逆。热病瘀留，必从下出为顺。川连、黄芩、干姜、半夏、人参、枳实、白芍、炒楂肉。（《临证指南医案·疟》）

方证解释：本案一诊症见身痛、苔白、口渴、自利，为湿温蕴郁气分，方用杏仁、滑石、郁金、白蔻仁、黄芩，清化气分，分消湿热，因身痛，加防己。二诊症见心痛、苔白、便溏，从化服牛黄丸分析，当还有湿热蒙扰

心包的神志异常症，方用竹叶心、麦冬、郁金、菖蒲、飞滑石、橘红，化服牛黄丸，一面清化湿热，一面清心开窍。三诊症见心下触手而痛、自利、苔白、烦躁，出现了湿热内陷、阻结中焦气分的湿热痞证，故用变通半夏泻心汤法，以川连、淡黄芩、干姜、半夏、人参、枳实，开湿热痞结，其中人参可扶胃气，干姜可温中阳。四诊神气稍清，痛处渐下至脐，吐咯带血，此湿在气分，热结在血，继续用变通半夏泻心汤法，以川连、黄芩、干姜、半夏、人参、枳实苦辛开泄气分湿热，兼通补胃气胃阳；另加白芍、炒楂肉以理血分。

吴瑭根据此案三诊处方脉证，制定出《温病条辨·中焦篇》湿温第74条泻心汤（半夏泻心汤去草枣加枳实方）方证。

以上两案提示，湿温内陷，气机阻闭，可致心包内闭而出现烦躁、神昏、谵语等神志异常症。对此，用变通半夏泻心汤苦辛开泄湿热闭结，则能开窍醒神。窍闭甚者，需合用牛黄丸、至宝丹等清心透络开窍。

胡，不饥、不食、不便，此属胃病，乃暑热伤气所致。味变酸浊，热痰聚脘。苦辛自能泄降，非无据也。半夏泻心汤去甘草、干姜，加杏仁、枳实。（《临证指南医案·暑》）

方证解释：本案症见不饥、不食、不便。从"热痰聚脘"分析，应有脘

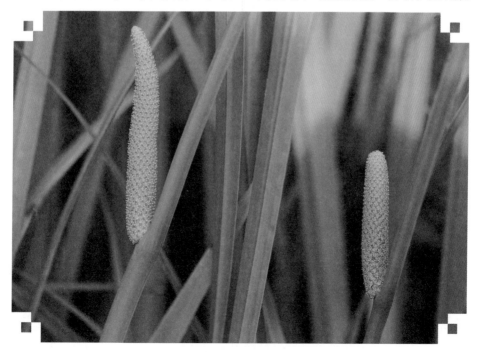

上篇

019

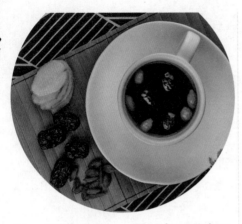

痞。"味变酸浊"，提示有呃逆或呕吐。此暑湿伤气，蕴结中焦。方用半夏泻心汤去甘草、干姜，苦辛开泄湿热，加杏仁开上焦肺气以化湿，加枳实助半夏辛开中焦以燥湿。

吴瑭采辑此案，整理出《温病条辨·中焦篇》暑温伏暑第39条半夏泻心汤去人参干姜大枣甘草加枳实杏仁方方证。

张六一，此湿蕴气中，足太阴之气不为鼓动运行。试以痞结胸满，仲景列于太阴篇中，概可推求其理矣。半夏醋炒、茯苓、川连、厚朴、通草汤煎。（《临证指南医案·湿》）

方证解释：湿热蕴结中焦，脾胃升降失司，故痞结胸满。方用半夏泻心汤法，以半夏合黄连苦辛开泄痞结，以厚朴合半夏苦温燥湿畅中，茯苓、通草淡渗利湿通下。

周，寒热，呕吐蛔虫，自利，是暑湿热外因，因嗔怒动肝，邪气入于厥阴，胸满、腹胀、消渴。议以开痞方法。泻心汤去参、甘，加枳实、白芍。（《临证指南医案·痞》）

方证解释：本案症见寒热，呕吐蛔虫，自利，胸满，腹胀，消渴。此暑湿热蕴结中焦，因嗔怒动肝，邪入厥阴。方用半夏泻心汤去参、甘，加枳实苦辛开泄暑湿，兼和胃开痞；另加白芍，合芩、连酸苦泄厥阴。

张，舌白罩灰黑，胸脘痞闷，潮热呕恶，烦渴，汗出，自利。伏暑内发，三焦均受，然清理上中为要。杏仁、滑石、黄芩、半夏、厚朴、橘红、黄连、郁金、通草。（《临证指南医案·暑》）

方证解释：本案为伏暑，症见胸脘痞闷，潮热呕恶，烦渴，汗出，自利。苔白罩灰黑。此暑湿弥漫三焦。方用变通半夏泻心汤法，以黄芩、黄连合半夏，苦辛开泄湿热，加杏仁开宣上焦肺气；加厚朴、橘红合半夏，苦辛开畅中焦；加滑石、通草淡渗清利下焦，三焦分消，以治湿。另加郁金芳香开窍，辟秽化浊。

吴瑭采辑此案，加"溺短"，制定出《温病条辨·中焦篇》暑温伏暑第42条杏仁滑石汤方证。

舌白口腻，痰多自利。湿热未尽，中焦不运，防变胀满。川连、人参、半夏、白芍、枳实、茯苓。（《眉寿方证解释：本案症见痰多自利，口腻，苔白。此湿热未尽，蕴结中焦。方用半夏泻心汤法，以川连、半夏、枳实，苦辛开泄湿热；自利胃气已伤，故合用大半夏汤法，以人参、半夏、茯苓，通补胃气，另加白芍，合黄连，以酸苦泄热，也泄厥阴。

毛氏，旧有胃痛、脘痹、呕吐之病，秋前举发，已得小安，近痛呕复来，身体熇热。宿病未罢，而暑热秽气上窍侵入，三焦混淆，恐内闭变现痉厥。川连、淡黄芩、半夏、姜汁、黑山栀、枳实汁。（《临证指南医案·呕吐》）

方证解释：本案素有胃痛、脘痹、呕吐。今胃痛发作，呕吐复来，身体熇热。此宿病未罢，而暑湿秽浊从口鼻侵入，弥漫三焦，有痉厥之虑。方用川连、黄芩、半夏、姜汁、枳实汁，为变通半夏泻心汤法以苦辛开泄湿热痞结，另取栀子豉汤法加黑山栀，合生姜苦辛开畅中上焦暑湿。

何，寒热呕吐，胸中格拒，喜暖饮怕凉。平昔胃阳最虚，热邪内结，体虚邪实，最防痉厥。人参、黄芩、炒半夏、姜汁、川连、枳实。（《临证指南医案·呕吐》）

方证解释：本案症见寒热呕吐，胸中格拒，喜暖饮怕凉等。胃阳素虚则喜暖饮怕凉；外感湿热，邪郁上焦则寒热；湿热痞结中焦则呕吐。从"最防痉厥"分析，已有湿热内陷厥阴之虑。方用变通半夏泻心汤法，以黄芩、黄连苦泄邪热，亦泄厥阴；以姜汁、半夏、人参辛开痞结，和胃止呕，兼通补胃气；另加枳实消痞，以助姜、夏开结。

吴瑭采辑此案，并参照下述《临证指南医案·呕吐》"某，舌赤，浊呕"案，制定出《温病条辨·中焦篇》湿温第64条半夏泻心汤去人参干姜大枣甘草加枳实生姜方方证。

2. 用于治疗湿热疟

姬，疟，脉沉涩，中脘痞结。此属里证，用泻心法。半夏、川连、橘红、枳实、黄芩、生姜汁。（《临证指南医案·疟》）

方证解释：本案症见中脘痞结，脉沉涩。从脘痞辨为半夏泻心汤证。方用半夏泻心汤去参、草、枣，以生姜汁易干姜，加橘红、枳实苦辛开泄痞结。

钱氏，暑热伤气成疟，胸痞结，呕吐痰沫，皆热气之结。前医泻心法极是。人参汁、枳实汁、黄连、黄芩、炒半夏、杏仁、厚朴、姜汁。（《临证指南医案·疟》）

温病学家叶天士

奇方妙治

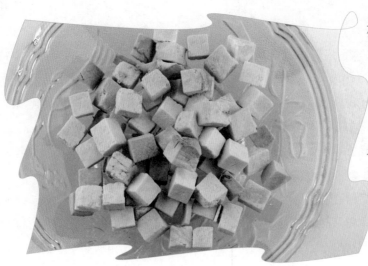

方证解释：本案症见胸痞结，呕吐痰沫，为半夏泻心汤证。方用半夏泻心汤去草枣苦辛开泄暑湿。暑热偏重，又见呕吐，故用生姜代干姜；暑必兼湿，故加杏仁开宣上焦肺气以化湿；加厚朴、枳实汁开畅中焦以燥湿。

项，阳气最薄，暑入为疟，先由肺病。桂枝白虎汤，气分以通营卫为正治。今中焦痞阻，冷饮不适，热邪宜清，胃阳亦须扶护，用半夏泻心法。半夏、川连、姜汁、茯苓、人参、枳实。（《临证指南医案·疟》）

方证解释：本案感暑为疟，症见中焦痞阻，冷饮不适。暑热邪气与胃阳虚寒并存，故用川连与半夏、姜汁，加枳实苦辛开泄痞结。其中黄连苦寒可清泄暑热，加茯苓合人参、半夏、姜汁，为大半夏汤法可以通补胃阳，即所谓"热邪宜清，胃阳亦须扶护"。

金七五，强截疟疾，里邪痞结，心下水饮，皆呕吐无余，病在胃口之上。老年阳衰，防其呃厥。舍泻心之外无专方。人参、枳实、干姜、半夏、川连、黄芩。（《临证指南医案·疟》）

方证解释：本案因强截疟，而里邪痞结，呕吐。方用半夏泻心汤去草、枣，加枳实苦辛开泄痞结。

马，疟半月不止，左胁下已有疟母。寒热时，必气痞呕逆。乃肝邪乘胃，有邪陷厥阴之象。拟进泻心法。川连、黄芩、干姜、半夏、人参、枳实。（《临证指南医案·疟》）

方证解释：本案症见寒热时，必气痞呕逆，左胁下已有疟母，从气痞呕逆辨为半夏泻心汤证，方用半夏泻心汤去草枣，加枳实苦辛开泄痞结。

舌灰白，胸痞，疟来欲呕昏厥，热时渴饮，此暑热不解，邪欲深陷，议泻心法。黄连、黄芩、厚朴、半夏、杏仁、姜汁。（《眉寿堂方案选存·疟疾》）

方证解释：本案为暑湿疟，暑湿内阻则胸痞、舌苔灰白；暑热尚甚，则热时渴饮；邪欲深陷则疟来欲呕昏厥。方用半夏泻心汤化裁，以黄连、黄芩、半夏、姜汁苦辛开泄湿热，另加杏仁开宣肺气，宣化湿热，加厚朴合半夏苦温燥湿。

疟止太早，邪热未尽，脘痞不饥，口渴自利，防有滞下。川连、黄芩、半夏、枳实、白芍、橘白。（《眉寿堂方案选存·疟疾》）

方证解释：本案为湿热疟。症见脘痞不饥，口渴自利。此湿热郁结，升降失司。方用川连、黄芩、半夏、枳实，为变通半夏泻心汤苦辛开泄

湿热；另加橘白辛开化湿，加白芍合芩、连酸苦泄热，并泄厥阴。

脉无力，寒热夜作，烦渴恶心，舌黄中痞。虽是伏暑为疟，然平素烦劳，即属内伤，未可泥于发散消食，先进泻心汤以泄蕴热。川连、淡黄芩、花粉、枳实、姜汁、炒半夏、豆蔻、橘红。（《眉寿堂方案选存·疟疾》）

方证解释：本案为伏暑疟。暑湿蕴结三焦则寒热夜作，烦渴恶心，苔黄中痞。方用半夏泻心汤法，以川连、黄芩、半夏、姜汁、枳实，苦辛开泄暑湿；因暑热甚而烦渴，故加天花粉清热止渴；因湿重而中痞，故加炒豆蔻、橘红芳香化湿。

湿盛寒战，不解成疟。湿主关节为痛，邪在里为烦，总以湿热里疟，治宜用苦辛。川连、黄芩、杏仁、姜汁、半夏、厚朴。（《眉寿堂方案选存·疟疾》）

方证解释：本案为湿热疟。症见寒战，关节痛等。方用半夏泻心汤化裁，以川连、黄芩、姜汁、半夏苦辛开泄湿热，另加杏仁宣化上焦之湿，加厚朴开畅中焦之湿。

病起腹痛泄泻，继而转疟。舌腻，渴不能饮，呕逆吐痰，脘中热闷，乃暑热内伏，足太阴之阳不主旋转运通，有以霍

上篇

乱而起。缘未及分经辨证，邪留不解，有内结之象。不特老人质弱，如今霜降土旺，天令欲收，邪势未衰，未为稳妥，议用泻心汤法。淡黄芩、川连、杏仁、炒半夏、厚朴、姜汁。（《眉寿堂方案选存·疟疾》）

方证解释：本案病起腹痛泄泻，继而转疟。症见苔腻，渴不能饮，呕逆吐痰，脘中热闷。此暑热夹湿内伏，中焦困阻，升降失司。方用半夏泻心汤法，以芩、连、夏、姜汁，苦辛开泄湿热，另用杏仁开宣上焦肺气以化湿，用厚朴合半夏苦辛温燥中焦之湿。

3. 用于治疗湿热痢

张，气衰热伏，腹痛下痢，脘中痞闷，不欲纳食。由疟变痢，经邪入腑，斯病势已重。清理湿热以开痞，延久必须扶正。淡黄芩、川连、人参、生白芍、干姜、枳实。（《临证指南医案·痢》）

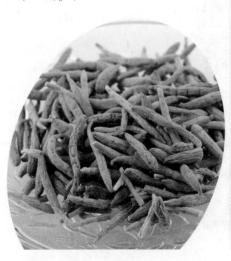

方证解释：本案症见腹痛下痢，脘中痞闷，不欲纳食等。此湿热蕴结为痞为痢。方用半夏泻心汤加减，以芩、连合干姜苦辛开泄湿热。因腹痛，故加白芍；因气衰，故不减人参。

陈妪，泻痢两月，肢体浮肿，高年自属虚象。但胸脘痞闷，纳谷恶心，每利必先腹痛，是夏秋暑热，郁滞于中。虚体夹邪，焉有补涩可去邪扶正之理？恐交节令变证，明是棘手重证矣。人参、茯苓、川连、淡干姜、生白芍、枳实。（《临证指南医案·痢》）

方证解释：本案泻痢两月，每利必先腹痛，胸脘痞闷，纳谷恶心，肢体浮肿。从胸脘痞闷、下利辨为暑湿痢半夏泻心汤证。方用川连、淡干姜、枳实，为变通半夏泻心汤法，苦辛开泄暑湿。利必腹痛，故加生白芍；高年自虚，故用人参；肢体浮肿，故加茯苓。

包，噤口痢。川连、人参、黄芩、白芍、草决明、炒山楂、炒银花。又，噤口痢，乃热气自下上冲，而犯胃口。肠中传导皆逆阻似闭，腹痛在下尤甚。

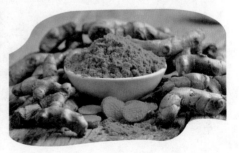

香、连、梅、芍，仅宣中焦，未能泄下热燔燥。若不急清，阴液同归于尽。姑明其理，以俟高明备采，白头翁汤。又，脉左细数、右弦，干呕不能纳谷，腹痛里急后重，痢积不爽，此暑湿深入著腑，势属噤口痢疾，证非轻渺。议用苦寒清热解毒。必痛缓胃开，方勉昏厥之变。川连、黄芩、银花、干姜、炒山楂、白芍、木香汁。（《临证指南医案·痢》）

方证解释：本案为噤口痢，一诊用芍药汤化裁，二诊用白头翁汤，三诊症见干呕不能纳谷，腹痛里急后重，痢积不爽。脉左细数、右弦。此暑湿蕴结胃肠，方用半夏泻心汤法，以连、芩合干姜苦辛开泄暑湿；热毒甚，加银花；腹痛，加白芍；里急后重，加木香汁。

吴瑭采辑此案，制定出《温病条辨·下焦篇》湿温第75条加减泻心汤方证。

徐，能食，腹痛下痢。兼和其阴。人参、生白芍、黄芩、枳实、川连、干姜。（《临证指南医案·痢》）

方证解释：本案为湿热痢，症见腹痛、下痢。"能食"，提示胃气尚能通降，非噤口痢。方用半夏泻心汤去草、枣、半夏，加枳实，苦辛开泄湿热。腹痛，故加白芍；不呕、能食，故去半夏。

4. 用于治疗木乘土

王氏，寡居多郁，宿病在肝。迩日暑邪深入，肝病必来犯胃。吐蛔下利得止，不思谷食，心中疼热，仍是肝胃本证，况暑湿多伤气分。人参辅胃开痞，扶胃有益，幸无忽致疲可也。人参、川连、半夏、姜汁、枳实、牡蛎。（《临证指南医案·木乘土》）

方证解释：本案为暑湿，虽吐蛔下利得止，但胃气损伤，故不思谷食；郁久伤肝，加之暑热深入厥阴，故心中疼热。方用半夏泻心汤化裁，以半夏、姜汁、人参辛开止呕、通补胃气；以黄连苦寒泄肝，也清暑热。另加枳实开痞，加牡蛎平肝。

唐，积劳内伤，脘闷胁胀，呕吐格拒，眩晕不得卧。阳夹内风暴张，恐其忽然痿厥，议通胃平肝法。小川连、姜汁、半夏、牡蛎、川楝子、生白芍。（《临证指南医案·木乘土》）

方证解释：

上篇

本案症见脘闷胁胀，呕吐格拒，眩晕不得卧。肝气冲逆，肝阳夹风暴张则眩晕不得卧；肝逆犯胃，胃气不降则脘闷胁胀、呕吐。方用半夏泻心汤加减，以半夏、姜汁通降胃气，即所谓"通胃"；以川连苦寒泄肝。因肝逆较甚，有动风瘛厥之虑，故加川楝子助黄连清肝，加生白芍，合黄连酸苦泄肝，加牡蛎，平肝息风。

5. 用于治疗痞

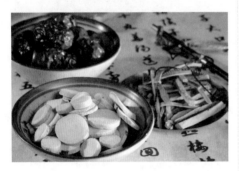

刘，热气痞结，非因食滞，胃汁消铄，舌干便难。苦辛开气，酸苦泄热，是治法矣。川连、生姜、人参、枳实、橘红、乌梅、生白芍。（《临证指南医案·痞》）

方证解释：从"热气痞结，非因食滞"分析，本案证为心下痞，兼见舌干、便难。方用半夏泻心汤化裁，因热结胃汁消铄，舌干便难，故辛开药不用半夏、干姜，而仅用生姜，以生姜合黄连、枳实，苦辛开泄痞结。热甚伤津，故加乌梅、白芍酸甘滋阴，并合黄连酸苦泄热；胃津消铄，故用

人参甘补胃气胃津；为加强开痞，故加橘红苦辛，助生姜辛开。

某，脉不清，神烦倦，中痞恶心，乃热邪里结。进泻心法。炒半夏、黄芩、黄连、干姜、枳实、杏仁。（《临证指南医案·痞》）

方证解释：本案为湿热痞，湿热阻结中焦，则中痞恶心；湿热上扰心神，则神烦倦；湿热阻滞气机，则脉不清。方用变通半夏泻心汤法，以半夏、干姜合黄连，加枳实苦辛开泄湿热痞结；另加杏仁宣展上焦肺气，以求气化湿亦化。

孙，寒热由四末以扰胃，非药从口入以扰胃，邪热、津液互胶成痰，气不展舒，阻痹脘中。治法不但攻病，前议停药，欲谬药气尽，病自退避三舍耳。人参、川连盐水炒、枳实、半夏、郁金、石菖蒲。（《临证指南医案·痞》）

方证解释：从"寒热由四末以扰胃"分析，本案属于湿热疟，"扰胃"提示症有呕吐；从"阻痹脘中"分析，其症应有脘痞；从方中用郁金、石菖蒲分析，其症应有湿热蒙扰心神的神志如蒙。方用半夏泻心汤法，以川连、半夏、枳实、人参苦辛开泄湿热痞结，兼通补胃气；以郁金、石菖蒲芳香辟秽、开窍醒神。

另外，用变通半夏泻心汤治疗湿热痞的医案还有下述"合二陈汤法"

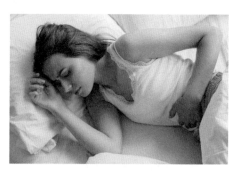

中介绍的《临证指南医案·痞》刘案，可互参。

6. 用于治疗胃痛

俞五五，酒湿郁伤，脘中食阻而痛。治以辛苦寒。小川连、半夏、姜汁、枳实、茯苓、香豉。（《临证指南医案·湿》）

方证解释：本案症见脘中食阻而痛，与酒湿郁伤有关。方用半夏、姜汁、枳实、川连，为变通半夏泻心汤法，以苦辛开泄脘中痞结；另加茯苓合姜、夏，通胃阳、利湿浊，加香豉，合黄连，为变通栀子豉汤法，苦辛宣畅中上焦湿热郁结。

江，拒按为实，患目病来属肝，痛必多呕，大便秘涩。肝病及胃，当苦辛泄降，少佐酸味。小川连、生淡干姜、半夏、枳实、黄芩、生白芍。（《临证指南医案·木乘土》）

方证解释：本案胃痛，痛必多呕，拒按，大便秘涩，兼患目病。肝火上升则目病，肝气犯胃，胃不通降则胃痛多呕、大便秘涩。方用半夏泻心汤化裁，以黄连、黄芩苦寒清泄肝火；以干姜、半夏辛开痞结、降胃止呕。另加枳实行气消痞，以助姜、夏开胃脘痞结；加生白芍柔肝滋肝，以合芩、连酸苦泄肝。

另外，用半夏泻心汤化裁治疗胃痛的医案，还有下述"合金铃子散"中介绍的《临证指南医案·胃脘痛》朱氏案，可互参。

7. 用于治疗呕吐

钱三七，脉细，右坚大，向有气冲，长夏土旺，呕吐不纳食，头胀脘痹，无非厥阳上冒。议用苦辛降逆，酸苦泄热，不加嗔怒，胃和可愈。川连、半夏、姜汁、川楝子皮、乌梅、广皮白。（《临证指南医案·呕吐》）

方证解释：本案素有气冲，长夏土旺湿盛时发为呕吐不纳食，头涨脘痹。脉细，右坚大。此胃湿内郁，肝

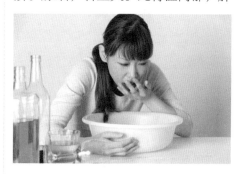

气冲逆犯胃而呕吐、脘痹。方用川连、半夏、姜汁，为变通半夏泻心汤法以泄肝和胃、开泄湿热。另加川楝子皮之苦、乌梅之酸，助黄连酸苦泄热，

上篇

也泄厥阴；加广皮白辛温，助姜汁、半夏和胃化湿开结。

某，肝风犯胃，呕逆眩晕。苦降酸泄和阳，佐微辛以通胃。川连、黄芩、乌梅、白芍、半夏、姜汁。(《临证指南医案·呕吐》)

方证解释：本案呕逆、眩晕并见。肝气犯胃则呕逆，肝阳化风则眩晕。方用川连、黄芩、半夏、姜汁，为变通半夏泻心汤以辛开苦降，泄肝和胃。另加白芍、乌梅滋肝柔肝以和阳息风，又合芩、连以酸苦泄肝。

此方可命名为"半夏泻心去参草枣姜加姜汁乌梅白芍汤"，以期在临床中推广应用。

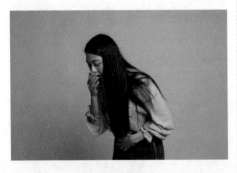

8. 用于治疗吐蛔

席，脉右歇，舌白渴饮，脘中痞热，多呕逆稠痰，曾吐蛔虫。此伏暑湿，皆伤气分，邪自里发，神欲昏冒，湿邪不运，自利黏痰。议进泻心法。半夏泻心汤。又，凡蛔虫上下出者，皆属厥阴乘犯阳明，内风入胃，呕吐痰涎浊沫，如仲景《厥阴篇》中，先

厥后热同例。试论寒热后全无汗解，谓至阴伏邪既深，焉能隔越诸经以达阳分？阅医药方，初用治肺胃，后用温胆茯苓饮，但和胃治痰，与深伏厥阴之邪未达。前进泻心汤，苦可去湿，辛以通痞，仍在上中，服后胸中稍舒，逾时稍寐，寐醒呕吐浊痰，有黄黑之形。大凡色带青黑，必系胃底肠中逆涌而出。老年冲脉既衰，所谓冲脉动，则诸脉皆逆。自述呕吐之时，周身牵引，直至足心，其阴阳蹻、维不得自固，断断然矣。仲景于半表半里之邪，必用柴、芩，今上下格拒，当以桂枝黄连汤为法，参以厥阴引经，为通里之使，俾冲得缓，继进通补阳明，此为治厥阴章旨。淡干姜、桂枝、川椒、乌梅、川连、细辛、茯苓。又，肝郁不舒，理进苦辛，佐以酸味者，恐其过刚也。仿食谷则呕例。人参、茯苓、吴萸、半夏、川连、乌梅。又，疟来得汗，阴分之邪已透阳经。第痰呕虽未减，青绿形色亦不至，最属可喜。舌心白苔未净，舌边渐红，而神倦困惫。清邪佐以辅正，一定成法。人参、半夏、茯苓、枳实汁、干姜、川连。又，食入欲呕，心中温温液液，痰沫味咸，脊背上下引痛。肾虚水液上泛为涎，督脉不司约束，议用真武撤其水寒之逆。二服后接服：人参、半夏、茯苓、桂枝、煨姜、南枣。又，别后

寒热三次，较之前发减半，但身动言语，气冲，涌痰吐逆，四肢常冷，寒热，汗出时四肢反热。此阳衰胃虚，阴浊上乘，以致清气无以转舒。议以胃中虚。客气上逆为噫气呕吐者，可与旋覆代赭汤，仍佐通阳以制饮逆，加白芍、附子。又，镇逆方虽小效，究是强制之法。凡痰饮都是浊阴所化，阳气不振，势必再炽。仲景谓，饮邪当以温药和之。前方劫胃水以苏阳，亦是此意。议用理中汤，减甘草之守，仍加姜、附以通阳，并入草果以醒脾，二服后接用：人参、干姜、半夏、生白术、附子、生白芍。（《临证指南医案·吐蛔》）

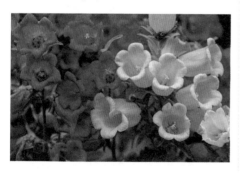

方证解释：从四诊"疟来得汗，阴分之邪已透阳经"看，本案为疟疾。一诊症见苔白渴饮，脘中痞热，多呕逆稠痰，自利黏痰，神欲昏冒，曾吐蛔虫。从"脘中痞热"辨为半夏泻心汤证，方用半夏泻心汤法，苦辛开泄湿热郁痞。服药后胸中稍舒，逾时稍寐，但寐醒呕吐浊痰，有黄黑之形，

自述呕吐之时，周身牵引，直至足心，寒热后全无汗解。二诊从呕吐、上下格拒着眼，用黄连汤，即所谓以"桂枝黄连为法"，合入乌梅丸，即所谓"参以厥阴引经，为通里之使"。方用川连、淡干姜、桂枝，为减味黄连汤开上下痞结以止呕；用川椒、乌梅、细辛，合黄连、桂枝、干姜，为乌梅丸两调厥阴阳明；另加茯苓通胃阳。三诊用吴茱萸汤、半夏泻心汤、乌梅丸三法合方，以人参、茯苓、吴萸、半夏、川连、乌梅，通补阳明，开泄厥阴，并酸苦泄热。四诊疟来得汗，阴分之邪已透阳经，痰呕虽未减，但青绿形色已无，舌心白苔未净，舌边渐红，而神倦困惫。继续用变通半夏泻心汤法，以人参、半夏、茯苓、枳实汁、干姜、川连苦辛开泄湿热，清邪之中佐以通补胃气。五诊症见食入欲呕，心中温温液液，痰沫味咸，脊背上下引痛，辨为肾虚水液上泛，督脉不司约束证，先用真武汤二服，撤其水寒之逆，继用人参、半夏、茯苓，为变通大半夏汤通补胃气，和胃止呕；用桂枝、煨姜、南枣，为桂枝汤法，调和营卫，以治寒热。六诊，从五诊后病人疟发寒热三次，较之前发减半，但身动言语，气冲，涌痰吐逆，四肢常冷，寒热，汗出时四肢反热等，辨为阳衰胃虚，阴浊上乘，清气无以转

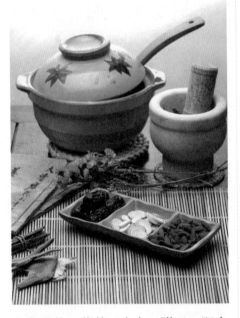

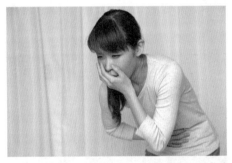

舒。方用旋覆代赭汤补胃虚，降逆气，另仿真武汤法加白芍、附子通阳以制饮逆。七诊，服六诊镇逆方见小效，从"前方劫胃水以苏阳"分析，六诊方虽用的是变通旋覆代赭汤，但其中必有干姜、茯苓、人参、附子，即含有附子理中汤法，这是叶氏"劫胃水"的基本用方。七诊时先继续用附子理中汤法，减甘草之守，仍用干姜，并加附子以通阳，另加入草果以醒脾；二服后接用人参、干姜、生白术、附子，为附子理中汤法以通胃阳，加半夏，合人参，为大半夏汤法以逐饮而通补胃气，另加生白芍柔肝制厥阴。

周，寒热，呕吐蛔虫，自利，是暑湿热外因，因嗔怒动肝，邪气入于厥阴，胸满、腹胀、消渴。议以开痞方法。泻心汤去参、甘，加枳实、白芍。（《临证指南医案·痞》）

方证解释：本案寒热，呕吐蛔虫，腹胀，自利，为湿热蕴阻，中焦升降失司见症；胸满，消渴，吐蛔，自利，为厥阴病肝气冲逆见症。方用半夏泻心汤化裁，去甘壅的人参、甘草，以姜、夏合芩、连，加枳实，苦辛开泄湿热痞结，另加白芍滋肝柔肝，并合芩、连酸苦泄热，也泄厥阴。

9. 用于治疗噎膈、反胃、关格

刘五四，脉左小弦，右濡涩，五旬又四，阴阳日衰，劳烦奔走，阳愈伤，致清气欲结，食入脘痛，痰涎涌逆，皆噎膈反胃见证。其饮酒愈甚，由正气先馁，非酒能致病。川连、枳实汁、茯苓、半夏、广皮白、黑山栀、姜汁、竹沥。（《临证指南医案·噎膈反胃》）

方证解释：本案症见食入脘痛，痰涎涌逆。脉左小弦，右濡涩。此烦劳内伤,肝气与湿痰交结,发为噎膈。方用变通半夏泻心汤化裁,以川连合半夏、姜汁,加枳实苦辛开泄胃脘痞结;以半夏合广皮白、茯苓、竹沥为二陈汤、小半夏加茯苓汤法,化痰和胃止呕;脉左小弦提示木火内郁,加黑山栀合川连泄肝火。

包六十,胸脘痞闷,嗳逆,三四日必呕吐黏腻,或黄绿水液,此属反胃。六旬有年,是亦重病。川连、半夏、枳实、郁金、竹茹、姜汁。(《临证指南医案·噎膈反胃》)

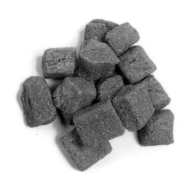

方证解释:本案症见胸脘痞闷,嗳逆,三四日必呕吐黏腻,或吐出黄绿水液等。此肝气横逆犯胃,胃气痞阻不降。方用变通半夏泻心汤法,以黄连、姜、夏、枳实苦辛开泄胃脘痞结,并泄肝通胃;加竹茹,合枳实、半夏为温胆汤法,可清胆化痰、和胃降逆;另加郁金,疏散肝郁、开宣中上焦痹结。

吴,脉小涩,脘中隐痛,呕恶吞酸,舌绛不多饮,此高年阳气结于上,阴液衰于下,为关格之渐,当开痞通阳议治。川连、人参、姜汁、半夏、枳实汁、竹沥。(《临证指南医案·噎膈反胃》)

方证解释:中阳不足,阴浊阻结,胃气不降,即所谓"阳气结于上",故脘中隐痛,呕恶,不多饮;肝火铄津,即所谓"阴液衰于下",故舌绛,吞酸。方用变通半夏泻心汤法,以半夏、姜汁辛通阳结,合人参通补胃阳,加枳实汁消痞;用黄连苦泄厥阴。另加竹沥,合半夏、姜汁化痰开结。其中黄连合姜汁、半夏、枳实汁可苦辛开泄痞结。

某,脉寸口搏大,按之则涩,形瘦气逆,上不纳食,下不通便。老年积劳内伤,阳结不行,致脘闭阴枯,腑乏津营,必二便交阻,病名关格,为难治。人参、枳实、川连、生干姜、半夏、茯苓。(《临证指南医案·噎膈反胃》)

方证解释:本案为关格大症,上不纳食,下不通便,脉寸口搏大,按之则涩。此积劳内伤,阳结脘闭,腑乏津营。方用半夏泻心汤法,以黄连、干姜、半夏、枳实苦辛开泄痞结;用人参、茯苓,合半夏、干姜,为大半夏法,可通补胃阳,辛通阳结。

本案所说的"阳结不行",是指

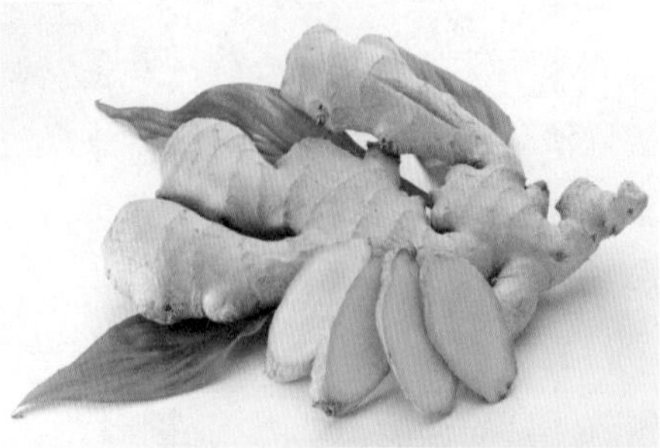

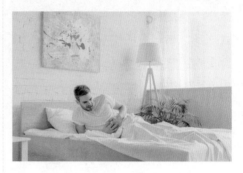

左侧栏（竖排书名）：
温病学家叶天士
奇方妙治

中焦清阳衰微，浊阴渐阻而结，即中焦阳弱而阴浊阻结，治疗须用干姜、生姜、半夏辛热通阳开结。

10. 用于治疗脾瘅

某，无形气伤，热邪蕴结，不饥不食，岂血分腻滞可投。口甘一证，《内经》称为脾瘅，中焦困不转运可知。川连、淡黄芩、人参、枳实、淡干姜、生白芍。（《临证指南医案·脾瘅》）

方证解释：本案为脾瘅，症见口甘，不饥不食。此无形湿热蕴结，中焦困不转运。方用半夏泻心汤法，以黄芩、黄连、干姜、枳实、人参，苦辛开泄湿热痞结，兼通补胃气；另加白芍，合芩、连酸苦泄热，兼泄厥阴。

11. 用于治疗酒湿伤胃

周五九，酒热湿痰，当有年正虚，清气少旋，遂致结秘，不能容纳，食少，自述多郁易嗔。议从肝胃主治。半夏、川连、人参、枳实、茯苓、姜汁。（《临证指南医案·木乘土》）

方证解释：本案症见食少，不

能容纳，大便结秘等。此酒湿蕴结，胃气不得通降，郁嗔、酒热又可伤肝，致肝气横逆犯胃。方用川连苦寒泄

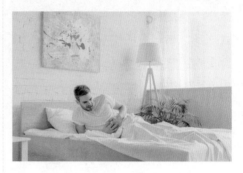

肝；人参、半夏、姜汁、茯苓通补胃阳。其中黄连与姜、夏、枳实配伍，为变通半夏泻心汤法，可苦辛开泄胃脘痞结。人参、半夏、姜汁、茯苓配伍，为大半夏汤法，可通补胃阳，扶助胃气。

另外，用半夏泻心汤法治疗酒毒伤胃的医案还有上述"用于治疗胃痛"中介绍的《临证指南医案·湿》俞五五案，"用于治疗噎膈、反胃、关格"中介绍的《临证指南医案·噎膈反胃》刘五四案，可互参。

12. 用于治疗胀满

唐女，气臌三年，近日跌仆呕吐，

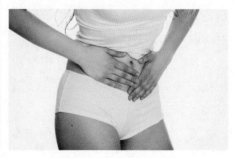

因惊气火更逆，胸臆填塞胀满，二便皆通，自非质滞。喜凉饮，面起痹瘰，从《病能篇》骤胀属热。川连、淡黄芩、半夏、枳实、干姜、生白芍、铁锈汁。（《临证指南医案·肿胀》）

方证解释：本案素有气臌，复因跌仆受惊，气火上逆，出现胸臆填塞胀满等。此火热与气痞结中焦而胀满。方用姜、夏之辛，合芩、连之苦，加枳实，为变通半夏泻心汤法，苦辛开泄痞结。另加生白芍滋阴柔肝，合芩、连，酸苦泄热；再加铁锈汁镇惊。

倪妪，湿热脚气，上攻心胸，脘中满胀，呕逆，乃湿上甚为热化。与苦辛先平在上之满胀，用泻心法。川连、黄芩、枳实、半夏、姜汁、杏仁。（《临证指南医案·肿胀》）

方证解释：本案为湿热脚气。湿热上攻胸脘而满胀、呕逆。方用半夏泻心汤法，以黄连、黄芩合姜汁、半夏、枳实，苦辛开泄湿热。另加杏仁宣上焦肺气，以求气化湿亦化。

13. 用于治疗大便干涩

濮七十，七旬有年，纳食脘胀，

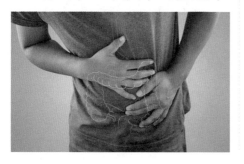

大便干涩，并不渴饮。痰气凝遏阻阳，久延关格最怕。川连、枇杷叶、半夏、姜汁、杏仁、枳壳。（《临证指南医案·噎膈反胃》）

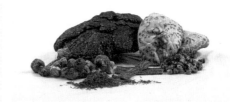

方证解释：本案痰气凝遏阻阳，致阳结于上，胃气不得通降而纳食脘胀，大便干涩。"并不渴饮"，提示非承气汤证。方用半夏泻心汤法，以半夏、姜汁辛散通阳，化痰开结，以川连苦寒泄降邪热。黄连配姜、夏可苦辛开泄中脘痞结。因肺气不降而大肠腑气不通，故加枇杷叶、杏仁、枳壳轻开上焦，宣展肺气，以求肺气肃降而腑气通降。

胃逆不降，食下拒纳，大便不行。熟半夏、川黄连、枳实、白茯苓、橘皮白、干姜。（《未刻本叶天士医案》）

方证解释：本案症见食下拒纳，大便不行。此中焦痞结，胃气不降。方用半夏泻心汤法，以半夏、干姜、黄连、枳实辛开通胃、苦泄开痞；另加橘皮白、茯苓，合半夏以通胃阳、祛湿浊。

另外，上述"用于治疗酒湿伤胃"中介绍的《临证指南医案·木乘土》

上篇

周五九案，下述"合乌梅丸法"中介绍的《眉寿堂方案选存·疟疾》"自昏厥以来，耳聋舌白"案，均有便秘，也用变通半夏泻心汤治疗，可互参。

14. 用于治疗泄泻

杜六四，老人积劳久虚，因渴饮冷，再伤胃阳，洞泄复加呕吐，不受汤饮食物。上不得入，下不得出，此为关格难治。人参、半夏、川连、淡干姜。(《临证指南医案·噎膈反胃》)

方证解释：本案下见洞泻，上见呕吐，不受汤饮食物。此由老人积劳久虚，又因渴饮冷，再伤胃阳所致。方用半夏泻心汤化裁，以半夏、干姜、人参辛热开结，通补中阳；以川连苦寒泄热。两组药苦辛合用，可开泄中焦痞结。

热邪内结，耳聋，自利稀水，用泻心法。淡芩、生淡干姜、枳实、半夏、川黄连、白芍。(《眉寿堂方案选存·暑》)

方证解释：本案为暑湿，上见耳聋，下见自利稀水。所谓"热邪内结"，实际上是指湿热内结。湿热上蒙则耳聋，湿热下注则自利。方用半夏泻心汤去参、草、枣加枳实，苦辛开泄湿热痞结，另加白芍，合芩、连酸苦泄热，兼以泄肝。

15. 用于治疗因惊神志昏狂

伊，因惊而得，邪遂入肝，故厥后热，神识昏狂，视得面青舌白，微呕渴饮，胸次按之而痛，此属痞结，乃在里之证。宗仲景，以泻心汤为法。川连、半夏、干姜、黄芩、人参、枳实。(《临证指南医案·痞》)

方证解释：本案症见先厥后热，神志昏狂，面青微呕渴饮，胸部按之痛。苔白。此由惊而得，虽神志昏狂，但苔白，微呕渴饮，胸痛，病机重心不在心，而在中焦，为气机逆乱、痰

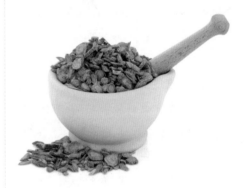

热痞结。方用半夏泻心汤法，以半夏、干姜、川连、黄芩、人参、枳实苦辛开泄痰热痞结。

16. 用于治疗痰饮

某，脉弦右涩，面亮舌白，口干

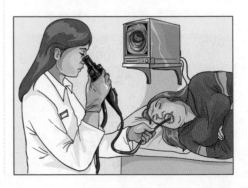

不喜饮，头重岑岑然，胸脘痞塞而痛，得嗳气稍舒，酒客谷少中虚，痰饮聚蓄。当此夏令，地气上升，饮邪夹气上阻清空，遂令前证之来。《金匮》云：脉弦为饮，色鲜明者为留饮。口干不欲饮水者，此为饮邪未去故也。况漐漐汗出，岂是风寒，春夏温邪，辛温发散为大禁。自云身体空飘，年已六旬又四，辛散再泄其阳，不亦左乎。半夏、姜汁、川连、吴萸、茯苓、枳实、竹沥。（《临证指南医案·痰饮》）

方证解释：从"岂是风寒，春夏温邪"分析，本案为素有痰饮，复新感温邪。症见漐漐汗出，面亮苔白，口干不喜饮，头重岑岑然，胸脘痞塞而痛，得嗳气稍舒。脉弦右涩。从"胸脘痞塞而痛"，辨为半夏泻心汤证，方用半夏泻心汤法，以半夏、姜汁、川连、枳实，苦辛开泄痞结；以茯苓、竹沥、合半夏、姜汁，为小半夏加茯苓汤法温化痰饮；用吴萸合黄连，为左金丸法泄肝安胃。

17. 用于治疗不寐

脉沉弦，脘胀嗳气，口燥不寐，

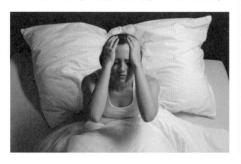

宜和肝胃。川黄连、茯苓、枳实、淡干姜、半夏、橘白。（《未刻本叶天士医案》）

方证解释：本案症见脘胀嗳气，口燥不寐。脉沉弦。肝火内郁则脉弦、口燥、不寐；肝气犯胃，胃不通降则脘胀嗳气。方用半夏泻心汤化裁，以川黄连苦寒泄肝；干姜、半夏、枳实辛开胃痞；另加橘白、茯苓，合半夏为二陈汤法以化痰和胃。肝平胃和，可求寐安。

某，舌赤，浊呕，不寐不饥，阳邪上扰。治以苦辛，进泻心法。淡黄芩、川连、炒半夏、枳实、姜汁。（《临证指南医案·呕吐》）

方证解释：本案症见舌赤，浊呕，不寐不饥等。胃不通降则浊呕、不饥；肝火内郁则舌赤，不寐。方用半夏泻心汤法，以芩、连苦泄厥阴，姜、夏辛通阳明，另加枳实开痞结。其芩、连合姜、夏，可苦辛开泄，两调肝胃，肝胃和则寐可安。

吴瑭根据此案与《临证指南医案·呕吐》何案，制定出《温病条辨·中焦篇》湿温第64条半夏泻心汤去人参干姜大枣甘草加枳实生姜方方证。

合方化裁

1. 合金铃子散泄肝止痛治疗肝厥胃痛

朱氏，苦寒辛通。川连、土瓜蒌

皮、白芥子、茯苓、炒半夏、姜汁、橘红、竹茹。又，肝厥胃痛，兼有痰饮。只因误用芪、术、人参，固守中焦，痰气阻闭，致痛结痞胀。更医但

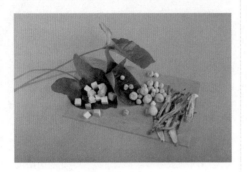

知理气使降，不知气闭热自内生，是不中窾。前方专以苦寒辛通为法，已得效验。况酸味亦属火化。议河间法。金铃子、延胡、川连、黑山栀、橘红、半夏。（《临证指南医案·胃脘痛》）

方证解释：本案为肝厥胃痛，兼有痰饮。症见痛结痞胀。一诊用小陷胸汤合温胆汤化裁泄肝和胃、化痰除饮。二诊时已得效验，从"酸味亦属火化"分析，应有呃逆味带酸浊或吞酸症。方用半夏、川连，为半夏泻心汤法苦辛开泄痞结，用金铃子、延胡，为金铃子散泄肝止胃痛；另取栀子豉汤意加黑山栀泄肝，取二陈汤法加橘红化痰除湿。

2. 合大半夏汤通补胃气治疗脘痞不饥

脘痞不饥，脉沉弦，味酸苦，症后致此，宜苦辛开泄。川连、人参、

枳实、干姜、茯苓、半夏。（《未刻本叶天士医案·保元方案》）

方证解释：本案症见脘痞不饥，口泛味酸苦。脉沉弦。肝热犯胃则味酸苦，胃气不降则脘痞不饥。方用川连、半夏、干姜、人参、枳实，为变通半夏泻心汤法，泄肝和胃，苦辛开泄痞结；用人参、半夏、茯苓为大半夏汤法，通补胃阳。

另外，用半夏泻心汤合大半夏汤法的医案还有上述"用于治疗酒湿伤胃"中介绍的《临证指南医案·木乘土》周五九案，可互参。

3. 合小半夏加茯苓汤通阳化饮治疗食已即吐

陆十七，食已即吐，病在胃也，用辛以通阳，苦以清降。半夏、川连、厚朴、茯苓、姜汁。（《临证指南医案·呕吐》）

方证解释：本案食已即吐，从治法分析，为痰饮阻结胃脘，肝气冲逆犯胃。方用半夏、姜汁、厚朴、川连，为变通半夏泻心汤法，以泄肝和胃，苦辛开泄痞结；用茯苓，合半夏、姜汁，为小半夏加茯苓汤法，以化饮止呕。

4. 合吴茱萸汤法泄木安胃治疗哕逆呕恶

王五五，哕逆举发，汤食皆吐，病在胃之上脘，但不知起病之因。据云左胁内结痕聚，肝木侮胃，明系情

怀忧劳，以致气郁结聚。久病至颇能安谷，非纯补可知。泄厥阴以舒其用，和阳明以利其腑，药取苦味之降，辛气宣通矣。川楝子皮、半夏、川连、姜汁、左牡蛎、淡吴萸。（《临证指南医案·木乘土》）

方证解释：本案症见哕逆举发，汤食皆吐，兼左胁内结瘕聚。此情怀忧劳，以致气郁结聚，肝气冲逆犯胃而呕吐。方用半夏泻心汤化裁，以半

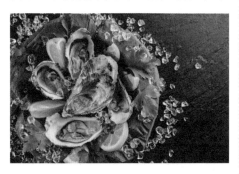

夏、姜汁辛温降胃止呕，以川连苦寒泄肝，加川楝子皮、左牡蛎助黄连泄肝平肝；另加淡吴萸，合生姜汁，为减味吴茱萸汤以和胃止呕。其中黄连配吴茱萸寓左金丸法，可泄肝安胃。

另外，用半夏泻心汤合吴茱萸汤法的医案还有上述"用于治疗吐蛔"中介绍的《临证指南医案·吐蛔》席案，可互参。

5. 合左金丸泄肝和胃治疗吞酸食下呕恶

脉出鱼际，吞酸神倦，此木火内郁，阳明受戕，所谓壮火食气是也。

川黄连、茯苓、枳实、吴茱萸、半夏、干姜。（《未刻本叶天士医案》）

方证解释：本案症见吞酸、神倦。脉出鱼际。肝火冲逆犯胃，则吞酸，脉出鱼际；壮火食气，阳明受伤，则神倦。方用黄连、半夏、干姜、枳实，为变通半夏泻心汤法以泄肝和胃；用吴茱萸，合黄连，为左金丸以治吐酸。另加茯苓合半夏通胃阳。

胃逆不降，食下呕恶。吴萸、茯苓、半夏、川连、枳实、干姜。（《未刻本叶天士医案》）

方证解释：本案症见食下呕恶。此肝气犯胃，胃逆不降。方用半夏泻心汤法，以半夏、干姜、枳实、川连，苦辛开泄胃脘痞结；以吴茱萸合川连，为左金丸泄肝安胃。

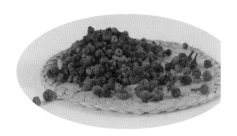

6. 合旋覆代赭汤法镇肝降逆治疗噫气呕吐反胃

高年正气已衰，热邪陷伏，故间疟延为三日，此属厥象。舌润脘痞，噫气欲呕，胃虚客逆，恐有呕吐呃忒之变。议用旋覆代赭，镇其逆乱之气，合泻心法，以开热邪壅结为主。人参、

川连、干姜、白芍、旋覆花、代赭石、乌梅、牡蛎、半夏。服一剂,减去半夏、干姜服。(《叶氏医案存真·卷二》)

方证解释:本案高年疟邪陷入,发为三日疟。症见噫气欲呕,脘痞,舌干涸。此胃虚客气上逆,厥阴郁热冲逆犯胃。方用旋覆花、代赭石、人参、半夏、干姜,为变通旋覆代赭汤以扶胃镇逆止噫;用半夏、干姜、川连,为变通半夏泻心汤以开湿热壅结脘痞。另用乌梅、白芍,酸甘滋肝柔肝,合黄连酸苦泄厥阴,用牡蛎平肝以镇肝逆。其中乌梅、白芍、干姜,又寓乌梅丸法,可辛酸开泄厥阴。

食下拒纳,此属反胃。旋覆花、半夏、吴萸、代赭石、茯苓、川连。(《未刻本叶天士医案·保元方案》)

方证解释:本案为反胃,以呕吐为主症。方用川连合半夏,为半夏泻心汤法,可泄肝和胃、苦辛开泄痞结;用旋覆花、代赭石、半夏,为旋覆代赭汤法,可镇肝和胃止呕;取吴茱萸汤法加吴萸温胃止呕;另加茯苓,合半夏通胃阳。

7. 合乌梅丸法泄厥阴和阳明治疗暑湿湿温深入阳明厥阴

粤中阳气偏泄,途中烦劳涉虚。暑热内伏,凉风外加,疟来间日者,邪深不得与卫气行阳也。但客邪六气,总化为热。吐蛔消渴哕逆,厥阴、阳明病也,里证显然,柴、葛泄表动阳,须忌。川黄连、人参、黄芩、乌梅肉、生姜汁、枳实、半夏、生白芍。(《眉寿堂方案选存·疟疾》)

方证解释:本案为暑热疟,症见疟来间日,吐蛔、消渴、哕逆等。其吐蛔、消渴,为厥阴病乌梅丸证;哕逆,为胃气上逆的半夏泻心汤证。方用半夏、生姜汁、黄连、黄芩、人参、枳实,为变通半夏泻心汤法,苦辛开泄胃脘痞结,和阳明以治哕逆;用乌

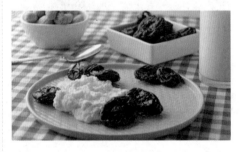

梅肉、生白芍,合黄连、人参、生姜汁,为变通乌梅丸法,酸苦辛甘泄厥阴以治吐蛔、消渴。

自昏厥以来,耳聋舌白,呕逆涎沫,大便不通,必有暑邪吸入胃脘。此肝气升举,诸阳皆冒,腑气窒塞,恐内闭昏脱,最为可虑。体虚夹邪,先清邪以安胃,议以酸苦泻热驱暑。暑汗无止涩之例,总以勿进表散,乃里证治法也。川连、黄芩、广皮白、乌梅肉、生姜汁、枳实、炒半夏。两脉皆起,神气亦苏,但大便未通,中虚舌白,理难

038

攻下。况肝虚易惊，又属疟伤致厥，仲景虽有厥应下之文，验诸色脉，不可徒执书文以致误。人参、半夏、生白芍、川连、枳实、乌梅肉。（《眉寿堂方案选存·疟疾》）

方证解释：本案症见昏厥，耳聋苔白，呕逆涎沫，大便不通等。此暑湿蕴结阳明、厥阴，肝气冲逆，脾胃升降失司。方用半夏、生姜汁、黄连、黄芩、枳实、广皮白，为变通半夏泻心汤法，以苦辛开泄湿热，

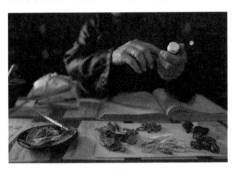

并泄肝和胃；用乌梅，合黄连为乌梅丸法，以酸苦泄暑热，也泄厥阴。二诊两脉皆起，神气亦苏，但大便未通，苔白。此暑湿未尽，中气已虚，不得用攻下法，继续用半夏泻心汤合乌梅丸化裁，因中气虚，故去黄芩，加人参通补阳明。

另外，用半夏泻心汤合乌梅丸法的医案还有上述"用于治疗痞"中介绍的《临证指南医案》痞门刘案，"用于治疗呕吐"中介绍的呕吐门钱三七案、"某，肝风犯胃"案，"用

于治疗吐蛔"中介绍的吐蛔门席案等，可互参。

8. 合小柴胡汤疏利肝胆治疗黄疸

小柴胡汤为少阳病主方，叶氏用其治疗黄疸、疟疾等病证。我们在"小柴胡汤"一节中介绍的《叶天士先生方案真本》"郑三十四岁"案，则是叶桂用小柴胡汤合半夏泻

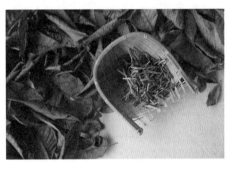

心汤法治疗黄疸的案例。半夏泻心汤是小柴胡汤以黄连易柴胡，以干姜易生姜变化而成，叶桂在半夏泻心汤中复加入柴胡一味，又将两方合法，实可谓别出心裁。

9. 合牛黄丸或至宝丹清心透络开窍治疗湿热邪闭心包

阳明湿热，痞结心下，拟苦降辛泄，则邪自解耳。泡干姜、半夏、桔梗、杏仁、川连、厚朴、枳实、豆豉。至宝丹。（《叶氏医案存真·卷二》）

方证解释：阳明湿热，痞结心下，致胃脘痞。方用变通半夏泻心汤法，以半夏、干姜、川连、枳实，苦辛开泄湿热痞结；加杏仁、桔梗、豆豉，

开宣上焦以化湿，加厚朴，合半夏，辛开中焦以燥湿。另用至宝丹清心透

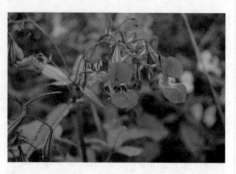

络开窍，以治湿热内闭心包证。由此分析，本案必有烦躁、神昏谵语等心包内闭的见症。

柳，暑湿都伤气分，不渴多呕，寒起四肢，热聚心胸，乃太阴疟也，仍宜苦辛，或佐宣解里热之郁。川连、黄芩、炒半夏、枳实、白芍、姜汁。烦躁甚，另用牛黄丸一丸。（《临证指南医案·疟》）

方证解释：本案为暑湿疟，症见不渴多呕，寒起四肢，热聚心胸等。此暑湿痞结气分。方用半夏泻心汤法，以川连、黄芩、炒半夏、姜汁、枳实，苦辛开泄湿热，加白芍滋肝柔肝，合黄连酸苦泄厥阴。从"热聚心胸"，与"烦躁甚，另用牛黄丸一丸"分析，暑湿必已内闭心包，故合入清心开窍法。

吴瑭采辑此案，制定出《温病条辨·中焦篇》湿温第79条黄连白芍汤方证。

10. 合达原饮法治疗湿热邪伏膜原寒热不解

达原饮有开达膜原、燥湿开结、辟秽化浊的作用。叶氏有用达原饮合半夏泻心汤苦辛开泄湿热痞结，兼以燥湿截疟的经验。

程氏，脉右大，寒热微呕，脘痞不纳，四末疟邪交于中宫。当苦辛泄降，酸苦泄热，邪势再减二三，必从清补可愈。川连、炒半夏、姜汁、黄芩、知母、草果、炒厚朴、乌梅肉。（《临证指南医案·疟》）

方证解释：本案症见寒热微呕，脘痞不纳。脉右大。其微呕、脘痞不

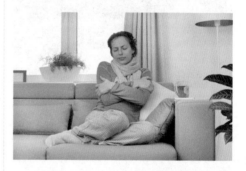

纳，为湿热痞结中焦的半夏泻心汤证，故用半夏泻心汤法，以半夏、姜汁、黄芩、黄连，苦辛开泄湿热痞结，加乌梅，合黄芩、黄连，酸苦泄热；其寒热微呕，类似寒热往来、呕吐，为湿热阻遏膜原的达原饮证，故仿吴有性达原饮法，用草果、知母、厚朴、半夏、黄芩、姜汁，开达膜原湿热。以方测证，此案应有舌苔厚腻如积粉

之达原饮证的特征性表现。

此方可命名为"半夏泻心去参草枣姜汁厚朴草果知母乌梅汤"，以期在临床上推广应用。

脉数，舌边白。暑湿热内伏为疟，呕逆胸满，间日寒热，邪势未解，议以苦酸泄热主治。川连、草果仁、黄芩、广皮白、乌梅、知母、半夏、生姜。（《眉寿堂方案选存·疟疾》）

方证解释：本案症见间日寒热，呕逆胸满。舌边苔白，脉数。此暑湿热内伏为疟。方用半夏、生姜、川连、黄芩，为半夏泻心汤法，苦辛开泄湿

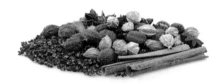

热；用草果仁、广皮白、知母，为达原饮法，开达膜原湿热，兼以截疟；另用乌梅，合芩、连、知母，酸苦泄热，也泄厥阴。

伏邪成疟，寒热间日作，汗多欲呕，中脘痞闷不饥，进泻心汤法。川连、黄芩、杏仁、枳实、姜汁、半夏、厚朴、草果。（《眉寿堂方案选存·疟疾》）

方证解释：本案伏邪成疟，症见寒热间日作，汗多欲呕，中脘痞闷不饥。中脘痞闷不饥、欲呕，为湿热痞结中焦的半夏泻心汤证；寒热间日发作，汗多，为湿热蕴遏膜原的达原饮证。方用半夏、姜汁、黄连、黄芩、枳实，为变通半夏泻心汤法，以苦辛开泄湿热；用厚朴、草果合黄芩，为化简达原饮法，以开达膜原湿热；另加杏仁开宣肺气，以求气化湿亦化。

11. 合"分消上下之势"法或"开泄"法治疗暑湿湿温

叶桂在《温热论》中提出了论治湿热的两法：一是"分消上下之势"法，以杏仁、厚朴、茯苓为代表；二是"开泄"法，以杏仁、白蔻仁、橘皮、桔梗为代表。《临证指南医案》中有用半夏泻心汤合"分消上下之势"法或"开泄"法芳化宣利湿热的验案。

尤，面垢油亮，目眦黄，头胀如束。胸脘痞闷，此暑湿热气内伏，因劳倦，正气泄越而发。既非暴受风寒，

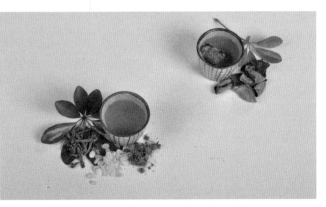

上篇

发散取汗，徒伤阳气。按脉形濡涩，岂是表症？凡伤寒必究六经，伏气须明三焦。论症参脉，壮年已非有余之质。当以劳倦伤、伏邪例诊治。滑石、黄芩、厚朴、醋炒半夏、杏仁、蔻仁、竹叶。又，胸痞自利，状如结胸。夫食滞在胃，而胸中清气，悉为湿浊阻遏，与食滞两途。此清解三焦却邪汤药，兼进保和丸消导。淡黄芩、川连、淡干姜、厚朴、醋炒半夏、郁金、白蔻仁、滑石。送保和丸三钱。（《临证指南医案·痞》）

方证解释：本案症见面垢油亮，目眦黄，头胀如束，胸脘痞闷等，是

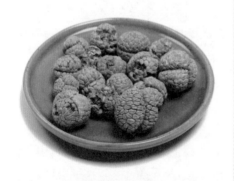

典型的暑湿热郁结三焦证。一诊方用杏仁、蔻仁、滑石、厚朴、半夏、竹叶、黄芩，为三仁汤法以分消三焦湿热。二诊症见胸痞自利，状如结胸。此湿热阻遏中焦而弥漫上下。方用变通半夏泻心汤法，以黄芩、黄连、干姜、半夏，苦辛开泄中焦湿热，另合"分消"法加白蔻、郁金芳香化湿宣

上，加厚朴，合半夏苦温燥湿畅中，加滑石利湿渗下。因兼有食滞，故合保和丸消导。

寒热虽减，脘中犹然不爽，非是食滞，乃气结所致，尚宜开上中之痞。川连、干姜、淡芩、炒半夏、杏仁、白蔻、枳壳、桔梗。（《叶氏医案存真·卷一》）

方证解释：本案症见寒热，脘中不爽。此湿热郁结中上两焦。方用半夏泻心汤法，以干姜、半夏、黄连、黄芩苦辛开泄湿热痞结；因寒热虽减

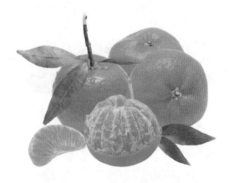

而仍存，故合"开泄"法加杏、蔻、枳、桔开宣肺气，芳香化湿，透热外达。此案给人的启示是，无形湿热痞结中焦会出现类似食滞的痞满，须与有形食滞鉴别。

12. 合二陈汤治疗湿热胸痞不食

刘，湿热非苦辛寒不解，体丰阳气不足，论体攻病为是，胸中痞闷不食，议治在胃。川连、炒半夏、人参、枳实、姜汁、茯苓、橘红。（《临证

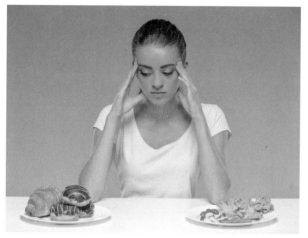

痛发呕吐黑水，五六日方止，大便数日不通。脉左大而弦。此肝郁化火犯胃，损伤胃络，络瘀不通而痛。方用川连、半夏、橘红，为变通半夏泻心汤法以苦辛泄肝和胃、开胃脘痞结；用桃仁、元胡，为辛润通络法以宣通胃络瘀滞；用金铃子、元胡，为金铃子散以泄肝火、止胃痛；另仿越鞠丸法加栀子清泄郁热。

指南医案·痞》）

方证解释：本案为湿热痞，症见胸中痞闷不食。方用川连、炒半夏、姜汁、人参、枳实，为变通半夏泻心汤法以苦辛开泄湿热；用橘红、茯苓，合半夏，为二陈汤法以祛湿通阳。

13. 合辛润通络法治疗胃络瘀滞的痛发呕吐黑水

用桃仁、柏子仁、当归等药组成辛润通络法治疗络病是叶桂的发明之一，叶氏也有用半夏泻心汤合辛润通络法的医案。

陈，脘中宿病，痛发呕吐黑水，五六日方止，诊脉左大而弦。肝木犯胃，浊水厥逆。大便数日不通。久病必在血络，久郁必从热化。用苦辛泄降，少佐通瘀。川连、金铃子、山栀、元胡、半夏、橘红、桃仁。（《叶天士先生方案真本》）

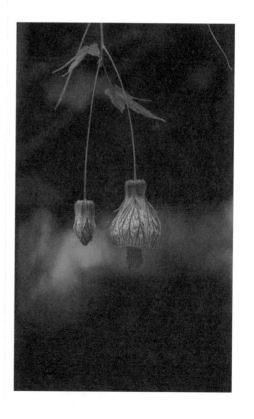

方证解释：本案症见胃脘痛，

上篇

043

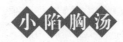

小陷胸汤

仲景原方证述要

小陷胸汤出自《伤寒论》第138条,组成为:黄连一两,半夏半升(洗),瓜蒌实大者一枚。右三味,以水六升,先煮瓜蒌,取三升,去滓,内诸药,煮取二升,去滓。分温三服。仲景原条文谓:"小结胸病,正在心下,按之则痛,脉浮滑者,小陷胸汤主之。"

小陷胸汤用半夏辛温,化痰逐饮,黄连苦寒,泄热除烦,两药合用,苦辛开泄痰热痞结;瓜蒌开胸解痹,一可助半夏化痰开结,二可助黄连泄热消痞。三药配合,可治痰热内结,胸满、心下按之痛,或心下痞,或痰咳烦热者。

小陷胸汤证:心下按之则痛,脉浮滑。

叶天士奇方妙治

加减变化

1. 用于治疗脘痞按之痛

热邪入里,脘痞,按之痛,脉浮滑者,此邪结阳分,拟仲景小陷胸汤。川黄连、瓜蒌实、半夏、杏仁、枳实。(《叶氏医案存真·卷二》)

方证解释:本案比仲景小陷胸汤证多出"脘痞"一症,脘痞在叶案中多与湿热痞结中焦有关。"邪结阳分",指病机尚在气分中上焦,仍有从上焦宣达之机。方用小陷胸汤苦辛开泄湿热,加杏仁宣展上焦肺气,以求气化湿亦化;加枳实畅中达下,开中焦痞郁。这一变通,给小陷胸汤增加了宣上、达下的功用,故可治疗湿热互结中焦,波及上下的脘痞、按之痛等。

吴瑭采辑此案,去方中杏仁,制定出《温病条辨·中焦篇》暑温伏暑第38条小陷胸加枳实汤方证。

此案处方可命名为"小陷胸加杏

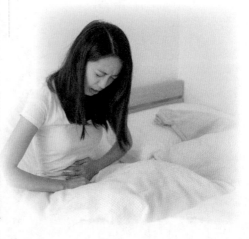

仁枳实汤"，以期在临床上推广应用。

2. 用于治疗胃脘痛

陈六二，酒湿热气，气先入胆，湿着胃系，痰聚气室，络血瘀痹，痛在脘，忽映少腹，气血交病。先和少阳阳明之阳，酒客恶甘，治以苦辛寒。土萎皮、半夏、枳实、川连、生姜。（《种福堂公选医案》）

方证解释：本案症见胃脘痛，忽映少腹。其病机有二：一是酒湿酿痰，痰热聚结胃脘，气滞血瘀，发为胃痛；二是酒热入胆，酒湿着胃，胆胃同病，少阳（胆）阳明（胃）不和，发为胃痛。治拟两法：一是调和少阳阳明；泄胆和胃；二是清泄湿热痰浊。方用小陷胸汤加枳实、生姜，以川连苦寒泄热，也清泄少阳胆热；以半夏、生姜辛开湿浊，也和降胃气。两组药既苦辛开泄湿热痰热，又两调少阳（胆）阳明（胃）。另用枳实开痞，瓜萎皮开结。

此案处方可命名为"小陷胸加枳

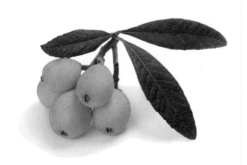

实生姜汤"，以期在临床上推广应用。

3. 用于治疗郁火冲逆犯胃的嗳气秽浊

朱，情怀悒郁，五志热蒸，痰聚阻气，脘中窄隘不舒，胀及背部。上焦清阳欲结，治肺以展气化，务宜怡悦开怀，莫令郁痹绵延。鲜枇杷叶、杏仁、瓜萎皮、郁金、半夏、茯苓、姜汁、竹沥。又，脉左大弦数，头目如蒙，背俞膜胀，都是郁勃热气上升，气有余便是火。治宜清上。羚羊角、夏枯草、青菊叶、瓜萎皮、杏仁、香

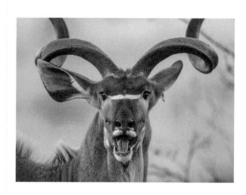

附、连翘、山栀。又，苦辛清解郁勃，头目已清，而膈嗳气，颇觉秽浊，此肝胆厥阳，由胃系上冲所致。丹溪谓上升之气，自肝而出，是其明征矣。川连、姜汁、半夏、枳实、桔梗、橘红、瓜萎皮。（《临证指南医案·郁》）

方证解释：本案一诊症见脘中窄隘不舒，胀及背部。因胀及背部，病机偏于上焦，故拟"治肺以展气化"法，方用栀子豉汤

变制法，以杏仁、瓜蒌皮、郁金、鲜枇杷叶开宣肺气，宣展气化；另用半夏、姜汁、茯苓，为小半夏加茯苓汤法，再加竹沥以开中脘痰气郁结。二诊症见头目如蒙，背俞膜胀。脉左大弦数。脘痞已开，而郁火升逆。仿越鞠丸法，用香附行气解郁，以治气郁；栀子、连翘清热泄火，以治火郁；杏仁、瓜蒌皮宣肺化痰，以治痰郁；另仿羚羊角散法用羚羊角、夏枯草、菊叶清利头目，凉肝息风。三诊症见呃逆嗳气，气味秽浊。头目郁火已清，而肝胆厥阳冲逆犯胃。方用小陷胸汤法，以川连、半夏、瓜蒌皮，加枳实苦辛开泄胃脘痞结，又泄肝和胃。另加姜汁，合半夏、黄连、枳实为变通半夏泻心汤法，泄肝和胃止呃；再加橘红、桔梗，合枳实、姜汁，利胸膈、止呃逆嗳气。

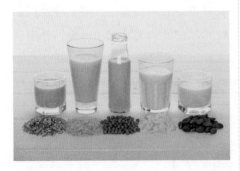

本方可命名为"小陷胸加枳桔橘姜汤"，以期在临床上推广应用。

合方化裁

1. 合半夏泻心汤治疗郁病气结心下坚硬

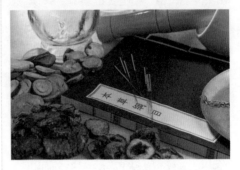

胡四六，悲泣，乃情怀内起之病，病生于郁，形象渐大，按之坚硬，正在心下。用苦辛泄降，先从气结治。川连、干姜、半夏、茯苓、连皮瓜蒌。（《临证指南医案·郁》）

方证解释：本案症见心下有形结聚渐大，按之坚硬，多悲泣。此由情怀内郁，肝气与痰湿痞结为病。方用川连、半夏、连皮瓜蒌，为小陷胸汤苦辛开泄痞结；用干姜，合半夏、黄连，为简化半夏泻心汤法辛热开痞，苦寒泄肝。另加茯苓，合半夏、干姜通胃阳、化痰饮。

本方可命名为"小陷胸加干姜茯苓汤"，以期在临床上推广应用。

2. 合二陈汤法利痰清膈治疗噎膈

杨四七，脉弦而小涩。食入脘痛格拒，必吐清涎，然后再纳。视色苍，眼筋红黄，昔肥今瘦。云是郁怒之伤，少火皆变壮火。气滞痰聚日壅，清阳莫展，脘管窄隘，不能食物，噎膈渐至矣。法当苦以降之，辛以通之，佐以利痰清膈，莫以豆蔻、沉香劫津可也。川黄连、杏仁、桔梗、土瓜蒌皮、半夏、橘红、竹沥、姜汁。（《临证指南医案·噎膈》）

方证解释：本案症见食入脘痛格拒，必吐清涎，色苍，眼筋红黄，昔肥今瘦。脉弦而小涩。此为噎膈，由郁怒化火，气滞痰聚日壅，清阳莫展，脘管窄隘所致。方用川黄连、土瓜蒌皮、半夏，为小陷胸汤苦辛降泄以开气、火、痰结；另加橘红、姜汁、竹沥，合半夏，为二陈汤法以化痰利膈；再加杏仁、桔梗，合瓜蒌皮开宣胸膈痞结。

3. 合温胆汤法清胆和胃治疗肝厥胃痛

朱氏，苦寒辛通。川连、土瓜蒌皮、白芥子、茯苓、炒半夏、姜汁、橘红、竹茹。又，肝厥胃痛，兼有痰饮。只因误用芪、术、人参，固守中焦，痰气阻闭，致痛结痞胀。更医但知理气使降，不知气闭热自内生，是不中窾。前方专以苦寒辛通为法，已得效验。况酸味亦属火化。议河间法。金铃子、延胡、川连、黑山栀、橘红、半夏。（《临证指南医案·胃脘痛》）

方证解释：本案为肝厥胃痛，症见痛结痞胀、呕吐酸味等。一诊方用川连、土瓜蒌皮、炒半夏，为小陷胸汤以苦辛开泄，通中脘痞结；用橘红、茯苓、姜汁、竹茹，合半夏、黄连，为变通温胆汤法以清胆泄肝，化痰和胃；另加白芥子辛开痰结。二诊"已得效验"，症见吞酸，从"酸味亦属火化"考虑，改用金铃子散法以金铃子、延胡泄肝火、止胃痛；用黄连、半夏、橘红，为变通小陷胸汤法以苦辛开泄痞结；另取越鞠丸法加黑栀子苦寒清泄郁火。

4. 合栀子柏皮汤法清热燥湿治疗发黄

叶，久寓南土，水谷之湿，蒸热聚痰，脉沉弦，目黄，肢末易有疮疥，皆湿热盛，致气隧不得流畅。法当苦辛寒清里通肌，仿前辈痰因热起，清热为要。生茅术、黄柏、瓜蒌实、山栀、莱菔子、川连、半夏、厚朴、橘红。竹沥姜汁丸。（《临证指南医案·痰》）

方证解释：本案症见目黄，肢末易有疮疥。脉沉弦。此湿热郁蒸，气隧不得流畅。方用川连、半夏、瓜蒌实，为小陷胸汤苦辛开泄中焦湿热；用山栀、黄柏，为变通栀子柏皮汤法清泄湿热以退黄。

麦门冬汤

温病学家叶天士 奇方妙治

● 仲景原方证述要 ●

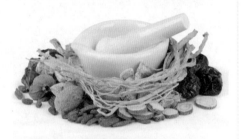

麦门冬汤出自《金匮要略·肺痿肺痈咳嗽上气病脉证治》第10条，组成为：麦门冬七升，半夏一升，人参三两，甘草二两，粳米三合，大枣十二枚。右六味，以水一斗二升，煮取六升，温服一升，日三夜一服。仲景原条文谓："大逆上气，咽喉不利，止逆下气者，麦门冬汤主之。"

麦门冬汤重用麦冬七升甘寒滋胃生津，清肺胃虚火；仅用一升半夏辛通开结，化痰降逆；另用人参、甘草、大枣、粳米，佐麦冬益气养胃，生津润燥，助津液生化之源。本方的关键是麦冬配半夏，麦冬得

少量半夏，既可防其滋腻，又可在滋阴中兼以辛通；半夏得大量麦冬，既可反佐其温燥，又可于辛开中求得清滋润养。

麦门冬汤证：咳逆上气，咽喉干燥不利。

● 叶天士奇方妙治 ●

🏺 加减变化

1. 用于治疗肺痿

徐四一，肺痿，频吐涎沫，食物不下，并不渴饮，岂是实火，津液荡尽，二便日少。宗仲景甘药理胃，乃虚则补母，仍佐宣通脘间之扞格。人参、麦冬、熟半夏、生甘草、白粳米、

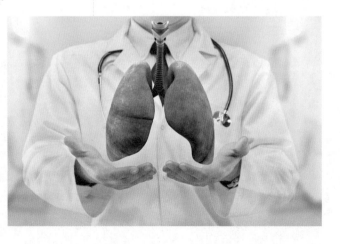

南枣肉。(《临证指南医案·肺痿》)

方证解释："频吐涎沫"是肺痿的特征性表现之一；食物不下，二便日少，为胃津大伤的表现。治用麦门冬汤，益胃气滋胃阴以补土生金。

查二四，脉细心热，呼吸有音，夜寤不寐，过服发散，气泄阳伤，为肺痿之病。仲景法以胃药补母救子，崇生气也。《金匮》麦门冬汤。(《临证指南医案·肺痿》)

方证解释：本案"呼吸有音"，是咽喉不利的麦门冬汤证；脉细心热，夜寤不寐，是阴津亏虚之症，故用麦门冬汤滋阴润燥。

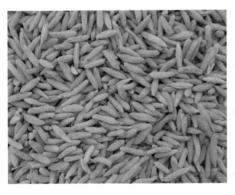

沈，积劳忧思，固是内伤，冬温触入而为咳嗽，乃气分先虚，而邪得外凑，辛散斯气分愈泄，滋阴非能安上。咽痛音哑，虚中邪伏。恰值春暖阳和，脉中脉外，气机流行，所以小效旬日者，生阳渐振之象。谷雨暴冷骤加，卫阳久弱，不能拥护，致小愈病复。诊得脉数而虚，偏大于右寸，口吐涎沫，不能多饮汤水，面色少华，五心多热，而足背浮肿。古人谓，金空则鸣，金实则无声，金破碎亦无声。是为肺病显然，然内伤虚馁为多，虚则补母，胃土是也，肺痿之疴，议宗仲景麦门冬汤。(《临证指南医案·肺痿》)

方证解释：本案症见咳嗽，口吐涎沫，不能多饮汤水，面色少华，五心多热，足背浮肿。脉数而虚，偏大于右寸。此为典型的肺痿麦门冬汤证，故用麦门冬汤。

2. 用于治疗咳嗽

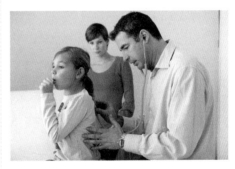

脉奭咳嗽欲呕，饥时甚，虽是时邪未清，高年正虚，理宜养胃阴，《金匮》麦冬汤。麦冬、人参、半夏、甘草、粳米、大枣。(《叶氏医案存真·卷二》)

方证解释：本案症见咳嗽欲呕，饥时甚。脉软。从"虽是时邪未清"分析，当有外感症。因高年正虚，故脉软；因胃气胃阴虚弱，故咳嗽欲呕，饥时甚。治用麦门冬汤原方，养胃气滋胃阴，培土生金以扶正托邪。因症有咳嗽欲呕，为胃虚胃气上逆，故仍用人参、半夏益胃止呕。

陈，秋冬形体日损，咳嗽吐痰，诊脉两寸促数，大便通而不爽，此有年烦劳动阳，不得天地收藏之令，日就其消，乃虚症也。因少纳胃衰，未可重进滋腻，议用甘味养胃阴一法。《金匮》麦门冬汤。（《临证指南医案·咳嗽》）

方证解释：本案症见咳嗽吐痰，大便通而不爽，少纳胃衰，形体日损。脉两寸促数。其标在肺不宣降，其本在胃虚不能上滋。因胃衰少纳，故不能纯用滋腻，只有用麦门冬汤法，补胃气，滋胃阴，使胃气通降，津液上升，才可望肺气宣降而咳止痰清。

某，着右卧眠，喘咳更甚，遇劳动阳，痰必带血，经年久嗽，三焦皆病。麦门冬汤。（《临证指南医案·吐血》）

方证解释：本案为胃阴亏虚，肺燥咳喘咯血，方用麦门冬汤滋养胃阴，补土生金。

3. 用于治疗风温伤阴咽喉燥痒

某，风温客邪化热，劫烁胃津，喉间燥痒。用清养胃阴，是土旺生金意，《金匮》麦门冬汤。（《临证指南医案·咳嗽》）

方证解释：本案症见喉间燥痒，

由风温客邪化热，劫烁胃津所致，方用麦门冬汤养胃生津、开结利咽。

4. 用于治疗秋燥

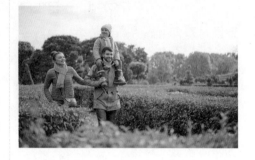

不治失血，独取时令湿邪，得以病减。凡六气有胜必复，湿去致燥来。新秋暴暑烁津，且养胃阴，白露后可立调理方。麦冬、人参、大枣、半夏、生草、粳米。（《眉寿堂方案选存·燥病》）

方证解释：从病史看，本案曾有咳血，在长夏湿令，曾治湿得效。今新秋燥热伤津，故用麦门冬汤养胃阴、润肺燥。

🔺 加减变化

1. 用于治疗咳嗽

钱氏，脉右数，咳两月，咽中干，鼻气热，早暮甚，此右降不及，胃津虚，厥阳来扰。《金匮》麦门冬汤去半夏，加北沙参。（《临证指南医案·咳嗽》）

方证解释：本案症见咳嗽两月，咽中干，鼻气热，早暮甚。脉右数。

此胃津亏虚，肝之厥阳上扰犯肺，肺气不降。方用麦门冬汤去半夏加沙参法，滋胃阴、御肝阳、润肺燥。

2. 用于治疗嘈杂

徐方鹤，脉缓舌白带灰黑色，心中烦热，汗多渴饮，嘈杂如饥，肛中气坠，如欲大便，平昔苦于脱肛，病虽夹湿热，寒凉清湿热之药味难投，拟进和中法。炒麦冬、粳米、川斛、半夏、南枣。（《叶氏医案存真·卷二》）

方证解释：本案病情较为复杂，其嘈杂如饥，心中烦热，汗多渴饮等症为胃阴亏损，郁热伤津的表现；而舌苔白带灰黑，脉缓，肛中气坠，如欲大便等症则为兼夹湿热。治疗既不能纯用燥湿利湿药，也不能纯用滋腻养阴药，只能"和中"，用麦门冬汤化裁，方以炒麦冬、川斛、粳米滋养胃阴，以半夏、南枣益胃通阳，辛开湿郁。

叶氏用变通麦门冬汤法治疗嘈杂的医案还有下述"合辛润通络法"中介绍的《临证指南医案·嘈》"某，阳升嘈杂"案，可互参。

3. 用于治疗消渴

某，液涸消渴，是脏阴为病，但胃口不醒，生气曷振？阳明阳土，非甘凉不复。肝病治胃是仲景法。人参、麦冬、粳米、佩兰叶、川斛、陈皮。（《临证指南医案·三消》）

方证解释：从"是脏阴为病""肝病治胃"分析，本案当是肝病肝阴亏虚证。今液涸消渴，兼见胃口不醒，提示胃阴也虚，故用变通麦门冬汤法，以人参、麦冬、川斛、粳米益胃滋阴生津；另用佩兰叶、陈皮化湿运脾醒胃。从方用佩兰叶、陈皮分析，其证不仅胃阴不足，而且也有湿浊郁滞。

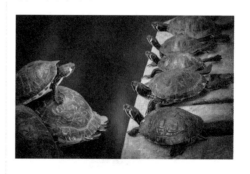

4. 用于治疗痉厥胃口不醒

某，阳气暴张，精绝，令人煎厥。细生地一两、阿胶三钱、出山铅打薄五钱、调珍珠末一钱。又，煎厥者，

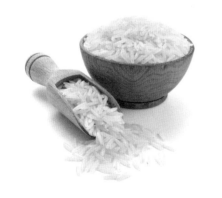

上篇

051

下焦阴液枯燥，冲气上逆为厥。议用咸寒降逆，血肉填阴。细生地、玄参、龟胶、阿胶、淡菜、蚌水。又，液涸消渴，都是脏阴为病。前议填阴，药汁浓腻不能多进，但胃口不醒，生气何以再振？阳明阳土，非甘凉不复，况肝病治胃，自来有诸。人参、麦冬、川斛、新会皮、白粳米、干佩兰叶。（《临证指南医案·痉厥》）

方证解释：本案与上述"用于消渴"的某案应该是同一则医案。痉厥从下焦阴液枯燥论治，用咸寒降逆填阴法。因胃口不醒，填阴药浓腻不能多进，故改用麦门冬汤去半夏、甘草、大枣，加石斛、陈皮、佩兰，以麦冬合川斛滋胃阴，人参、粳米养胃气，陈皮、佩兰叶芳香醒脾开胃。全方滋养胃阴而不腻滞，芳香醒胃而不温燥，颇能反映叶氏的用药特点。

赵廿三岁，当年厥症，用填精固摄乃愈，知少壮情念内萌，阴火突起，乱其神明。今夏热食减厥发，继而淋浊，热入伤阴，苟不绝欲，未必见效。人参、茯苓、扁豆、炙草、炒麦冬、川石斛。（《叶天士先生方案真本》）

方证解释：本案曾患厥症，用填精固摄法治愈。后因少壮情念内萌，阴火突起，乱其神明，加之夏热阳气升泄，厥症复发，纳食减少，继而热入伤阴，出现淋浊。叶氏从纳食减少入手，先拟养胃法，用麦门冬汤去半夏、大枣，加石斛、茯苓、扁豆。以麦冬、石斛滋养胃阴，以人参、茯苓、扁豆、炙甘草通补胃气。

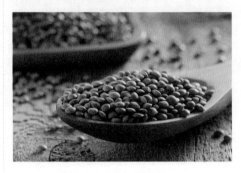

5. 用于治疗咳血吐血

陶十六，色黄，脉小数，右空大，咳呕血溢，饮食渐减，用建中旬日颇安，沐浴气动，血咳复至。当以静药养胃阴方。《金匮》麦门冬汤去半夏。（《临证指南医案·吐血》）

方证解释：本案症见咳呕血溢，饮食渐减，面色黄。脉小数、右空大。曾用建中汤温养胃阳有效。此诊根据脉小数、饮食渐减等辨为胃阴虚证，改用麦门冬汤去半夏滋养胃阴。

陶四一，两年前吐血咳嗽，夏四月起。大凡春尽入夏，气机升泄，而阳气弛张极矣，阳既多动，阴乏内守之职司，络血由是外溢。今正交土旺发泄，欲病气候，急养阳明胃阴，夏至后，兼进生脉之属，勿步趋于炎熇烈日之中，可望其渐次日安。《金匮》麦门冬汤去半夏。（《临证指南医案·吐血》）

方证解释：本案吐血咳嗽，叶氏从季节变化考虑，拟急养阳明胃阴法，用麦门冬汤去半夏治疗，并制定了夏至后兼进生脉散之属的方案。叶氏重视四时阴阳变化对人体的影响，常将之作为辨证用药的原则。本案即是一例。

6. 用于治疗湿温

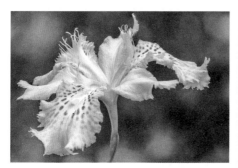

舌白灰刺，肢痉牵厥，神识少慧如寐，嘿嘿吃语。秽邪欲闭宜开，久延胃气已乏，辟秽须轻，辅以养胃。人参、半夏、鲜菖蒲根汁、粳米、麦冬。（《眉寿堂方案选存·时疫湿温》）

方证解释：本案症见肢痉牵厥，神志少慧如寐，嘿嘿吃语。从舌苔白有灰刺看，为湿热秽浊蒙蔽心窍。但因久延胃气已虚，不能直接用清心辟秽开窍药，故用人参、半夏、麦冬、粳米，为减味麦门冬汤养胃扶中，加鲜菖蒲根汁芳香辟秽开窍。

合方化裁

1. 合生脉散治疗暑伤气津证

张十七，入夏嗽缓，神倦食减，

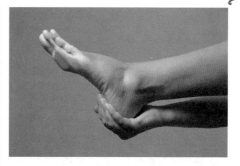

渴饮，此温邪延久，津液受伤，夏令暴暖泄气，胃汁暗亏，筋骨不束，两足酸痛。法以甘缓，益胃中之阴，仿《金匮》麦门冬汤制膏。参须二两、北沙参一两、生甘草五钱、生扁豆二两、麦冬二两、南枣二两。熬膏。（《临证指南医案·咳嗽》）

方证解释：本案因温邪延久，胃阴受伤而咳嗽。虽入夏嗽缓，但暑伤气津，发为神倦食减，渴饮，两足酸痛等典型的暑伤元气证。方用麦冬、北沙参、生扁豆、生甘草、南枣为变通麦门冬汤法，甘缓益胃生津。加参须，合麦冬为生脉散法，补益元气、滋养胃津，治疗暑伤气津证。

2. 合黄芪建中汤治疗久嗽咳血虚劳

吴，久嗽因劳乏致伤，络血易瘀，长夜热灼。议养胃阴。北沙参、黄芪皮、炒麦冬、生甘草、炒粳米、南枣。（《临证指南医案·咳嗽》）

方证解释：本案虚劳久嗽，长夜热灼。从"络血易瘀"分析，当有咳

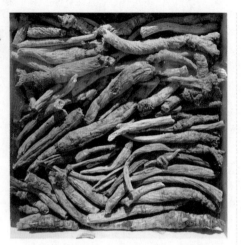

血。方中炒麦冬、北沙参、生甘草、炒粳米，为变通麦门冬汤法，以甘缓滋养胃阴；黄芪皮、南枣，为黄芪建中汤法，以甘温补益中气治疗虚劳。

此方可命名为"麦门冬去参夏加沙参黄芪汤"，以期在临床上推广应用。

徐，阴脏失守，阳乃腾越，咳甚血来，皆属动象。静药颇合，屡施不应，乃上下交征，阳明络空，随阳气升降自由。先以柔剂填其胃阴，所谓执中近之。《金匮》麦门冬汤去半夏，加黄芪。（《临证指南医案·吐血》）

方证解释：本案咳甚咯血，曾用静药养阴，虽合病机而无效。叶氏改用麦门冬汤去半夏加黄芪治疗。黄芪与大枣、甘草合用，为变通黄芪建中汤法，可甘温补益中气，治疗虚劳不足；麦门冬汤去半夏，可甘寒滋养胃阴。两法合用，于滋养胃阴中，兼甘温益气补胃，以求土旺生金而咳止血宁。

华三八，劳怒用力，伤气动肝，当春夏天地气机皆动，病最易发。食减过半，热升冲咽，血去后，风阳易炽。镇养胃阴，勿用清寒理嗽。生扁豆、沙参、天冬、麦冬、川斛、茯神。又，冲气攻腹绕喉，乃肝胆厥阳肆横，久久虚损，而呕痰减食，皆犯胃之象，若不静养，经年必甚。甜北沙参、生白扁豆、生黄芪皮、茯神、炙草。白糯米半升，泡清汤煎药。（《临证指南医案·吐血》）

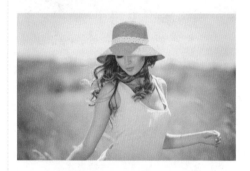

方证解释：从"热升冲咽，血去后，风阳易炽""镇养胃阴，勿用清寒理嗽"分析，本案为咳血。一诊用变通麦门冬汤法滋养胃阴。二诊见冲气攻腹绕喉，呕痰减食等，虚损日久，不仅胃阴损伤，胃阳也伤，故用甜北沙参、生白扁豆、茯神、白糯米，为变通麦门冬汤法，通补胃阴，取黄芪建中汤意，加生黄芪皮、炙草，甘温补建中阳。

3. 合小建中汤法治疗肺痿

洪三二，劳烦经营，阳气弛张，即冬温外因咳嗽，亦是气泄邪侵。辛以散邪，苦以降逆，希冀嗽止，而肺欲辛，过辛则正气散失，音不能扬，色消吐涎喉痹，是肺痿难治矣。仿《内经》气味过辛，主以甘缓。北沙参、炒麦冬、饴糖、南枣。（《临证指南医案·肺痿》）

方证解释：本案症见咳嗽，音不能扬，色消吐涎喉痹。此为肺痿。前医曾用辛散苦降药，更伤肺津。叶氏改用变通麦门冬汤合小建中汤法治疗。其中沙参、麦冬，为麦门冬汤法滋养胃阴；饴糖、南枣，是取小建中汤意，所谓"主以甘缓"，以救过用辛散之偏。本方也可认为是小建中汤的变制方，即用沙参、麦冬易桂枝、白芍，合南枣、饴糖，由辛温甘缓剂，变化为甘寒甘缓剂，由温养建中法，变为滋养胃阴法。叶氏变通经方之妙，由此可见一斑。

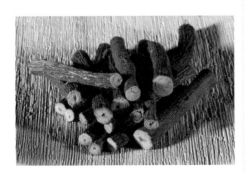

4. 合炙甘草汤治疗胃虚不饥不食

王，数年病伤不复，不饥不纳，九窍不和，都属胃病。阳土喜柔，偏恶刚燥，若四君、异功等，竟是治脾之药。腑宜通即是补，甘濡润，胃气下行，则有效验。麦冬一钱、火麻仁

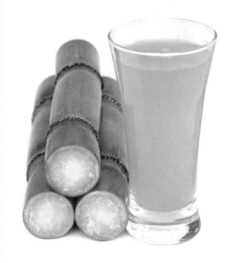

一钱半炒、水炙黑小甘草五分、生白芍二钱。临服入青甘蔗浆一杯。（《临证指南医案·脾胃》）

方证解释：本案久病不复，不饥不纳。遵"阳土喜柔，偏恶刚燥""腑宜通即是补，甘濡润，胃气下行，则有效验"的原则，方用变通麦门冬汤与炙甘草汤合法，其中麦冬、青甘蔗浆，为变通麦门冬汤法滋养胃阴；火麻仁、水炙黑小甘草、生白芍，为加减复脉汤法滋补肝肾阴液。

5. 合苦酒汤治疗咽痛不利

徐五六，老劳咽疼。生鸡子白一枚、

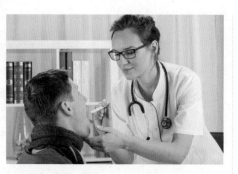

糯稻根须水洗五钱、甜北沙参一钱半、炒麦冬三钱、川石斛一钱半、生甘草三分。(《临证指南医案·咽喉》)

方证解释:本案证候描述过简,从"老劳"与用方分析,当有胃阴损伤的见症。方用沙参、麦冬、石斛滋胃阴,生津润咽;用生甘草甘缓守津;因咽疼明显,故仿仲景《伤寒论》苦酒汤法,加鸡子白甘寒润燥、利窍通声。糯稻根须的主要功效是养阴除热止汗,此方用量较重,其症应兼有阴虚多汗出。

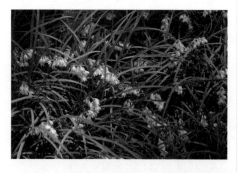

叶氏用麦门冬汤与苦酒汤合法治疗咽痛、喉痹、失音的医案还有"苦酒汤"一节介绍的《临证指南医案》失音门范三一案,咳嗽门孙案、戎案、

王三八案,可互参。

6. 合辛润通络法治疗嘈杂

某,阳升嘈杂。麦冬三钱、生地二钱、柏子仁一钱、川斛三钱、茯神三钱、黑稆豆皮三钱。(《临证指南医案·嘈》)

方证解释:本案为嘈杂,由胃阴亏虚,胃燥肝阳升逆所致。方用麦冬、生地、川斛、茯神,为变通麦门冬汤法以滋养胃阴;用柏子仁合生地,为辛润通络法,可凉血通络,以治肝络瘀滞的胁痛或胃络瘀滞的脘痛;另用黑稆豆皮平肝以治肝阳升逆。从全方用药看,本案当有胁痛,胃脘嘈杂或疼痛,少寐等肝阳升逆犯胃的表现。

此方可命名为"麦地柏斛茯豆汤",以期在临床上推广应用。

7. 合增液汤法治疗吐血

增液汤是吴瑭根据叶案制定的滋胃阴方,由生地、麦冬、玄参组成,主治胃津损伤的便秘。叶氏用此法治疗失音咽痛、咳嗽、嗽血等病症,也有用此法合变通麦门冬汤治疗失血的医案。

王二十,脉右大,失血知饥,胃阳上逆,咽干喉痒。生地、扁豆、玄参、麦冬、川斛、新荷叶汁。(《临证指南医案·吐血》)

方证解释:本案为吐血或咳血,兼见咽干喉痒,脉右大。此由胃阴虚损,胃阳上逆所致。方用麦冬、川斛、

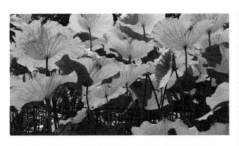

扁豆，为变通麦门冬汤法以滋胃阴；用生地、玄参，合麦冬，为增液汤法以凉血滋阴、利咽散结；另用新荷叶汁清热止血。

某四三，失音咽痛，继而嗽血，脉来涩数，已成劳怯，幸赖能食胃强，勿见咳治咳，庶几带病延年。细生地三钱、玄参心一钱、麦冬一钱半、细川斛三钱、鲜莲子肉一两、糯稻根须五钱。（《临证指南医案·吐血》）

方证解释：本案症见失音咽痛，继而嗽血。脉来涩数。此已成劳怯，不可仅从咳嗽论治。方用变通麦门冬汤法，以麦冬，合细生地、玄参心、细川斛滋养胃阴；另加鲜莲子肉、糯稻根须健脾收敛。其中麦冬、生地、玄参，为增液汤，可凉血止血，增液润燥。

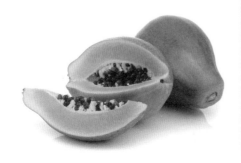

8. 合乌梅丸法治疗温疟后胃阴损伤

高，阴虚，温疟虽止，而腰独痛，先理阳明胃阴，俾得安谷，再商治肾。北沙参、麦冬、木瓜、蜜水炒知母、大麦仁、乌梅。（《临证指南医案·疟》）

方证解释：本案温疟伤阴，症见腰痛。从"先理阳明胃阴，俾得安谷"分析，当有不饥不纳，或知饥不纳等。方用变通麦门冬汤法，以沙参、麦冬滋胃阴，大麦仁养胃气；因温疟多伤肝胃，故取乌梅丸法，以知母苦泄阳明，以乌梅、木瓜酸泄厥阴。

🏯 变制新法

叶桂独识仲景麦门冬汤组方奥义，别出心裁地以沙参易人参，以白扁豆易半夏，去粳米、大枣，酌加玉竹、天花粉、石斛、蔗浆，或桑叶，

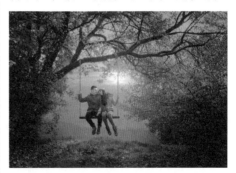

或茯苓、茯神等，变其制为甘寒滋养胃阴法，广泛治疗外感秋燥、风温咳嗽、内伤久咳、咽痛、咯血、嘈杂、不饥不纳、消渴、足痿、虚劳等病证。

1. 用于治疗外感秋燥

下，夏热秋燥致伤，都因阴分不足。冬桑叶、玉竹、生甘草、白沙参、生扁豆、地骨皮、麦冬、花粉。(《临证指南医案·燥》)

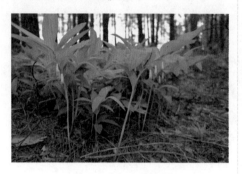

方证解释：本案未述脉证，从"夏热秋燥致伤"与用方分析，应有咳嗽、发热、口干渴等。治用变通麦门冬汤，以麦冬、白沙参、玉竹、天花粉、生扁豆、生甘草滋养胃阴，地骨皮清热凉血，冬桑叶宣透燥热。

吴瑭采辑此案，在证中补入"燥伤肺胃""或热或咳"，将方中地骨皮移于方后加减法中，制定出《温病条辨·上焦篇》秋燥第56条沙参麦冬汤方证。

陈，秋燥，痰嗽气促。桑叶、玉竹、沙参、嘉定花粉、苡仁、甘草、蔗浆。(《临证指南医案·咳嗽》)

方证解释：本案为秋燥咳嗽，症见痰嗽气促，方用变通麦门冬汤，以桑叶宣肺透燥热；以玉竹、沙参、天花粉、蔗浆、甘草甘寒滋肺胃津液；以苡仁化痰止咳。

吴七岁，燥气上逼咳呛，以甘寒治气分之燥。大沙参、桑叶、玉竹、生甘草、甜梨皮。(《临证指南医案·咳嗽》)

方证解释：本案症见咳呛，系燥气上逼，热郁气分证。方用变通麦门冬汤法，以桑叶宣透燥热；以大沙参、玉竹、甜梨皮、生甘草甘寒滋肺胃阴津。

陈，秋燥复伤，宿恙再发。未可补涩，姑与甘药养胃。麦冬、玉竹、北沙参、生甘草、茯神、糯稻根须。(《临证指南医案·燥》)

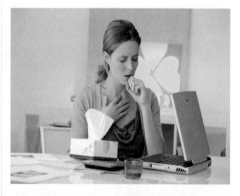

方证解释：本案缺少脉证，从"秋燥复伤"与用方分析，应有咳嗽、发热、多汗等。方用北沙参、麦冬、玉竹、生甘草，甘寒滋胃阴，佐茯神通胃阳、宁心神，糯稻根须滋阴清热敛汗。

吴瑭采辑此案，制定出《温病条辨·中焦篇》秋燥第100条玉竹麦门冬汤方证。

2. 用于治疗外感风温咳嗽

陆二三，阴虚体质，风温咳嗽，苦辛开泄肺气加病，今舌咽干燥，思得凉饮，药劫胃津，无以上供。先以甘凉，令其胃喜，仿《经》义虚则补其母。桑叶、玉竹、生甘草、麦冬元米炒、白沙参、蔗浆。（《临证指南医案·咳嗽》）

方证解释：本案为风温咳嗽，兼见舌咽干燥，思得凉饮。此胃阴亏虚，风热郁肺。方用麦冬、白沙参、玉竹、蔗浆、生甘草甘寒滋肺胃阴津，用桑叶宣透风热。

宋二一，脉右浮数，风温干肺化燥，喉间痒，咳不爽。用辛甘凉润剂。桑叶、玉竹、大沙参、甜杏仁、生甘草、苡仁。（《临证指南医案·咳嗽》）

方证解释：本案症见喉间痒，咳嗽不爽。脉右浮数。此为典型的风温犯肺证。方用桑叶、甜杏仁疏宣肺卫、辛凉透热；用大沙参、玉竹、生甘草甘寒滋肺胃阴津；另仿《千金》苇茎汤法加苡仁清肺化痰止咳。

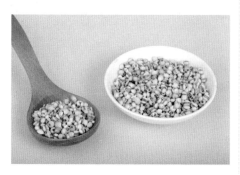

邱，向来阳气不充，得温补每每奏效。近因劳烦，令阳气弛张，致风温过肺卫以扰心营，欲咳心中先痒，痰中偶带血点。不必过投沉降清散，以辛甘凉理上燥，清络热，蔬食安闲，旬日可安。冬桑叶、玉竹、大沙参、甜杏仁、生甘草、苡仁。糯米汤煎。（《临证指南医案·咳嗽》）

方证解释：本案咳嗽，欲咳咽中（"心中"疑作"咽中"）先痒，痰中偶带血点。此内因劳烦，令阳气弛张，外因风温郁肺，从卫分扰及心营。治拟辛甘凉理上燥，清络热法，方用变通麦门冬汤，以桑叶、甜杏仁宣肺透热；沙参、玉竹、生甘草、糯米甘寒滋胃润肺；苡仁清肺化痰止咳。因肺热宣透、肺阴恢复，则络热清、肺络宁，故先不用凉营清络药。

某，外受风温郁遏，内因肝胆阳升莫制，斯皆肺失清肃，咳痰不解，经月来犹觉气壅不降，进食颇少，大便不爽，津液久已乏上供，腑中之气，亦不宣畅。议养胃阴以杜阳逆，不得泛泛治咳。麦冬、沙参、玉竹、生白芍、扁豆、茯苓。（《临证指南医案·咳嗽》）

方证解释：本案外受风温郁遏，内因肝胆阳升莫制，致肺失清肃，咳痰不解，气壅不降，进食颇少，大便不爽等。方用变通麦门冬汤法，以麦冬、沙参、玉竹、扁豆养胃生津；因大便不爽，腑中之气不畅，故加茯苓通胃腑之阳；因肝胆阳升莫制，自觉气壅不降，故加生白芍制肝和阳。

某，积劳更受风温，咽干热咳，形脉不充。与甘缓柔方。桑叶一钱、玉竹五钱、南沙参一钱、生甘草五分、甜水梨皮二两。（《临证指南医案·咳嗽》）

方证解释：本案症见咽干热咳，形脉不充。此积劳内伤阴液，复感风温，肺失清肃。用变通麦门冬汤化裁，以桑叶辛凉疏透风热；以玉竹、南沙参、甜水梨皮、生甘草甘寒滋胃生津，润肺止咳。

3. 用于治疗内伤久咳

钱，久咳三年，痰多食少，身动必息鸣如喘。诊脉左搏数，右小数。自觉内火燔燎，乃五液内耗，阳少制伏，非实火也。常以琼玉膏滋水益气，暂用汤药，总以勿损胃为上，治嗽肺药，谅无益于体病。北沙参、白扁豆、炒麦冬、茯神、川石斛、花粉。（《临证指南医案·咳嗽》）

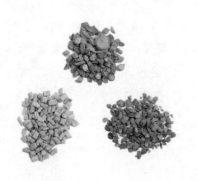

方证解释：本案久咳三年，痰多食少，身动必息鸣如喘，自觉内火燔燎。脉左搏数，右小数。此肺胃阴伤，阴虚火旺。治疗方案：暂服方，用变通麦门冬汤，以北沙参、炒麦冬、川石斛、天花粉、白扁豆、茯神滋胃阴、清虚热；常服方，用琼玉膏，以地黄、茯苓、人参、白蜜"滋水益气"。

杨二四，形瘦色苍，体质偏热，而五液不充。冬月温暖，真气少藏，其少阴肾脏，先已习习风生，乃阳动之化。不以育阴驱热以却温气，泛泛乎辛散，为暴感风寒之治，过辛泄肺，肺气散，斯咳不已；苦味沉降，胃口戕，而肾关伤，致食减气怯。行动数武，气欲喘急，封藏纳固之司渐失，内损显然。非见病攻病矣，静养百日，犹冀其安。麦冬米拌炒、甜沙参、生甘草、南枣肉，冲入青蔗浆一杯。（《临证指南医案·咳嗽》）

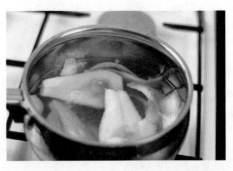

方证解释：本案形瘦色苍，体质偏热，症见咳嗽不已，食减气怯，动

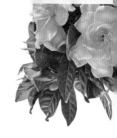

则气欲喘急。此内伤胃阴虚损。方用变通麦门冬汤，以麦冬、甜沙参、青蔗浆滋胃阴、清虚热；以生甘草、南枣肉甘缓益养胃气。

胡六六，脉右劲。因疥疮，频以热汤沐浴，卫疏易伤冷热。皮毛内应乎肺，咳嗽气塞痰多，久则食不甘，便燥结。胃津日耗，不司供肺，况秋冬天降，燥气上加，渐至老年痰火之象。此清气热以润燥，理势宜然，倘畏虚日投滞补，益就枯燥矣。霜桑叶、甜杏仁、麦冬、玉竹、白沙参、天花粉、甘蔗浆、甜梨汁。熬膏。（《临证指南医案·咳嗽》）

方证解释：本案症见咳嗽气塞痰多，食不甘，便燥结。脉右劲。由胃津日耗，不司供肺，燥气上加所致。方用变通麦门冬汤，以霜桑叶、甜杏仁宣透燥热；麦冬、玉竹、白沙参、天花粉、甘蔗浆、甜梨汁甘寒滋胃生津，兼清肺热。

张十七，冬季温邪咳嗽，是水亏热气内侵，交惊蛰节嗽减，用六味加阿胶、麦冬、秋石金水同治，是泻阳益阴方法，为调体治病兼方。近旬日前，咳嗽复作，纳食不甘，询知夜坐劳形，当暮春地气主升，夜坐达旦，身中阳气亦有升无降，最有失血之虞，况体丰肌柔，气易泄越。当暂停诵读，数日可愈。桑叶、甜杏仁、大沙参、

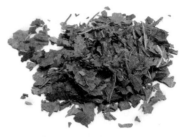

生甘草、玉竹、青蔗浆。（《临证指南医案·咳嗽》）

方证解释：本案初为冬季温邪咳嗽，因水亏热气内侵，加之夜坐诵读劳形，第二年春天咳嗽复作，纳食不甘。此胃阴虚损，土不生金。方用变通麦门冬汤法，以桑叶、甜杏仁宣肺透热；以沙参、玉竹、青蔗浆、生甘草甘寒滋胃阴，补土生金。

毛，上年夏秋病伤，冬季不得复元，是春令地气阳升，寒热咳嗽，乃阴弱体质，不耐升泄所致。徒谓风伤，是不知阴阳之义。北参、炒麦冬、炙甘草、白粳米、南枣。（《临证指南医案·咳嗽》）

方证解释：本案春令寒热咳嗽，

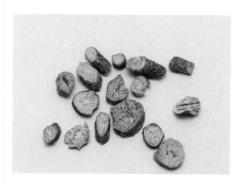

从伤风治疗未效。叶氏从阴弱体质，不耐升泄论治，用变通麦门冬汤法，以北沙参、炒麦冬、炙甘草、白粳米、南枣养胃生津。

某二六，病后咳呛，当清养肺胃之阴。生扁豆、麦冬、玉竹、炒黄川贝、川斛。白粳米汤煎。（《临证指南医案·咳嗽》）

方证解释：本案为肺胃阴伤的咳呛，治疗用变通麦门冬汤法，以麦冬、生扁豆、玉竹、川斛、白粳米滋养胃阴，另加炒黄川贝清肺化痰，开咽喉痹结。

汤二四，脉左坚数促，冬温咳嗽，是水亏热升。治不中窾，胃阴受伤，秽浊气味直上咽喉，即清肺冀缓其嗽，亦致气泄，而嗽仍未罢。先议甘凉益胃阴以制龙相，胃阴自立，可商填下。生扁豆、米炒麦冬、北沙参、生甘草、冬桑叶、青蔗浆。（《临证指南医案·咳嗽》）

方证解释：本案为冬温咳嗽误治案，从脉左坚数促与"先议甘凉益胃阴以制龙相，胃阴自立，可商填下"的治疗原则分析，不仅胃阴受伤，而且肾阴也已损伤。治疗先用变通麦门冬汤法，以冬桑叶宣肺透热；以麦冬、北沙参、青蔗浆、生扁豆、生甘草益胃生津。

某十四，咳，早甚，属胃虚。生扁豆、炒麦冬、大沙参、苡仁、橘红。

（《临证指南医案·咳嗽》）

方证解释：本案症见咳嗽，早晨咳甚。此胃阴亏虚，土不生金。方用变通麦门冬汤法，以炒麦冬、大沙参、生扁豆益胃生津；加橘红、苡仁化痰

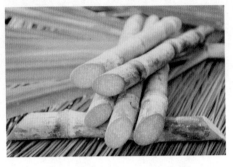

祛湿。本方的特点是在滋养胃阴方中加入辛燥的橘红、淡渗的苡仁，故可治疗胃阴虚而兼有湿痰的咳嗽。

某二一，咳逆欲呕，是胃咳也，当用甘药。生扁豆一两、北沙参一钱半、麦冬米拌炒一钱半、茯神三钱、南枣三钱、糯稻根须五钱。（《临证指南医案·咳嗽》）

方证解释：本案咳逆欲呕，叶氏辨为胃咳。从用方分析，不仅胃阴亏虚，而且胃气也已不足。方用变通麦门冬汤法，以北沙参、麦冬滋养胃阴，并重用生扁豆、茯神、南枣益胃气、通胃阳。另用糯稻根须养阴、清虚热、敛汗。

徐二七，形寒畏风冷，食减久嗽，是卫外二气已怯，内应乎胃，阳脉不用。用药莫偏治寒热，以甘药调，宗仲景

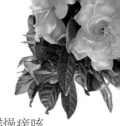

麦门冬汤法。(《临证指南医案·咳嗽》)

方证解释：本案虽形寒畏风冷，但并不是外感，而是阳明胃虚，营卫失调。脾主营，胃主卫，营卫二气与脾胃密切相关。治用麦门冬汤法，以甘药养胃，治营卫之本。

诊脉左数微弦，寸尺关虚数。阅五年前，病原左胁映背胀痛，不能卧席，曾吐瘀血，凝块紫色，显然肝郁成热，热迫气逆。血瘀虽经调理全愈，而体质中肝阴不充，肝阳易动。凡人身之气，左升主肝，右降主肺，今升多降少，阴不和阳，胃中津液乏上供涵肺之用，此燥痒咳呛，吐出水沫，合乎经旨，肝病吐涎沫矣。肝木必犯

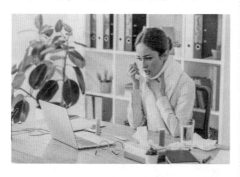

胃土，纳谷最少而肢软少力，非嗽药可以愈病。此皆肝阳逆乘，实系肝阴不足。仲圣云：见肝之病，先理脾胃。俾土厚不为木克，原有生金功能。据述凡食鸡子，病必加剧，则知果滞凝涩之药，皆与病体未合。北沙参、生扁豆、麦冬、玉竹、桑叶、生甘草、蔗浆。(《三家医案舍刻·叶天士医案》)

方证解释：本案症见咽喉燥痒咳呛，吐出水沫，纳谷减少，肢软少力。脉左数微弦，寸尺关虚数。此胃阴虚而肺燥肝逆。方用变通麦门冬汤，以北沙参、生扁豆、麦冬、玉竹、蔗浆、桑叶、生甘草，滋胃阴、润肺燥、制肝逆。

4. 用于治疗咽痛喉痹音哑

某，久嗽咽痛，入暮形寒，虽属阴亏，形痿脉软，未宜夯补。麦冬、南沙参、川斛、生甘草、糯稻根须。(《临证指南医案·咳嗽》)

方证解释：本案肺胃阴津亏虚而久嗽、咽痛；胃阴虚，营卫失调而入暮形寒；阳明虚损而形痿、脉软。方用变通麦门冬汤法，以麦冬、南沙参、川斛、生甘草，甘寒益胃生津，加糯稻根须养阴清热止汗。

某，喉痹咳呛，脉右大而长。生扁豆、麦冬、北沙参、川斛、青蔗浆。(《临证指南医案·咳嗽》)

方证解释：本案症见喉痹咳呛。脉右大而长。此胃阴亏虚，虚火上逆。方用变通麦门冬汤，以麦冬、北沙参、川斛、青蔗浆、生扁豆甘寒滋胃生津，兼清虚火。

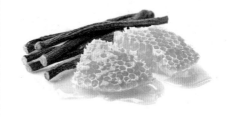

温病学家叶天士

奇方妙治

倪三一，阳明脉弦空，失血后，咽痹即呛，是纳食虽强，未得水谷精华之游溢，当益胃阴。北沙参、生扁豆、麦冬、杏仁、生甘草。糯米汤煎。（《临证指南医案·吐血》）

方证解释：本案咯血后咽痹即呛，阳明脉弦空。此胃阴损伤，不能上滋咽喉，肺气不降。方用变通麦门冬汤，以麦冬、北沙参、生甘草、生扁豆、糯米滋养胃阴；加杏仁宣降肺气。

唐二七，血后，喉燥痒欲呛，脉左搏坚。玉竹、南花粉、大沙参、川斛、桑叶。糯米饮煎。（《临证指南医案·吐血》）

方证解释：本案咯血后喉燥痒欲呛，脉左搏坚。此胃阴亏虚，肺燥肺热。方用变通麦门冬汤，以大沙参、玉竹、南花粉、川斛滋肺胃阴津；以糯米养胃气；以桑叶清宣肺热。

某四七，失血后，咳嗽，咽痛，音哑。少阴已亏耗，药不易治。糯稻根须一两、生扁豆五钱、麦冬三钱、

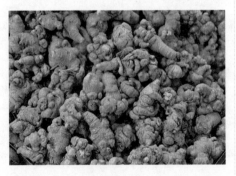

川斛一钱半、北沙参一钱半、茯神一钱半。早服都气丸，淡盐汤下。（《临证指南医案·吐血》）

方证解释：本案失血后出现咳嗽，咽痛，音哑。不仅胃阴亏虚，而且肾阴也亏，方用变通麦门冬汤与都气丸早晚交替使用，以胃肾双补。

5. 用于治疗咯血嗽血吐血

某四九，血来稍缓，犹能撑持步履，乃禀赋强健者，且能纳谷，阳明未败可验，而脉象细涩，阴伤奚疑。北沙参一钱半、扁豆一两、参三七一钱半、炒麦冬一钱、茯神三钱、川斛三钱。（《临证指南医案·吐血》）

方证解释：从用方来看，本案"血来"应该是吐血或咯血。从脉象细涩

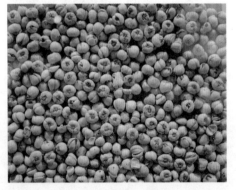

分析，属于阴虚无疑。方用变通麦门冬汤，以炒麦冬、北沙参、川斛、扁豆、茯神养胃滋阴；另加参三七止血。

彭十七，阴虚有遗，痰嗽有血，诵读久坐阳升。桑叶、生扁豆、北沙参、麦冬、霍山石斛、生甘草、苡仁、

茯苓。(《临证指南医案·吐血》)

方证解释：本案痰嗽带血，兼有遗精。由诵读久坐，阴伤阳升所致。方用变通麦门冬汤法，以麦冬、北沙参、石斛、生甘草、生扁豆滋养胃阴，另加桑叶、苡仁疏宣降肺止咳，佐茯苓通胃阳、宁心神。

沈，味进辛辣助热之用，致肺伤嗽甚。其血震动不息，阳少潜伏，而夜分为甚。清气热而不妨胃口，甘寒是投，与《内经》"辛苦急，急食甘以缓之"恰符。生甘草、玉竹、麦冬、川贝、沙参、桑叶。(《临证指南医案·吐血》)

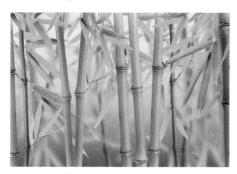

方证解释：本案因食辛辣助热伤肺，致咳嗽加重，从"其血震动不息"分析，应有咳血。方用变通麦门冬汤，以麦冬、沙参、玉竹、生甘草甘寒滋养胃阴；另加川贝、桑叶宣肺清金、化痰止咳。

陆，食酸助木，胃土受侮。脘中阳逆，络血上溢。《内经》辛酸太过，都从甘缓立法，谷少气衰，沉苦勿进。生扁豆、北沙参、炒麦冬、茯苓、川斛、甘蔗浆。又，甘凉养胃中之阴，痰少血止，两寸脉大，心烦脊热，汗出，营热气泄之征。议用竹叶地黄汤。鲜生地、竹叶心、炒麦冬、建莲肉、川斛、茯神。(《临证指南医案·吐血》)

方证解释：从二诊"痰少血止"分析，所谓"脘中阳逆，络血上溢"，是指肺络损伤的咯血。因"谷少气衰"，故"从甘缓立法"，用变通麦门冬汤法，以炒麦冬、北沙参、川斛、甘蔗浆、生扁豆滋养胃阴；佐茯苓通胃阳。此方有效，二诊气逆平，痰少血止，但心烦脊热，汗出，两寸脉大，为营热津伤之征，用竹叶地黄汤法，以鲜生地、竹叶心清心营之热；以炒麦冬、川斛滋胃阴；建莲肉、茯神益胃通阳。

卢四四，脉大色苍，冬月嗽血，纳谷减半，迄今干咳无痰，春夏间有吐血，夫冬少藏聚，阳升少制，安闲静养，五志气火自平，可望病愈。形瘦谷减，当养胃土之津以生金。甜北参、麦冬、玉竹、木瓜、生扁豆、生

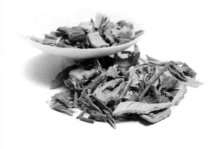

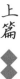

甘草。（《临证指南医案·吐血》）

方证解释：本案冬月嗽血，纳谷减半，干咳无痰，形瘦谷减，脉大色苍。此胃阴亏虚，土不生金。从脉大色苍与"五志气火自平"分析，兼有肝阳气火升逆的病机。方用变通麦门冬汤法，以甜北沙参、麦冬、玉竹、生扁豆、生甘草益胃滋阴，补土生金；另用木瓜酸敛制肝。

某二二，脉右大左虚，夏四月，阳气正升，烦劳过动其阳，络中血溢上窍，血去必阴伤生热。宜养胃阴，大忌苦寒清火。北沙参、生扁豆、麦冬、生甘草、茯神、川斛。（《临证指南医案·吐血》）

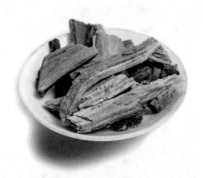

方证解释：从用方来看，本案"络中血溢上窍"是指咳血。脉右大左虚。此烦劳损伤胃阴，阴虚不能制阳，阳升动络，发为咳血。方用变通麦门冬汤法，以麦冬、北沙参、川斛、生扁豆、生甘草滋养胃阴，佐茯苓通胃阳。

徐，阴虚风温，气逆嗽血。生扁

豆、玉竹、白沙参、茯苓、桑叶、郁金。（《临证指南医案·吐血》）

方证解释：本案为嗽血，由素体阴虚，感受风温，津伤气逆所致。用变通麦门冬汤法，以白沙参、玉竹、生扁豆滋养胃阴；另用桑叶疏透风热，茯苓通胃阳，郁金开宣上焦郁痹。

某五九，失血后，咳嗽不饥，此属胃虚，宜治阳明。甜北参、生扁豆、麦冬、茯神、川斛。（《临证指南医案·吐血》）

方证解释：从失血后咳嗽分析，此失血是指咳血；不饥，为胃阴虚，胃气不降的见症。方用变通麦门冬汤法，以甜北沙参、生麦冬、川斛、扁豆、茯神滋养胃阴，兼通胃阳。

张荇门三十九岁，过劳熬夜阳升咳血，痰多，夜热，非因外感，尺脉中动，左数，肝肾内虚，失收肃之象。北沙参、玉竹、麦冬（炒）、扁豆、甘草（炙）、蔗汁。（《叶天士先生方案真本》）

方证解释：本案因过劳熬夜阳升致咳血，兼见痰多，夜热。尺脉中动，左数。虽然有"肝肾内虚，失收肃之象"的病机，但从用方来看，胃阴亏虚，土不生金，阳升动络才是关键性病机，故用变通麦门冬汤法，以北沙参、玉竹、麦冬、扁豆、蔗汁、炙甘草滋养胃阴，补土生金。

陆西津桥廿二岁，节令嗽血复发，明是虚损。数发必重，全在知命调养。近日胸脘不爽，身痛气弱，腻滞阴药姑缓，议养胃阴。生扁豆、北沙参、生甘草、米拌炒麦冬、白糯米。(《叶天士先生方案真本》)

方证解释：本案久有嗽血，近日复发，兼胸脘不爽，身痛气弱。此胃阴虚损，土不生金，络伤动血。方用变通麦门冬汤法，以生扁豆、北沙参、生甘草、米拌炒麦冬、白糯米滋养胃阴，补土生金。

王二八，见红两年，冬月加嗽，入春声音渐嘶，喉舌干燥，诊脉小坚，厚味不纳，胃口有日减之虞。此甘缓益胃阴主治。麦冬、鸡子黄、生扁豆、北沙参、地骨皮、生甘草。(《临证指南医案·吐血》)

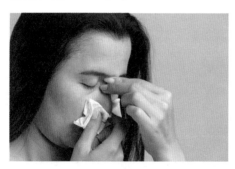

方证解释：从"冬月加嗽"分析，本案"见红"是指咳血，兼见声音嘶哑，喉舌干燥，胃口日减。脉小坚。此胃阴虚损，肺金燥热。方用变通

麦门冬汤，以麦冬、北沙参、生扁豆、生甘草滋养胃阴；另用地骨皮清肺热、凉血止血，用鸡子黄平息肝风以制阳升。

6. 用于治疗鼻衄

某，食烧酒辛热，及青梅酸泄，遂衄血咳嗽，心腹极热。五味偏胜，腑阳、脏阴为伤，此病以养胃阴和法。生白扁豆、北沙参、麦冬、白粳米。(《临证指南医案·衄》)

方证解释：本案症见衄血，咳嗽，心腹极热。与饮烧酒辛热伤阴，食青梅酸泄伤肝有关，从"以养胃阴和法"分析，病机为胃阴损伤，土不生金。方用变通麦门冬汤法，以麦冬、北沙参、生白扁豆、白粳米滋养胃阴。

7. 用于治疗不饥不纳或知饥少纳

钱，胃虚少纳，土不生金，音低气馁，当与清补。麦冬、生扁豆、玉竹、生甘草、桑叶、大沙参。(《临证指南医案·脾胃》)

方证解释：本案症见少纳，音低气馁。此胃阴亏虚。方用变通麦门冬汤法，以麦冬、大沙参、玉竹、生扁豆、生甘草甘缓益胃、滋阴生津，另用桑叶宣清肺热。从"土不生金"与方中用桑叶分析，其症可能有咳嗽、咽喉不利等。

陈二十，知饥少纳，胃阴伤也。麦冬、川斛、桑叶、茯神、蔗浆。(《临证指南医案·脾胃》)

上篇

方证解释：本案症见知饥少纳。此胃阴损伤，胃气不降。方用变通麦门冬汤法，以麦冬、川斛、蔗浆、茯神益胃滋阴；另用桑叶疏宣肺热，以求肺气清降而胃降纳食。

叶氏用变通麦门冬汤治疗不饥不纳的医案还有上述"合炙甘草汤"中介绍的《临证指南医案·脾胃》王案，可互参。

8. 用于治疗偏痿

汤六三，有年偏痿，日瘦。色苍脉数，从《金匮》肺热叶焦则生痿躄论。玉竹、大沙参、地骨皮、麦冬、桑叶、苦百合、甜杏仁。（《临证指南医案·痿》）

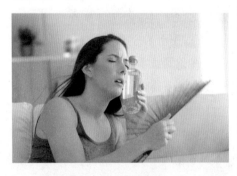

方证解释：本案偏痿有年，日瘦，色苍脉数。叶氏从"肺热叶焦则生痿躄"立论，用变通麦门冬汤法，以麦冬、大沙参、玉竹、苦百合滋肺胃阴津；以地骨皮、桑叶、甜杏仁清宣肺热。

9. 用于治疗暑疟

周，舌白，脉小，暑邪成疟，麻黄劫汗伤阳，遂变痉症。今痰咸有血，右胁痛引背部，不知饥饱。当先理胃津。大沙参、桑叶、麦冬、茯神、生扁豆、苡仁。（《临证指南医案·疟》）

方证解释：本案误汗致肺胃津液大伤，遂见痰咸有血，右胁痛引背部，不知饥饱。苔白，脉小。用变通麦门冬汤法，以大沙参、麦冬、生扁豆，滋养胃阴，佐茯神通胃阳。另用桑叶清透肺热，苡仁化痰止咳。

10. 用于治疗虚劳

胡四三，补三阴脏阴，是迎夏至生阴。而晕逆、欲呕、吐痰，全是厥阳犯胃上巅，必静养可制阳光之动，久损重虚，用甘缓方法。《金匮》麦门冬汤去半夏。（《临证指南医案·虚劳》）

方证解释：本案症见晕逆，欲呕，吐痰。此胃阴亏虚，厥阳犯胃上巅。方用麦门冬汤去半夏，以滋胃养阴，甘缓敛阳。

杨氏，背寒心热，胃弱少餐，经期仍至，此属上损。生地、茯神、炒麦冬、生扁豆、生甘草。（《临证指南医案·虚劳》）

方证解释：本案症见背寒心热，胃弱少餐，经期仍至。此虚劳上损。胃阴虚损，卫气失调则背寒；心肺阴虚，血分郁热则心热；胃阴虚，胃气不降则少餐。方用麦冬、生扁豆、茯神、生甘草为变通麦门冬汤法滋肺胃阴津；加生地清心凉营，并助

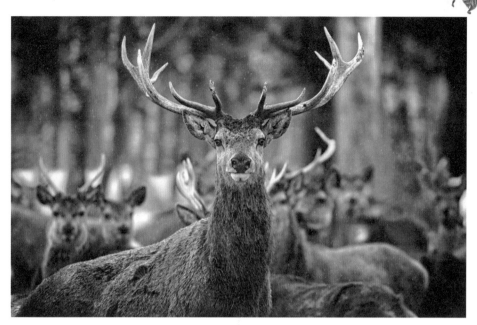

麦冬滋阴生津。

尤氏，寡居烦劳，脉右搏左涩，气燥在上，血液暗亏，由思郁致五志烦煎，固非温热补涩之症。晨咳吐涎，姑从胃治，以血海亦隶阳明耳。生白扁豆、玉竹、大沙参、茯神、经霜桑叶、苡仁。用白糯米半升，淘滤清入滚水泡一沸，取清汤煎药。又，本虚在下，情怀悒郁，则五志之阳上熏为咳，固非实火，但久郁必气结血涸，延成干血劳病，经候涩少愆期，已属明征。（《临证指南医案·咳嗽》）

方证解释：本案为干血劳，症见月经涩少愆期，晨咳吐涎。脉右搏左涩。叶氏初用变通麦门冬汤法，以生白扁豆、玉竹、大沙参、茯神、经霜桑叶、苡仁、白糯米，养胃阴，润肺燥。二诊用变通麦门冬汤滋养胃阴以治标，用丸药通补奇经以治本。

某三二，诊脉数涩，咳血气逆，晨起必嗽，得食渐缓，的是阴损及阳，而非六气客邪可通可泄。法当养胃之阴，必得多纳谷食，乃治此损之要着。生扁豆五钱、北沙参一钱半、麦冬一钱半、川斛三钱、生甘草三分、茯神三钱、南枣肉一钱半、糯稻根须五钱。（《临证指南医案·吐血》）

方证解释：本案症见咳血气逆，晨起必嗽，得食渐缓。脉数涩。此胃阴虚损，胃气也虚。方用变通麦门冬汤法，以北沙参、麦冬、川斛、生扁豆、茯神、生甘草，滋养胃阴，以南枣肉，合生扁豆补益胃气；另用糯稻根须清虚热。

上篇

大半夏汤

温病学家叶天士奇方妙治

◉ 仲景原方证述要 ◉

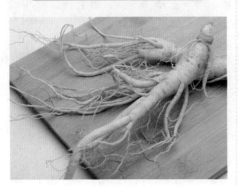

大半夏汤出自《金匮要略·呕吐哕下利病脉证治》第16条,组成为:半夏二升(洗完用),人参三两,白蜜一升。右三味,以水一斗二升,和蜜扬之二百四十遍,煮药取二升半,温服一升,余分再服。仲景原条文谓:"胃反呕吐者,大半夏汤主之。"关于"胃反",《金匮要略·呕吐哕下利病脉证治》第5条载:"趺阳脉浮而涩,浮则为虚,涩则伤脾,脾伤则不磨,朝食暮吐,暮食朝吐,宿谷不化,名曰胃反。脉紧而涩,其病难治。"

大半夏汤以半夏

为君,降逆止呕;人参为臣,益气补虚;白蜜为佐使,既甘润和中,又缓解半夏之燥性。三药配伍,和胃降逆,补虚润燥,主治胃反呕吐。

大半夏汤证:胃反,朝食暮吐,暮食朝吐,宿谷不化,心下痞硬者。

◉ 叶天士奇方妙治 ◉

加减变化

1. 用于治疗外感湿温

王,湿郁热蒸,必阳气鼓运,湿邪乃解,是寒战后身痛已缓。盖湿从战而气舒,战后阳气通和,为身热汗出耳,但脉濡神倦,余邪未尽,正气已虚,有转疟之象。用大半夏汤通补

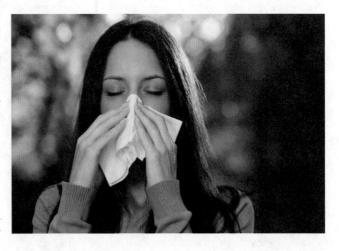

阳明。人参、半夏、茯苓、姜汁。(《种福堂公选医案》)

方证解释：症见寒战后身痛已缓，身热汗出，神倦。脉濡。此战汗邪气外透，阳气通和，但余邪未尽，胃阳已虚。方用大半夏汤化裁，去甘壅的白蜜，加茯苓通胃阳，生姜汁辛开化湿。本案是叶氏用变通大半夏汤治疗外感湿温病的典型病例。

此方可命名为"大半夏去蜜加茯苓生姜汤"，以期在临床上推广应用。

2. 用于治疗呕吐

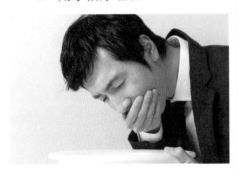

颜氏，干呕胁痛，因恼怒而病，是厥阴侵侮阳明，脉虚不食，当与通补。大半夏汤加姜汁、桂枝、南枣。(《临证指南医案·呕吐》)

方证解释：干呕、脉虚不食，为胃气不足的大半夏汤证；胁痛、怒恼为肝气横逆的表现。此厥阴侵侮阳明，胃气上逆。方用大半夏汤加姜汁止呕吐，加桂枝平冲逆，加南枣合桂枝、人参为建中汤法，扶胃健中。本案虽有胁痛、恼怒等厥阴肝气冲逆见症，

但叶氏抓住主要病机，先通补阳明以止呕，暂不用平肝泄肝药，这种先安胃，后调肝的用方思路颇能给人以启发。

吴三九，下焦痿躄，先有遗泄湿痛，频进渗利，阴阳更伤，虽有参、芪、术养脾肺以益气，未能救下。即如畏冷阳微，几日饭后吐食，乃胃阳顿衰，应乎外卫失职。但下焦之病，多属精血受伤。两投柔剂温通之补，以肾脏恶燥。久病宜通任督，通摄兼施，亦与古贤四斤、金刚、健步诸法互参，至于胃药，必须另用。夫胃腑主乎气，气得下行为顺。东垣有升阳益胃之条，似乎相悖，然芩、连非苦降之气味乎？凡吐后一二日，暂停下焦血分药，即用扶阳理胃二日，俾中下两固。《经》旨谓阳明之脉，束筋骨以利机关。谅本病必有合矣。鹿茸、淡苁蓉、当归、杞子、补骨脂、巴戟天、牛膝、柏子仁、茯苓、川斛。吐后间服大半夏汤，加淡干姜、姜汁。(《临证指南医案·痿》)

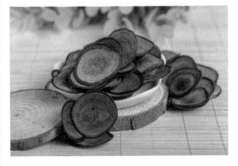

方证解释：本案虽有下肢痿躄，

并曾遗泄，但诊时见畏冷，几日饭后吐食，此"胃阳顿衰"为急，故在通补奇经（鹿茸、淡苁蓉、当归、杞子、补骨脂、巴戟天、牛膝、柏子仁、茯苓、川斛）治疗痿躄、遗泄的同时，间用大半夏汤通补胃阳以止呕。具体方用大半夏汤加干姜、姜汁，合半夏、人参通补胃阳、胃气，并辛开胃痞以止呕；其中人参、干姜配用，寓理中汤法，可温补胃阳以救胃阳虚衰。

范，脉虚无神，闻谷干呕，汗出振寒，此胃阳大虚，不必因寒热而攻邪。人参、茯苓、炒半夏、姜汁、乌梅、陈皮。又，脉微细小，胃阳大衰，以理中兼摄其下。人参、淡熟附子、茯苓、炒白粳米、炒黄淡干姜。（《临证指南医案·呕吐》）

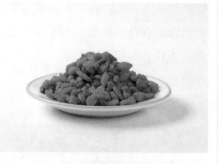

方证解释：脉虚无神，闻谷干呕，汗出振寒，是胃阳大虚的典型脉证。方用大半夏去白蜜加茯苓生姜汤法以通补胃阳；加陈皮，合生姜，为橘皮汤法降胃止呕；另取乌梅丸法加乌梅酸敛平肝，合入人参、茯苓，酸甘益气生津，合半夏、姜汁，酸辛柔肝通胃。全方反映了叶氏通补胃阳、兼以敛肝的基本手法。二诊脉微细小，为胃阳大衰之象，故用附子粳米汤法，以淡熟附子、炒黄淡干姜、人参、茯苓、炒白粳米，重剂通补胃阳。

陈氏，未病先有耳鸣眩晕，恰值二之气交，是冬藏根蒂未固，春升之气泄越，无以制伏。更属产后，精气未复，又自乳耗血，血去阴亏，真阴日损。阳气不交于阴，变化内风，上巅犯窍，冲逆肆横，胃掀吐食，攻肠为泻，袭走脉络，肌肉皆肿，譬如诸门户尽撤，遂致暴风飘漾之状。医者辛散苦降重坠，不但病未曾理，致阳更泄，阴愈涸。烦则震动即厥，由二气不能自主之义。阅王先生安胃一法，最为卓识。所参拙见，按以两脉，右手涩弱，虚象昭然；左脉空大，按之不实，亦非肝气，肝火有余，皆因气味过辛散越，致二气造偏。兹以病因大旨，兼以经义酌方。人参、茯苓、半夏、白芍、煨姜、炒粳米。（《临证指南医案·呕吐》）

方证解释：耳鸣眩晕为肝气冲逆的表现；呕吐、腹泻、肌肉肿胀为胃阳虚弱的见症，方用大半夏去白蜜加茯苓生姜汤法以通补胃阳；加炒粳米护胃阴，加白芍酸柔制肝。因症有腹泻，故不用生姜，而用煨姜。

某五二，诊脉左弦右弱，食粥脘中有声，气冲涌吐，此肝木乘胃，生阳已薄，皆情怀不适所致。大半夏汤。（《临证指南医案·呕吐》）

方证解释：本案症见食粥脘中有声，气冲涌吐。脉左弦右弱。虽肝木乘胃，但胃之"生阳已薄"，故率先用大半夏汤通补胃阳，而后再考虑泄肝。

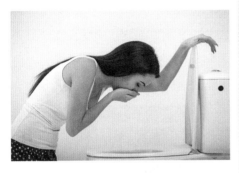

3. 用于治疗噎膈反胃

朱五二，未老形衰，纳谷最少，久有心下忽痛，略进汤饮不安。近来常吐清水，是胃阳日薄，噎膈须防。议用大半夏汤，补腑为宜。人参、半夏、茯苓、白香粳米、姜汁。河水煎。（《临证指南医案·噎膈反胃》）

方证解释：患者久有心下忽痛，略进汤饮不安，常吐清水，纳谷最少。此胃阳虚，胃气不降。方用大半夏去蜜加茯苓生姜汤法通补胃阳，加白香粳米兼养胃阴。

中年饱食，虚里穴痛胀，引之吐出，痛胀势减，必起寒热，旬日乃已。

夫脾主营，胃主卫。因吐动中，营卫造偏，周行脉中，脉外参差，遂致寒热，且纳物主胃，运化在脾，皆因阳健失司，法当暖中，用火生土意，再以脉沉弦细，参论都系阴象，有年，反胃格胀，清阳渐弱，浊阴僭窃为多。证脉属虚，温补宜佐宣通，守中非法。生淡干姜、茯苓、人参、熟半夏、白粳米。（《叶氏医案存真·卷一》）

方证解释：本案症见虚里穴痛胀，引之吐出，痛胀势减，必起寒热。脉沉弦细。此反胃格胀，胃阳渐弱，浊阴聚结。方用大半夏去蜜加茯苓生姜汤法，以干姜易生姜，通补脾胃中阳；加粳米兼养胃阴。关于"痛胀势减，必起寒热"机理，叶氏有特殊的解释："脾主营，胃主卫。因吐动中，营卫造偏，周行脉中，脉外参差，遂致寒热"。从而提出了脾胃内伤，营卫不足、失调而致恶寒发热的理论，具有重要的临床意义。

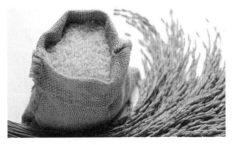

此方可命名为"大半夏去蜜加茯苓干姜粳米汤"，以期在临床上推广应用。

冯六七,有年阳微,酒湿厚味,酿痰阻气,遂令胃失下行为顺之旨,脘窄不能纳物。二便如昔,病在上中。议以苦降辛通,佐以养胃,用大半夏汤。半夏、人参、茯苓、姜汁、川连、枳实。(《临证指南医案·噎膈反胃》)

方证解释:本案症见脘窄不能纳物,二便如昔。由嗜酒湿厚味,酿痰阻气,致胃阳损伤,胃失和降。方用人参、半夏、姜汁、茯苓,为变通大半夏汤法,通补胃阳;用半夏、姜汁合川连、枳实,为变通半夏泻心汤法,苦辛开泄痞结。

诊脉百至,左小涩结,右部弦大,缘高年中焦清阳已微,浊阴渐阻,致脘中窒塞日盛,物不能纳,下焦阴液枯槁,肠中气痹,溺少便涩。虞花溪云:噎膈反胃,阴枯阳结为多,衰老之象,最难调理,诚情志偏胜,无形之伤也。若夫痰气瘀血积聚,亦有是病,有形有象,即易为力矣。惟无形致伤,以有形之药饵施治,鲜有奏效,当以阴阳二气推求,在上为阳,在下为阴,通则流通,守则呆钝,古人成法,宜遵其言,居恒颐养,不在药饵中矣。议宣通之味,以翼小效。大半夏汤加枳实、姜汁、川连。(《三家医案合刻·叶天士医案》)

方证解释:本案脘中窒塞日盛,物不能纳,肠中气痹,尿少便涩。脉

左小涩结,右弦大。此老年胃阳衰微,浊阴渐阻,胃失和降,肝气乘逆,故上见呕吐不纳,下见二便涩少。方用大半夏汤通补胃阳,加黄连苦泄厥阴。其中半夏、姜汁与川连、枳实配伍,为变通半夏泻心汤法,可苦辛降泄,开上下痞结。

另外,叶氏用变通大半夏汤法治疗噎膈反胃的医案还有下述"合半夏泻心汤"中介绍的《临证指南医案·噎膈反胃》毕五四案、"某,脉寸口搏大"案、"合吴茱萸汤"中介绍的《种福堂公选医案》王五六案,可互参。

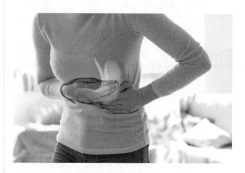

4. 用于治疗胃脘痛

周四二,脉缓弱,脘中痛胀,呕涌清涎,是脾胃阳微,得之积劳,午后病甚,阳不用事也。大凡脾阳宜动则运,温补极是,而守中及腻滞皆非,其通腑阳间佐用之。人参、半夏、茯苓、生益智、生姜汁、淡干姜。大便不爽,间用半硫丸。(《临证指南医案·脾胃》)

方证解释:本案症见脘中痛胀,

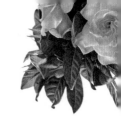

呕涌清涎。脉缓弱。此胃阳衰微。方用大半夏去蜜加茯苓生姜汤法以通补胃气。脘中痛胀，呕涌清涎，提示中阳也衰，故再加干姜温补中阳，生益智仁燥湿摄涎。因大便不爽明显，故间用半硫丸温阳通便。半硫丸出自《太平惠民和剂局方》，由半夏、硫黄组成，温肾逐寒，通阳泄浊，主治虚冷便秘，或寒湿久泄。叶氏此案用其治疗阳虚大便不爽。

据述久有胃痛，当年因痛吐蛔，服资生丸消补相投，用八味丸温润不合，凭脉论症，向时随发随愈，今病发一月，痛止，不纳，口味酸浊，假寐未久，忽躁热，头汗淋漓，口不渴饮。凡肝病必犯胃府，且攻涤寒热等药，必先入胃，以分布药，不对病，更伤胃气，胃司九窍，清浊既乱于中，焉有下行为顺之理。上下不宣，状如关格，但关格乃阴枯阳结，圣贤尤以为难。今是胃伤困乏，清阳不司旋运，斯为异歧，不必以寒之不应而投热，但主伤在无形，必图清气宣通，则为善治程法。《金匮》大半夏汤。(《三家医案合刻·叶天士医案》)

方证解释：本案胃痛日久，时发时止。本次病发一月，胃痛止而不纳，口味酸浊。夜晚入睡不久，忽躁热，头汗淋漓，口不渴饮。此胃阳损伤，清阳不司旋运。方用大半夏汤通补胃阳。

另外，叶氏用大半夏汤治疗胃脘痛的医案还有下述"合麦门冬汤"中介绍的《临证指南医案·胃脘痛》"某，胁痛入脘"案，可互参。

5. 用于治疗心下痞

朱妪，目垂，气短，脘痞不食。太阴脾阳不运，气滞痰阻，拟用大半夏汤。人参、炒半夏、茯苓、伽楠香汁。又，脉微有歇，无神，倦欲寐，服大半夏汤，脘痛不安，不耐辛通，营液大虚，春节在途，恐防衰脱。人参、炒麦冬、北五味。(《临证指南医案·痞》)

方证解释：本案病情较重，目垂、气短、脘痞不食。从太阴脾阳不运，气滞痰阻考虑，用大半夏汤去白蜜加茯苓法通补阳明，另加沉香汁摄纳逆气。但服药后脘痛不安，叶氏从"不耐辛通"着眼，并根据脉微有歇，无神，倦欲寐等，辨为营液大虚，改用生脉散救治。

本案一诊方去伽楠香汁，可命名为"大半夏去蜜加茯苓汤"，以期推广应用。

6. 用于治疗泄泻

唐，胃中不和，不饥少寐，肝风震动头迷，溏泄。高年经月未复，两和厥阴、阳明。炒半夏、人参、枳实、茯苓、炒乌梅肉。(《临证指南医案·泄泻》)

上篇

方证解释：溏泄、不饥，为胃阳虚弱，胃气不和的表现；少寐、头昏，为厥阴肝气上逆的见症。治拟两和厥阴、阳明法，方用大半夏汤去白蜜加茯苓法以通补阳明，仿乌梅丸法加炒乌梅肉酸泄厥阴，另加枳实行气开痞。

某，头痛损目，黎明肠鸣泄泻，烦心必目刺痛流泪，是木火生风，致脾胃土位日戕。姑议泄木安土法。人参、半夏、茯苓、炙甘草、丹皮、桑叶。（《临证指南医案·泄泻》）

方证解释：黎明肠鸣泄泻，为中阳虚损；头痛损目，烦心必目刺痛流泪，为木火上扰。治拟泄木安土法，方用变通大半夏汤去白蜜加茯苓法通补阳明，加炙甘草，合人参补中益气；用丹皮、桑叶疏泄木火。其中丹皮、桑叶合人参、茯苓、炙甘草，寓变通丹栀逍遥散法，可泄肝益脾。

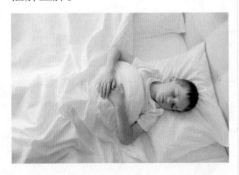

7. 用于治疗腹胀满

浦四九，肾气丸、五苓散，一摄少阴，一通太阳。浊泄溺通，腹满目减，不为错误。但虚寒胀病，而用温补，阅古人调剂，必是通法。盖通阳则浊阴不聚，守补恐中焦易钝。喻氏谓能变胃，而不受胃变，苟非纯刚之药，曷胜其任。议于暮夜服玉壶丹五分，晨进：人参、半夏、姜汁、茯苓、枳实、干姜。（《临证指南医案·肿胀》）

方证解释：本案为虚寒胀病，他医用肾气丸、五苓散后症减，但叶氏认为须用通补，故晨用大半夏去蜜加茯苓生姜汤法通补阳明，加干姜温通中阳，加枳实消痞除满；暮夜进玉壶丹通补肾阳。"玉壶丹，即扁鹊玉壶丸，治命门火衰，阳气暴绝，寒水臌胀，却有神效。"（《临证指南医案·集方》）此方主要成分是硫黄，可温补肾阳。

秦，两年初秋发病，脉络气血不为流行，而腹满重坠，卧则颇安，脐左动气，卧则尤甚，吐冷沫，常觉冷气，身麻语謇。肝风日炽，疏泄失职。经以肝病吐涎沫，木侮土位，自多膜胀。丹溪云：自觉冷者非真冷也。两次溃疡之后，刚燥热药，似难进商。议以宣通肝胃为治，有年之恙，贵乎平淡矣。云茯苓三钱、三角胡麻捣碎滚水洗十次三钱、厚橘红一钱、嫩钩藤一钱、熟半夏炒黄一钱半、白旋覆花一钱。滤

076

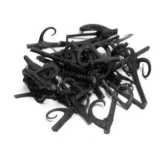

清，服一杯。四帖。又，接服大半夏汤：熟半夏炒二钱半、云苓小块五钱、姜汁调服四分、人参同煎一钱。（《临证指南医案·肿胀》）

方证解释：本案症见腹满重坠，脐左动气，吐冷沫，常觉冷气，身麻语謇。曾发痈疡。此胃阳虚弱，木侮土位。一诊取二陈汤合旋覆代赭汤法，用半夏、橘红、茯苓和胃降逆化痰，用旋覆花合半夏和胃降逆以治吐冷沫，另加钩藤、胡麻滋肝息风。二诊改用大半夏去蜜加茯苓生姜汤法以通补阳明。

8. 用于治疗胸胀引背

施，阳明之阳已困，胸胀引背，动怒必发，医药无效。人参、熟半夏、生白蜜、姜汁、茯苓。（《叶天士先生方案真本》）

方证解释：本案胸胀引背，动怒辄发，用常规治胸胀方未效。从胸胀引背辨为痰饮阻遏，胃虚饮逆。方用大半夏汤合小半夏加茯苓汤通补阳明，通阳化饮。虽动怒则发，与肝气有关，但直接补土化饮，暂不治肝。

9. 用于治疗木乘土诸证

程五二，操家，烦动嗔怒，都令肝气易逆，干呕味酸，木犯胃土。风木动，乃晨泄食少，形瘦脉虚。先议安胃和肝。人参、半夏、茯苓、木瓜、生益智、煨姜。（《临证指南医案·木乘土》）

方证解释：劳伤胃脾，肝木乘土，肝气逆犯胃土则干呕味酸；肝气横克脾土则晨泄食少。治用大半夏去蜜加茯苓生姜汤法通补胃腑，因晨泄，故用煨姜易生姜，再加生益智仁温中止泻。另用木瓜酸收泄肝，即所谓"安胃和肝"。

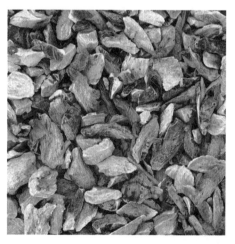

姚，寒热呕吐，胁胀脘痹，大便干涩不畅。古云：九窍不和，都属胃病。法当平肝木、安胃土，更常进人乳、姜汁，以益血润燥宣通，午后议用大半夏汤。人参、半夏、茯苓、金石斛、广皮、菖蒲。（《临证指南医

上篇

案·木乘土》）

方证解释：本案症见寒热呕吐，胁胀脘痹，大便干涩不畅。叶氏从九窍不和，都属胃病，以及肝气犯胃考虑，拟平肝安胃法，方用大半夏去蜜加茯苓汤法通补胃腑。因大便干涩不畅，故用金石斛滋阴润燥；因胁胀脘痹，故用陈皮辛宣疏肝；因九窍不和，故用菖蒲宣通诸窍。从"更常进人乳，姜汁，以益血润燥宣通"分析，叶氏食补也讲究通补之法，值得重视。

程五六，曲运神机，心多扰动，必形之梦寐，诊脉时，手指微震，食纳痰多。盖君相动主消烁，安谷不充形骸。首宜理阳明以制厥阴，勿多歧也。人参、枳实、半夏、茯苓、石菖蒲。（《临证指南医案·木乘土》）

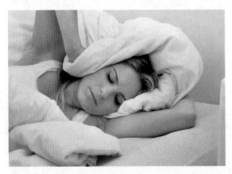

方证解释：食纳痰多、梦寐不安，为阳明虚弱、胃气失和之症；手指微震，为厥阴风木震动之象。治用大半夏去蜜加茯苓汤法通补阳明，另取温胆汤意，加枳实，合半夏、茯苓化痰和胃以安寐，再加石菖蒲开窍醒神。

其"首宜理阳明以制厥阴"，是叶氏只先安胃、暂不理肝以治肝胃同病的惯用手法，值得重视。

10. 用于治疗痰饮喘咳

陈，脉虚微，春阳地升，浊阴上干。喘不得卧，治在少阴。人参、淡熟附子、猪胆汁。又，前方加淡干姜一钱半。又，脉弦，暮夜浊阴冲逆，通阳得效。议真武法，以撤其饮。人参、淡附子、生白芍、茯苓、姜汁。又，真武泄浊，脘通思食，能寐，昨宵已有渴欲饮水之状。考《金匮》云：渴者，饮邪欲去也。当健补中阳，以资纳谷。人参、生于术、淡附子、茯苓、泽泻。又，早服肾气丸四、五钱，晚用大半夏汤。人参、半夏、茯苓、姜汁。（《临证指南医案·痰饮》）

方证解释：本案先后五诊，症见喘不得卧，脘塞不食。脉虚微。此真阳大虚，饮邪上犯。治疗时一、二诊用四逆加人参汤法，三、四诊用真武汤法，当显效见脘通思食，能寐，渴欲饮水后，改用肾、胃并治法：早服肾气丸温纳肾气，晚用大半夏去蜜加茯苓生姜汤法通补胃腑，化饮降逆。

某，夏季阳气大升，痰多呛咳，甚至夜不得卧，谷味皆变，大便或溏或秘，诊脉右大而弦。议以悬饮流入胃络，用开阖导饮法。人参、茯苓、桂枝、炙草、煨姜、南枣。又，早诊脉，

078

两手皆弦，右偏大。凡痰气上涌，咳逆愈甚，日来小溲少，下焦微肿。议通太阳以撤饮邪。人参、茯苓、桂枝、炙草、五味子、干姜。又，脉弦略数，不渴不思饮，此饮浊未去，清阳不主运行。前方甘温，主乎开阖，能令胃喜，次法开太阳以撤饮邪，亦主阳通。据自述心下胃口，若物阻呆滞，其浊锢阳微大著，其治咳滋阴，适为阴浊横帜矣，议用大半夏法。大半夏汤加炒黑川椒。（《临证指南医案·痰饮》）

方证解释：本案症见痰多呛咳，甚至夜不得卧，大便或溏或秘。脉右大而弦。始用桂枝去芍加茯苓白术汤法，去甘壅的白术，加人参合茯苓，开太阳，通阳逐饮，兼通补阳明；二诊见痰气上涌，咳逆愈甚，日来小溲少，下焦微肿等，改用变通小青龙汤温阳化饮；三诊心下胃口，若物阻呆滞，胃阳衰微，阴浊聚结显著，故改用大半夏汤法通补胃腑，另合大建中汤法加炒黑川椒辛散阴浊。

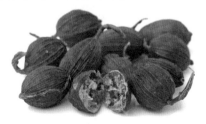

11. 用于治疗疟

陆六十，口涌清涎，不饥不食，寒热邪气，交会中焦，脾胃日困。半夏、姜汁、茯苓、厚朴、炒常山、草果、乌梅。又，大半夏汤加草果、乌梅。（《临证指南医案·疟》）

方证解释：一诊见口涌清涎，不饥不食等，因湿浊困阻太阴，兼寒热邪犯厥阴，故用小半夏加茯苓汤合厚朴、草果通胃阳、燥脾湿；用乌梅酸泄厥阴；另用炒常山合草果截疟。二诊改用大半夏汤通补阳明，加草果温燥太阴，加乌梅酸泄厥阴。

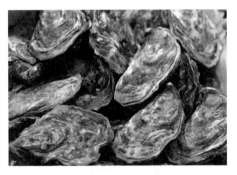

祝，此劳伤阳气，更感冷热不正之气。身热无汗，肢冷腹热，自利，舌灰白，微呕，显然太阴受病，诊脉小右濡。不饥，入夜昏谵语，但如寐，不加狂躁。论脾为柔脏，体阴用阳。治法虽多，从未及病，当遵前辈冷香、缩脾遗意。人参、益智仁、茯苓、新会皮、生厚朴、苡仁、木瓜、砂仁。又，脉右弦，来去不齐，左小软弱。舌边红，舌心白黄微绛，鼻冷，四肢冷，热时微渴，不饥不思食。前议太阴脾脏受病，疟邪从四末乘中，必脾胃受病，鼻准四肢皆冷，是阳气微弱。

因病再伤，竟日不暖。但形肉消烁，不敢刚劫攻邪，以宣通脾胃之阳，在阴伏邪，无发散清热之理。人参、草果、炒半夏、生姜、茯苓、新会皮、蒸乌梅肉。二帖后加附子，后又加牡蛎。（《临证指南医案·疟》）

方证解释：一诊症见身热无汗，肢冷腹热，自利，微呕，不饥，入夜神昏谵语，但如寐，不加狂躁。舌苔灰白，脉小右濡。此土虚太阴湿浊为病，故用冷香饮子、缩脾汤化裁温燥寒湿。二诊症见鼻冷，四肢冷，热时微渴，不饥不思食。舌边红，舌心苔白黄相兼微粗绉，脉右弦，来去不齐，左小软弱。拟宣通脾胃之阳法，用大

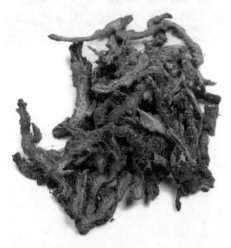

半夏去蜜加茯苓生姜汤法通补胃腑，加草果、陈皮温燥太阴之湿；另用乌梅肉酸泄厥阴。三诊于变通大半夏汤更加附子，以加强通补胃阳的作用；继后又加牡蛎，以助乌梅平肝。

合方化裁

1. 合半夏泻心汤治噎膈反胃或肝逆犯胃的脘痞

毕五四，夏间诊视，曾说难愈之疴，然此病乃积劳伤阳，年岁未老，精神已竭。故称噎膈反胃，都因阴枯而阳结也。秋分后复诊，两脉生气日索，交早咽燥，昼日溺少。五液告涸，难任刚燥阳药，是病谅非医药能愈。大半夏汤加黄连、姜汁。（《临证指南医案·噎膈反胃》）

方证解释：本案为噎膈反胃，症见交早咽燥，昼日尿少。两脉生气日索。方用大半夏汤通补胃阳，加黄连、姜汁，合半夏为半夏泻心汤法，苦辛开泄胃脘痞结。

某，脉寸口搏大，按之则涩，形瘦气逆，上不纳食，下不通便。老年积劳内伤，阳结不行，致脘闭阴枯，腑乏津营，必二便交阻，病名关格，为难治。人参、枳实、川连、生干姜、半夏、茯苓。（《临证指南医案·噎膈反胃》）

方证解释：本案为关格，症见形瘦气逆，上不纳食，下不通便。脉寸口搏大，按之则涩。方用大半夏去蜜加茯苓汤法通补胃腑；加枳实、川连、生干姜，合人参、半夏为变通半夏泻心汤法，苦辛开泄胃脘痞结。

孙，长夏热伤，为疟为痢，都是脾胃受伤。老年气衰，不肯自复。清阳不肯转旋，脘中不得容纳，口味痰吐不清，脉弦右濡涩，下焦便不通调，九窍不和，都胃病也。此刚补不安，阳土不耐辛热矣。议宣通补方，如大半夏汤之类。大半夏汤加川连、姜汁。又，小温中丸。(《临证指南医案·脾胃》)

方证解释：本案症见脘中不得容纳，口中痰吐不清，大便不通调。脉弦右濡涩。此长夏湿热损伤脾胃，加之老年胃气衰减，湿热痰浊痞结，胃失通降。方用大半夏汤通补胃阳，加川连、姜汁，合半夏，为变通半夏泻心汤法，苦辛开泄脘中痞结。二诊用小温中丸（白术、陈皮、茯苓、熟半夏、甘草、神曲、生香附、苦参、黄连、针砂）除湿化痰、泄肝和胃，以图缓功。

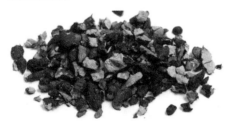

另外，叶氏用变通大半夏汤合半夏泻心汤法的医案还有上述"用于治疗噎膈反胃"中介绍的《临证指南医案·噎膈反胃》冯六七案，可互参。

2. 合旋覆代赭汤治呕恶嗳气

某，味淡，呕恶嗳气，胃虚浊逆。

白旋覆花、钉头代赭、炒黄半夏、姜汁、人参、茯苓。(《临证指南医案·噎嗳》)

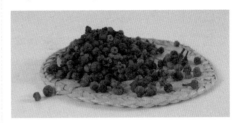

方证解释：本案症见口味淡，呕恶嗳气，为胃虚浊气上逆所致。方用旋覆花、代赭石、人参、半夏、姜汁，为旋覆代赭汤法和胃降逆以除嗳气；用半夏、姜汁、人参、茯苓，为大半夏去蜜加茯苓生姜汤法以通补胃气。

3. 合吴茱萸汤治关格反胃涌吐

王四六，望五年岁，真阳已衰。纳食逾二三日，反胃涌哇，仍有不化之形，痰涎浊水俱出，大便渐秘。此关格大症，阴枯阳结使然。人参、半夏、茯苓、泡淡吴萸、生淡干姜。夜另服半硫丸一钱五分。(《种福堂公选医案》)

方证解释：本案为关格大症，症见反胃涌吐，痰涎浊水俱出，大便渐秘。此真阳已衰，阴枯阳结。方用大半夏去蜜加茯苓汤法加干姜通补胃阳；合吴茱萸汤法，以泡淡吴萸、人参、生淡干姜温胃散寒、破阴开结。另用半硫丸温通大便。

4. 合附子粳米汤治经期脘痞肢骸若撤或阳微阴浊蒙蔽清神

徐氏，经候适来，肢骸若撤，环

上篇

口肉瞤蠕动，两踝、臂、肘常冷。夫冲脉血下，跷、维脉怯不用，冲隶阳明，厥阴对峙。因惊肝病，木乘土位，以致胃衰，初则气升至咽，久则懒食脘痞。昔人有治肝不应，当取阳明。阳明不阖，空洞若谷，厥气上加，势必呕胀吞酸。然阳明胃腑，通补为宜，刚药畏其劫阴，少济以柔药，法当如是。人参二钱、半夏姜汁炒三钱、茯苓三钱、淡附子七分、白粳米五钱、木瓜二钱。胃虚益气而用人参，非半夏之辛、茯苓之淡，非通剂矣。少少用附子以理胃阳，粳米以理胃阴，得通补两和阴阳之义，木瓜之酸，救胃汁以制肝，兼和半夏、附子之刚愎，此大半夏与附子粳米汤合方。(《临证指南医案·木乘土》)

方证解释：本案经候适来，症见肢骸若撤，环口肉瞤蠕动，两踝、臂、肘常冷，初觉气升至咽，久则懒食脘痞。因惊肝病，木乘土位，以致阳明胃衰。治用通补阳明，兼泄厥阴法，方用人参、姜汁炒半夏、茯苓，为变通大半夏加生姜汤以通补胃气；以淡附子、半夏、白粳米为附子粳米汤法以理胃阳、胃阴。另用木瓜酸泄厥阴，合粳米救胃汁以制肝，兼和半夏、附子刚愎温燥之性。全方仅六味药，却补通兼用，刚柔相济，既不失大半夏汤与附子粳米原方的法度，又能匠心化裁，据证

变通，叶氏变通经方的功底由此可见一斑。关于本案用药，叶氏作了精辟的论述，对理解大半夏汤和附子粳米汤的方义具有重要的意义。

此方可命名为"大半夏去蜜加茯苓附子粳米木瓜汤"，或曰"附子粳米去草枣加参苓木瓜汤"，以期推广应用。

阳微阴聚，致浊气蒙蔽清神。苓、桂不应，议用大半夏汤，合附子粳米汤法。半夏、人参、白蜜、附子、白粳米。(《叶氏医案存真·卷一》)

方证解释：本案描述过于简单，从"阳微阴聚，致浊气蒙蔽清神"分析，当有胃脘痞满、神迷如寐等症；从"苓、桂不应"推测，应有心下逆满、头眩等苓桂术甘汤证。此中下之阳大虚，阴浊上逆，蒙蔽清窍，故用苓桂剂温化痰饮法未效。方用半夏、人参、白蜜，为大半夏汤以通补胃阳；用附子、白粳米、半夏，为变通附子粳米汤法以温阳破阴逐饮。

5. 合四逆汤温通真阳治肢冷中脘不爽

汪，脉沉，中脘不爽，肢冷。人参七分、淡干姜一钱、炒半夏一钱半、川熟附七分、茯苓三钱、草果仁八分。(《临证指南医案·痞》)

方证解释：中脘不爽，为胃阳不足的大半夏汤证；脉沉、肢冷为少阴

阳衰的四逆汤证。方用大半夏去蜜加茯苓汤法通补胃气；用川熟附、淡干姜为四逆汤去甘草法，温补少阴真阳，兼祛寒逐饮；另用草果仁温燥太阴寒湿。因本方意在通补胃阳，故去四逆汤中甘守的甘草。

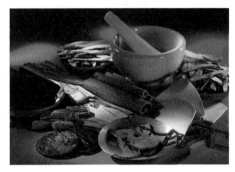

此方可命名为"大半夏去蜜加茯苓干姜附子草果汤"，以期在临床上推广应用。

6. 合麦门冬汤滋胃阴治胁痛入脘呕吐黄浊水液

某，胁痛入脘，呕吐黄浊水液。因惊动肝，肝风震起犯胃。平昔液衰，难用刚燥，议养胃汁以熄风方。人参、茯苓、半夏、广皮白、麦冬、白粳米。（《临证指南医案·胃脘痛》）

方证解释：本案症见胁痛入脘，呕吐黄浊水液。此不仅胃阳虚弱，而且胃阴也伤，加之肝风冲逆犯胃。方用人参、半夏、茯苓，为变通大半夏汤法通补胃气，用人参、麦冬、半夏、白粳米，为变通麦门冬汤法以滋养胃阴，润燥降逆；另加广皮白疏理肝气，

合半夏、茯苓化痰燥湿、降逆止呕。

7. 合《外台》茯苓饮治痰饮

《外台》茯苓饮由茯苓、人参、白术、枳实、橘皮、生姜组成，"治心胸中有停痰宿水，自吐出水后，心胸间虚，气满不能食，消痰气，令能食"。叶氏常用变通大半夏汤合《外台》茯苓饮治疗胃虚痰饮聚结的病证。

尤，口中味淡，是胃阳虚。夫浊饮下降痛缓，向有饮湿为患，若不急进温通理阳，浊饮必致复聚，议大半夏汤法。人参、半夏、茯苓、枳实、姜汁。（《临证指南医案·痰饮》）

方证解释：从"夫浊饮下降痛缓"分析，本案为胃脘痛，从"口中味淡"，辨为胃阳虚，饮浊聚结证。方用大半夏去蜜加茯苓生姜汤法通补胃阳；加枳实，合人参、茯苓、姜汁，为《外台》茯苓饮法，逐饮开痞。

陈，脉涩小，舌白不渴，身动呕痰，身如在舟车中，此寒热攻胃致伤，逆气痰饮互结。通补阳明为正，白术、甘草守中，未能去湿，宜缓商。人参汁、半夏、枳实汁、茯苓、竹沥、姜汁。（《临证指南医案·痰饮》）

方证解释：本案症见身动呕痰，身如在舟车中。苔白不渴，脉涩小。此误用寒热攻胃致胃阳损伤，逆气痰饮互结。方用人参汁、半夏、茯苓、

姜汁,为大半夏去蜜加茯苓生姜汤法以通补阳明;用枳实汁,合人参汁、茯苓、姜汁、竹沥,为变通《外台》茯苓饮法以逐痰饮、开痞结。

8. 合苓桂术甘汤与茯苓饮温阳化饮治心痛怔忡心震两胁下坠

胡四六,脉沉而微,微则阳气不足,沉乃寒水阴凝。心痛、怔忡,渐及两胁下坠,由阳衰不主运行,痰饮聚气

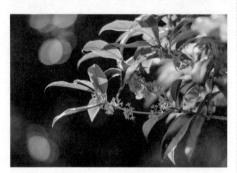

欲阻。致痛之来,其心震之谓,亦如波撼岳阳之义。议用《外台》茯苓饮合桂苓方。人参、茯苓、半夏、枳实、桂枝、姜汁。(《临证指南医案·痰饮》)

方证解释:本案症见心痛,怔忡,心震,渐及两胁下坠。脉沉而微。此阳衰不主运行,痰饮聚气欲阻。方用人参、半夏、茯苓、姜汁,为变通大半夏汤法以通补胃腑;用枳实合人参、茯苓、姜汁,为《外台》茯苓饮法以化饮开结;用桂枝合茯苓、生姜,为苓桂术甘汤去白术甘草加生姜汤法以温阳化饮。三法协力,通阳化饮之力增强,故可治疗

阳弱痰饮内聚所致的心痛、怔忡、心震、两胁下坠等症。本案叶氏虽指明"议用《外台》茯苓饮合桂苓方",但实际上还合入了大半夏汤法。

9. 合乌梅丸与半夏泻心汤泄厥阴和阳明治胃虚肝逆

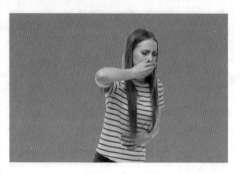

朱氏,上冬用温通奇经,带止经转,两月间纳谷神安。今二月初二日,偶涉嗔忿,即麻痹、干呕、耳聋,随即昏迷如厥,诊脉寸强尺弱,食减少,口味淡,微汗。此厥阴之阳化风,乘阳明上犯,蒙昧清空。法当和阳益胃治之。人参一钱、茯苓三钱、炒半夏一钱半、生白芍一钱、乌梅七分肉、小川连二分、淡生姜二分、广皮白一钱。此厥阴、阳明药也。胃腑以通为补,故主之以大半夏汤,热壅于上,故少佐姜、连以泻心,肝为刚脏,参入白芍、乌梅以柔之也。(《临证指南医案·木乘土》)

方证解释:本案曾患月经不调、带下,用温通奇经法治愈。本次偶涉嗔忿,出现麻痹、干呕、耳聋,随即

昏迷如厥，食减少，口味淡，微汗，脉寸强尺弱。其干呕、食减少、口味淡、微汗，是胃虚胃气上逆的表现；嗔忿、麻痹、耳聋、昏迷如厥，脉寸强尺弱，是肝气冲逆的征象。此厥阴之阳化风，乘阳明上犯，蒙昧清空。方用人参、茯苓、炒半夏、淡生姜、广皮白，为变通大半夏汤以通补阳明、降胃气之逆；用黄连合生姜、半夏，为变通半夏泻心汤法苦泄厥阴，辛通阳明，并苦辛开泄气机闭结；另取乌梅丸法加乌梅、白芍，合黄连酸苦泄肝。全方两调厥阴、阳明，泄肝、安胃，故能治疗厥阴气冲阳升，乘犯阳明，蒙昧清空的病证。

此方可命名为"大半夏去蜜加茯苓生姜黄连白芍乌梅汤"，以期在临床上推广应用。

另外，叶氏用大半夏汤合乌梅丸法的医案还有上述《临证指南医案》泄泻门唐案、呕吐门范案、疟门祝案，可互参。

10. 合许学士椒附散温阳平冲治冲气由脐下升逆清涎上涌呕吐

许叔微椒附散载于《普济本事方·肺肾经病》，"治肾气上攻，项背不能转侧"者，组成为：大附子（一枚，六钱以上者，炮去皮脐，末之）。上每末二大钱，好川椒二十粒，用白面填满，水一盏，生姜七片，同煎至七分，去椒入盐，通口空心服。叶氏有用椒附散合大半夏汤治疗冲气上逆的医案。

金，寒自背起，冲气由脐下而升，清涎上涌呕吐，遂饥不能食，此疟邪深藏厥阴，邪动必犯阳明。舌白形寒，寒胜，都主胃阳之虚。然徒补钝守无益。人参、半夏、广皮白、姜汁、川椒、乌梅、附子、生干姜。（《临证指南医案·疟》）

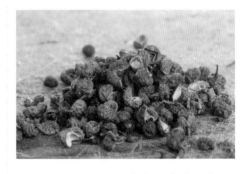

方证解释：本案症见寒自背起，冲气由脐下而升，清涎上涌呕吐，遂饥不能食，形寒。苔白。此胃阳大虚，疟邪深藏厥阴，邪动冲犯阳明。方用变通大半夏汤法，以人参、半夏、广皮白、姜汁通补阳明；仿许学士椒附法，用川椒、附子，温阳平肾气上攻；加乌梅、生干姜，合川椒、人参、附子，为乌梅丸法，辛酸开泄厥阴。

本方可命名为"椒附乌梅大半夏汤"（或曰"大半夏去蜜加茯苓川椒乌梅干姜附子汤"），以期在临床上推广应用。

上篇

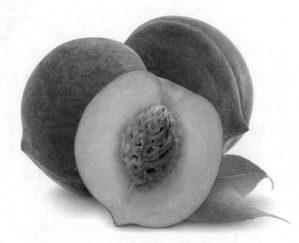

络脉瘀滞证的医案。

某，劳怒伤阳，气逆血郁致痛，痞胀便溏，风木侮土。前方既效，与通补阳明、厥阴。大半夏汤去蜜，加桃仁、柏子仁、当归，姜、枣汤法丸。（《临证指南医案·木乘土》）

方证解释：本案症见痞胀便溏。从"劳怒伤阳，气逆血郁致痛"分析，应有胸胁或胃脘疼痛。结合处方"加桃仁、柏子仁、当归"分析，当以络脉瘀滞，胸胁疼痛为重。此胃虚则痞胀便溏，肝气犯胃，肝胃络脉瘀滞则胸胁胃脘疼痛。

11. 合辛润通络法宣通络脉瘀滞治胸胁痛

辛润通络法是叶氏创立的治疗络病的独特方法，其基本用药为：旋覆花、新绛、青葱管、桃仁、当归须、柏子仁。叶氏有用变通大半夏汤合辛润通络法治疗阳明胃虚，

附子粳米汤

● 仲景原方证述要 ●

附子粳米汤出自《金匮要略·腹满寒疝宿食病脉证治》第10条，组成为：附子一枚（炮），半夏半升，甘草一两，大枣十枚，粳米半升。右五味，以水八升，煮米熟，汤成，去滓。温服一升，日三服。仲景原条文谓："腹中寒气，雷鸣切痛，胸胁逆满，呕吐，附子粳米汤主之。"

附子粳米汤用附子温阳散寒止痛，半夏通胃逐饮止呕，粳米、大枣、甘草安中缓急。本方的特点是用附子配半夏，两药配伍后，附子得半夏，散寒开结、止腹中痛作用加强；半夏得附子，温中止呕功效增加，故可治

086

疗腹痛、呕吐等症。

附子粳米汤证：腹中雷鸣切痛，胸胁逆满，呕吐。

● 叶天士奇方妙治 ●

加减变化

1. 用于治疗呕吐

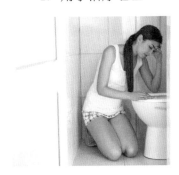

潘十八，食后吐出水液，及不化米粒，二便自通，并不渴饮，五年不愈。宜理胃阳，用仲景法。熟附子、半夏、姜汁、白粳米。又，泄浊阴、劫水饮，以安胃阳，服四五日，腹胀、吐水已减，知阳腑之阳，非通不阖。再宗仲景法。真武汤加人参。（《临证指南医案·呕吐》）

方证解释：本案久病五年不愈，症见食后吐出水液与不化米粒。结合"二便自通，并不渴饮"等，辨为胃阳虚损的附子粳米汤证。方用附子粳米汤去甘壅的甘草、大枣，加辛开的生姜汁，以助半夏通降胃气，逐饮止

呕。二诊呕吐腹胀已减，改用真武汤加人参法温阳化饮、通补胃阳胃气以治其本。

本案一诊方反映了叶氏变通应用附子粳米汤法的基本手法，可命名为"附子粳米去草枣加姜汁汤"，以期在临床上推广应用。

2. 用于治疗呕噫吞酸

顾，脉濡弱，左胁下久有聚气，纳食酿积于胃脘之中，两三日呕噫吞酸，积物上涌吐出。此皆怫怒动肝，肝木犯胃，胃中阳伤，不能传及小肠，遂变化失司，每七、八日始一更衣，为胃气不主下行故也。法当温胃阳，制肝逆。宿病纠缠，恐多反复。淡附子、淡干姜、姜汁、生白芍、淡吴萸、白粳米。（《临证指南医案·呕吐》）

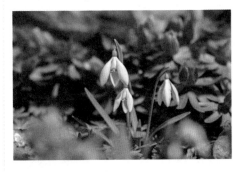

方证解释：本案症见左胁下久有聚气，纳食酿积于胃脘之中，两三日呕噫吞酸，积物上涌吐出，每七八日大便一次。脉濡弱。脉濡弱提示"胃中阳伤"，胃气不主下行；"呕噫吞酸"提示"怫怒动肝，肝木犯胃"。

上篇

方用淡附子、姜汁、白粳米，为变通附子粳米汤法以理胃阳。因胃阳大虚，不得过用辛散伤阳，故去辛开降泄的半夏，加守补温中的干姜以助附子温补中阳；另外，加生白芍酸柔、淡吴萸酸辛，以柔肝泄肝，制木安土。

此方可命名为"附子粳米去草枣半夏加干姜姜汁吴萸白芍汤"，以期在临床上推广应用。

🌀 合方化裁

1. 合附子理中汤治疗闻谷干呕或噎膈反胃

范，脉虚无神，闻谷干呕，汗出振寒，此胃阳大虚，不必因寒热而攻邪。人参、茯苓、炒半夏、姜汁、乌梅、陈皮。又，脉微细小，胃阳大衰，以理中兼摄其下。人参、淡熟附子、茯苓、炒白粳米、炒黄淡干姜。（《临证指南医案·呕吐》）

方证解释：一诊症见闻谷干呕，汗出振寒。脉虚无神。此胃阳大虚，胃气上逆，肝木乘土。方用人参、茯苓、炒半夏、姜汁，为变通大半夏汤法通补胃阳，加陈皮疏肝理气，合乌梅酸泄厥阴。二诊脉微细小，胃阳大衰，故改用淡熟附子、炒黄淡干姜、炒白粳米、茯苓，为变通附子粳米汤法温补胃阳。其中人参、茯苓、干姜、附子配伍，为变通附子理中汤法，以温摄肾阳，所谓"以理中兼摄其下"。本案证有"闻谷干呕"，而二诊却不用半夏，其理由是，胃阳已经大衰，不得再用辛通走散的半夏，须改用守补胃阳的干姜，合人参补益胃气，合白粳米滋养胃阴，兼制附子的刚燥之性。

尤，脉缓，右关弦，知饥恶食，食入即吐，肢浮，便溏溺少，不渴饮，此胃阳衰微，开合之机已废，老年噎膈反胃，乃大症也。人参、茯苓、淡附子、淡干姜、炒粳米、姜汁。又，通胃阳法服，腑病原无所补，只以老年积劳伤阳之质，所服之剂，开肺即是泄气，芩、连苦寒劫阳，姜汁与干姜、附子并用，三焦之阳结通耳。若枳、朴仍是泄气，与前义悖矣。人参、茯苓、淡附子、淡干姜。（《临证指南医案·噎膈反胃》）

方证解释：本案症见知饥恶食，食入即吐，便溏尿少，肢浮肿，不渴饮。脉缓，右关弦。此老年噎膈反胃大证，其胃阳衰微，开合之机已废。方用淡附子、炒粳米、姜汁，为变通附子粳米汤法，以理胃阳；用人参、茯苓、淡干姜、附子为变通附子理中汤法，以温中摄下。为了不再泄肺气，故去半夏，加干姜，佐姜汁，与附子并用，以通三焦阳衰之阴浊凝结。二诊方去辛散的姜汁，用人参、茯苓、淡附子、淡干姜通补胃气，温阳逐阴开结。

本方可命名为"附子粳米去草枣半夏加参苓干姜姜汁汤"，以期在临床上推广应用。

2. 合旋覆代赭汤治疗食入反出噫气不爽

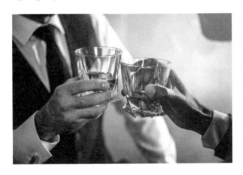

汪三十，壮年饮酒聚湿，脾阳受伤已久。积劳饥饱，亦令伤阳，遂食入反出，噫气不爽。格拒在乎中焦，总以温通镇逆为例。白旋覆花、钉头代赭、茯苓、半夏、附子、淡干姜。（《临证指南医案·噫嗳》）

方证解释：本案症见食入反出，噫气不爽等，由饮酒聚湿，脾阳受伤，积劳饥饱，再伤胃阳所致。方用淡附子、半夏、淡干姜、茯苓为变通附子粳米汤法，通补中阳；用白旋覆花、钉头代赭、半夏、淡干姜为变通旋覆代赭汤法，镇逆止噫。

3. 合大半夏汤治疗胃痛或中脘不爽或木乘土

朱，痛固虚寒，吐痰泄气稍缓。当通阳明，勿杂多歧。人参、半夏、姜汁、淡附子、茯苓、淡干姜。（《临证指南医案·胃脘痛》）

方证解释：从"当通阳明"分析，所谓"痛固虚寒"是指虚寒性胃痛。从吐痰稍缓分析，此由胃阳大虚，寒饮聚结所致。方用淡附子、淡干姜、半夏、姜汁，为变通附子粳米汤法，以温通胃阳；其中人参、半夏、姜汁、茯苓为变通大半夏汤法，以通补胃气、化痰逐饮。

汪，脉沉，中脘不爽，肢冷。人参七分、淡干姜一钱、炒半夏一钱半、川熟附七分、茯苓三钱、草果仁八分。（《临证指南医案·痞》）

方证解释：脉沉、肢冷为少阴阳虚见症；中脘不爽，为中阳虚弱所致。方用炒半夏、川熟附、淡干姜为变通附子粳米汤法，通补胃阳，兼温补少阴；用人参、炒半夏、茯苓，为变通大半夏汤法，通补胃气；另合冷香饮子法加草果仁辛香温燥太阴寒湿。

徐氏，经候适来，肢骸若撤，环口肉𥆧蠕动，两踝、臂、肘常冷。夫冲脉血下，跷、维脉怯不用，冲隶阳明，厥阴对峙。因惊肝病，木乘土位，以致胃衰，初则气升至咽，久则懒食脘痞。昔人有治肝不应，当取阳明。阳明不阖，空洞若谷，厥气上加，势必呕胀吞酸。然阳明胃腑，通补为宜，刚药畏其劫阴，少济以柔药，法当如是。人参二钱、半夏姜汁炒三钱、茯苓三钱、淡附子七分、白粳米五钱、木瓜二钱。胃虚益气而用人参，非半夏之辛、茯苓之淡，非通剂矣。少少用附予以理胃阳，粳米以理胃阴，得通补两和阴阳之义，木瓜之酸，救胃汁以制肝，兼和半夏、附子之刚愎，此大半夏与附子粳米汤合方。（《临证指南医案·木乘土》）

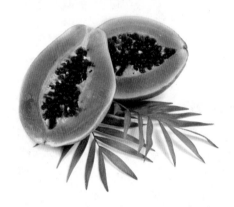

方证解释：此案在大半夏汤"合法化裁"中已作介绍，此不重复解释。

4. 合四逆加人参汤治疗自利呃忒

某，自利不渴者属太阴。呃忒之来，由乎胃少纳谷，冲气上逆。有土败之象，势已险笃。议《金匮》附子粳米汤。人参、附子、干姜、炙草、粳米。（《临证指南医案·痢》）

方证解释：本案症见自利不渴，呃忒，胃少纳谷等。叶氏根据《伤寒

论》第277条（"自利不渴者，属太阴，以其脏有寒故也。当温之，宜服四逆辈。"）辨自利不渴为太阴阳虚证；呃忒，胃少纳谷，冲气上逆，为胃阳胃气衰败之象。方用附子、粳米、干姜为变通附子粳米汤法，以理胃阳；用附子、干姜、炙草、人参为四逆加人参汤法，以温补真阳，兼通补胃气。

吴瑭采辑此案，制定出《温病条辨·中焦篇》湿温第95条加减附子粳米汤方证。

朱，脉小，半产一日，舌白，频频呕吐青绿水汁涎沫，左肢浮肿，神迷如寐。此胃阳大虚，肝风内泛，欲脱之象。急急护阳安胃，冀得呕缓，再商治病。人参、淡附子、炒焦粳米、煨老姜。又，虽得小效，必三阴三阳一周，扶过七日，庶有愈理。人参、淡附子、熟于术、炮姜、茯苓、南枣。（《临证指南医案·产后》）

方证解释：本案半产一日，症见频频呕吐青绿水汁涎沫，神迷如寐，左肢浮肿。苔白，脉小。此为胃阳大虚，肝风内犯，阳气欲脱的危重证。叶氏拟"急急护阳安胃"法，方用淡附子、炒焦粳米、煨老姜，为变通附子粳米汤去半夏法，以理胃阳；用人参，合煨老姜为理中汤法，以温中止呕；其中人参、附子、煨老姜配伍，有四逆加人参汤意，能回阳救逆固脱。

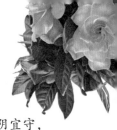

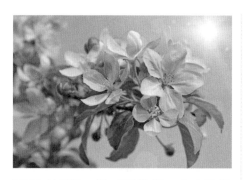

因呕吐严重，故不用甘草、大枣等甘守药；因有阳气衰脱象，故不用辛开易耗散阳气的半夏。

5. 合桃花汤治疗呕呃下利

袁，中下阳微，呕呃下利，温中不应，恐延衰脱。夫阳宜通，阴宜守，此关闸不致溃散。春回寒谷，生气有以把握。候王先生主议。人参、附子、炮姜、炒粳米、赤石脂、生白芍。(《临证指南医案·痢》)

方证解释：本案症见呕、呃、下利，曾用温中方未效。此不仅中焦阳虚，下焦真阳也微。方以附子、炒粳米、炮姜为变通附子粳米汤法，温摄中下焦之阳；用赤石脂、炮姜、炒粳米，为桃花汤，收涩固脱止利。

黄连阿胶汤

黄连阿胶汤出自《伤寒论》第303条，组成为：黄连四两，黄芩二两，芍药二两，鸡子黄二枚，阿胶三两。右五味，以水六升，先煮三物，取二升，去滓，内胶烊尽，小冷，内鸡子黄，搅令相得。温服七合，日三服。仲景原条文谓："少阴病，得之二三日以上，心中烦，不得卧，黄连阿胶汤主之。"

黄连阿胶汤用黄连、黄芩苦寒泄热、清心除烦；用阿胶、白芍滋补肝肾阴血、育阴和阳；另用鸡子黄补血滋肾、交通心肾。全方清心火、滋肾水，可用于治疗心火亢盛，肾水不足，心肾不交所致的心烦、失眠等症。

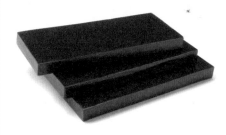

上篇

黄连阿胶汤证：心中烦，不得卧，或失血，或便脓血者。

●叶天士奇方妙治●

加减变化

1. 用于治疗伏气温热深入阴分

脉弦数右大，舌绛色，面微浮，咳呕上逆，心中热，腹中气撑，卧侧着右，暮夜内外皆热，自五月起，病百日不晓饥饱，病因忧愁嗔怒而起，诸气交递，少火化为壮火，烦热不息，五液皆涸，内风煽动，亦属阳化，见症肝病，十之八九，秋金主候，木尚不和，日潮加剧，病属郁劳，难以久延。议咸苦清养厥阴之阴以和阳。阿胶、川连、生地、糯米、白芍、鸡子黄。再诊，脉百至，右弦数，左细数，寒热无汗，渴饮呕逆，病中咯血，经水反多，邪热入阴，迫血妄行。平日奇经多病，已属内虚，故邪乘虚陷，竟属厥阴之热炽，以犯阳明，故为呕为闷，不食，目胞紫暗羞明，咽中窒塞，头痛。由厥阴热邪通胃贯膈，上及面目诸窍，先寒后热，饥不能食，消渴，气上冲心，呕哕。仲景皆例厥阴篇中，此伏邪在至阴之中，必熬至枯涸而后已。表之则伤阳，攻之则劫阴，惟咸味直走阴分，参入苦寒，以清伏热。

清邪之中，仍护阴气，俾邪退一分，便存得一分之阴，望其少苏。阿胶、鸡子黄、生地、白芍、黄连、黄柏。（《三家医案合刻·叶天士医案》）

方证解释：本案症见面微浮，咳呕上逆，心中热，腹中气撑，卧侧着右，暮夜内外皆热，病百日不晓饥饱。舌绛色，脉弦数右大。叶氏虽从忧愁嗔怒，诸气交逆，少火化为壮火论病机，但从"日潮加剧"（指潮热加剧）以及二诊见寒热无汗，渴饮呕逆分析，本案实为伏气温病，夹内伤郁怒。方用黄连阿胶汤去黄芩加生地、糯米，苦寒清降邪火，咸寒滋阴和阳。二诊寒热无汗，渴饮呕逆。脉数百至，右弦数，左细数。并且邪热入阴，迫血妄行而病中咯血，经水反多；平日奇经多病，内虚邪陷，厥阴热炽，冲犯阳明而呕吐、痞闷、不食；厥阴热邪通胃贯膈，上及面目诸窍则目胞紫黯羞明，咽中窒塞，头痛；热陷厥阴则先寒后热，饥不能食，消渴，气上冲心，呕哕。此伏邪在至阴之中，煎熬阴液以至于枯涸。关于治法，叶氏精辟地论述道："表之则伤阳，攻之则劫阴，惟咸味直走阴分，参入苦寒，以清伏热。清邪之中，仍护阴气，俾邪退一分，便存得一分之阴，望其少苏。"方用黄连阿胶汤加减，因热在厥阴下焦，故仿乌梅丸法去黄芩加黄柏；另加生地滋阴凉血。全方苦寒泄热，咸寒滋阴，又甘苦合化阴气以滋阴救液。

吴瑭根据此案，制定出了《温病条辨·下焦篇》第11条黄连阿胶汤方证。

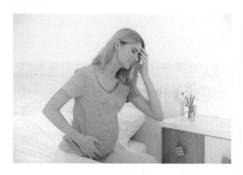

2. 用于治疗妊娠感疟寒少热多

寒少热多，即先厥后热之谓。热甚胎攻冲心而痛，盖胎在冲脉，疟邪由四末渐归胃系，属阳明胃脉管辖，上呕青黑涎沫，胎受邪迫，上冲攻心，总是热邪无由而发泄，内陷不已，势必堕胎，且协热自利，外邪从里而出，有不死不休之戒。方书保胎必固阴益气，今热炽甕，参、胶、归、地，反为热邪树帜矣。前以绝苦无寒，取其急过上焦，阳明胃与厥阴两治；今用酸苦泄两经之邪热，外以井泥护胎。川连、乌梅肉、黄芩、草决明、川椒、石莲肉、白芍。苦辛酸，清泄阳明、厥阴邪热，兼外护胎法，病势减十之二、三。视舌黑芒刺，舌心干板，而心中痛不已，此皆热邪内迫，阳精阴液告涸。两日前虑其陷伏闭塞，今又怕液涸昏痉，最难调治。夫护胎存阴，清热去邪，两不可少。川连、鲜生地、知母、阿胶、鸡子黄。（《眉寿堂方案选存·女科》）

方证解释：本案妊娠感疟，症见寒少热多，先厥后热，热甚胎攻冲心（指心下）而胃痛，上呕青黑涎沫，下见协热自利。此肝热冲逆犯胃。拟两调阳明胃与厥阴，酸苦泄两经邪热法。方以乌梅丸化裁，用川连、黄芩、乌梅肉，酸苦泄热，也泄厥阴；用川椒辛通阳明；另用白芍、草决明和肝，石莲肉扶胃止利。二诊已经见效，尚见心中痛不已，舌黑芒刺，舌心干板，此皆热邪内迫，阳精阴液告涸。方用黄连阿胶汤法，以川连、知母苦寒泄热，以鲜生地、阿胶、鸡子黄咸寒滋阴，兼防动风痉厥，从而护胎存阴，清热祛邪，两者兼顾。

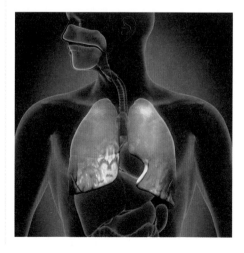

上篇

093

3. 用于治疗肺热

汪，肺热，膈消热灼，迅速如火，脏真之阴日削。先议清肺，以平气火，法当苦降以轻，成补以重，继此再商滋养血液。枯黄芩煎汤，溶入阿胶二钱。（《种福堂公选医案》）

方证解释：本案未述脉证，从"肺热，膈消热灼，迅速如火"分析，症有心胸烦热，或咳嗽咳血等。方用简化黄连阿胶汤法，以黄芩苦寒清泻肺膈之热，以阿胶咸滋肾阴。其"苦降以轻，咸补以重"，指轻用黄芩，重用阿胶。此方仅用二味药，却不离黄连阿胶汤法，叶氏变通经方之妙，由此可见一斑。

4. 用于治疗郁火伤阴证

张六六，情志连遭郁勃，脏阴中热内蒸。舌绛赤糜干燥，心动悸，若饥，食不加餐。内伤情怀起病，务以宽怀解释。热在至阴，咸补苦泄，是为医药。鸡子黄、清阿胶、生地、知母、川连、黄柏。（《临证指南医案·郁》）

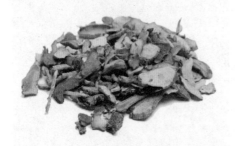

方证解释：本案症见舌绛赤糜干燥，心动悸，若饥，食不加餐。

血分阴液耗伤，心营郁热炽甚则舌绛赤糜干燥；心肾阴虚，虚风萌动则心动悸；胃阴伤则若饥，食不加餐。治拟"咸补苦泄"法，方用黄连阿胶汤化裁，以生地、阿胶、鸡子黄凉血滋阴，和阳息风；仿滋肾丸法加知母、黄柏，以黄连合知、柏苦寒泄热、清心凉营。

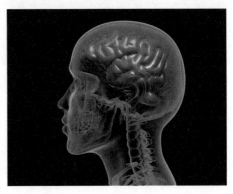

5. 用于治疗癫痫痫厥

曹十四，春病及长夏，痫厥屡发。前用龙荟丸意，苦泄肝胆，初服即泻。此久病阴分已虚，议理阴和阳，入酸以约束之。生鸡子黄、阿胶、川连、黄柏、生白芍、米醋。（《临证指南医案·癫痫》）

方证解释：本案痫厥屡发，由真阴亏虚，内风萌动，心火肝阳亢逆所致。治拟理阴和阳，兼酸敛法，方用黄连阿胶汤加减，以阿胶、生白芍、生鸡子黄咸寒滋补真阴，和阳息风；以川连、黄柏苦寒清泄泻心肝火热；另加米醋，合生白芍酸敛制肝，合黄连、黄柏酸苦泄热。

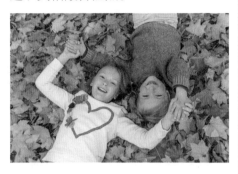

6. 用于治疗中风阴虚火亢

某妪，今年风木司天，春夏阳升之候，兼因平昔怒劳忧思，以致五志气火交并于上，肝胆内风鼓动盘旋，上盛则下虚，故足膝无力。肝木内风壮火，乘袭胃土。胃主肌肉，脉络应肢，绕出环口，故唇舌麻木，肢节如痿，固为中厥之萌。观河间内火召风之论，都以苦降辛泄，少佐微酸，最合经旨。折其上腾之威，使清空诸窍，毋使浊痰壮火蒙蔽，乃暂药权衡也。至于颐养工夫，寒暄保摄，尤当加意于药饵之先。上午服。金石斛三钱、化橘红五分、白蒺藜二钱、真北秦皮一钱、草决明二钱、冬桑叶一钱、嫩钩藤一钱、生白芍一钱。又，前议辛酸降一法，肝风胃阳已折其上引之威，是诸症亦觉小愈，虽曰治标，正合岁气节候而设……又，夏月进酸苦泄热，和胃通隧，为阳明厥阴治甚安。入秋凉爽，天人渐有收肃下降之理。缘有年下亏，木少水涵，相火内风旋转，熏灼胃脘，

逆冲为呕，舌络被熏则绛赤如火，消渴便阻犹剩事耳。凡此仍属中厥根萌，当加慎静养为宜。生鸡子黄一枚、阿胶一钱半、生白芍三钱、生地三钱、天冬去心一钱、川连一分生。上午服……（《临证指南医案·中风》）

方证解释：本案病机变化十分复杂，先后共18诊，就病程记录的完整性而言，是《临证指南医案》中少见的医案。本诊季节已转至秋凉，症见舌绛赤如火，消渴便阻，逆阻为呕等。病机系营血火热耗损阴津，肾阴亏竭，水不涵木，肝风内旋，心火亢盛。方用黄连阿胶汤加减，以生地凉营滋阴生津，生白芍、天冬、阿胶、鸡子黄滋阴和阳息风，另用少量黄连，苦泄肝心火热。其中用天冬、生地，为三才汤法，可滋阴清热。

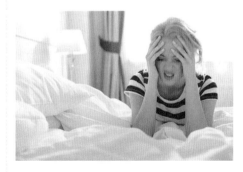

7. 用于治疗肝风

王氏，神呆不语，心热烦躁，因惊而后，经水即下，肉腠刺痛，时微瘈，头即摇。肝风内动，变痉厥之象。小川连、黄芩、阿胶、牡蛎、秦皮。

上篇

（《临证指南医案·肝风》）

方证解释：本案发病与受惊有关，惊后经水即下，肉瞤刺痛，时微痞，头即摇。诊时症见神呆不语，心热烦躁等。此真阴亏虚，肝风内动，心火炽盛。方用黄连阿胶汤加减，以川连、黄芩苦泄心火；以阿胶咸寒滋肝肾真阴，牡蛎平肝潜阳息风；另用秦皮苦寒清泻肝火。

🌸 合方化裁

1. 合黄芩汤治疗春温内陷下痢

某，春温内陷下痢，最易厥脱。川连、淡黄芩、阿胶、炒生地、生白芍、炙草。（《临证指南医案·痢》）

方证解释：从"春温内陷下痢，最易厥脱"分析，本案症有下痢，发热，心神烦躁，甚至谵语、惊厥等。方用黄连阿胶汤合黄芩汤加减，以川连、黄芩苦寒泄热，以阿胶、生白芍、炒生地滋阴凉血。其中生白芍、炙草、黄芩配伍，为黄芩汤法，既治春温，又主下痢。两方合用后，尤能治疗真阴损伤，热毒内盛的下痢。

2. 合桂枝去芍药加蜀漆牡蛎龙骨救逆汤法治疗痉厥

史，温热已入厥阴。阴伤，致风阳上巅，遂为痉厥。厥发丑寅，阳明、少阳之阳震动。昨进咸苦，清其阴分之热已效，今复入镇阳以止厥。生地、天冬、阿胶、鸡子黄、生龙骨、小麦。（《临证指南医案·痉厥》）

方证解释：本案为温病邪热深入厥阴，损伤肝肾真阴而致动风痉厥。一诊用咸苦（黄连阿胶汤法）滋阴清热，已经获效。本诊遂用黄连阿胶汤去苦泄药，纯用咸滋药阿胶、鸡子黄，加生地、天冬，滋阴息风，凉血生津。再合桂枝去芍药加蜀漆牡蛎龙骨救逆汤法，以咸寒滋阴药生地、天冬、阿胶代替辛甘温药桂枝、生姜、炙甘草，变制出以生地、天冬、阿胶、生龙骨为新法的变制方，滋阴镇逆潜阳，以防厥脱。另取甘麦大枣汤法，加小麦缓肝镇逆，宁心安神。

3. 合沙参麦冬汤或益胃汤法治疗咳嗽失音喉痹

施氏，脉细数，干咳咽燥，脊酸痿弱，此本病欲损。阿胶、鸡子黄、北沙参、麦冬、茯神、小黑稆豆皮。（《临证指南医案·咳嗽》）

方证解释：本案症见干咳咽燥，

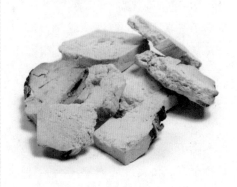

脊酸痿弱。脉细数。干咳咽燥，为肺胃阴津虚损的沙参麦冬汤证；脊酸痿弱、脉细数为真阴亏虚的黄连阿胶汤去芩连证。方用阿胶、鸡子黄，为减味黄连阿胶汤法咸寒滋阴，兼血肉有情补养奇经；用北沙参、麦冬、茯神、小黑稆豆皮，为麦门冬汤变通方沙参麦冬汤法滋养胃阴、润燥止咳。

孙二一，久咳，失音喉痹。陈阿胶同煎二钱、生鸡子黄同煎一枚、炒麦冬一钱半、川斛三钱、甜北沙参一钱半、炒生地二钱、生甘草三分、茯神一钱半。（《临证指南医案·失音》）

方证解释：本案症见久咳，失音喉痹。失音喉痹，为肺胃阴伤的益胃汤证；久咳不愈，为真阴亏损的黄连阿胶汤减芩连证。方用炒麦冬、川斛、甜北沙参、炒生地、生甘草、茯神为麦门冬汤变通方益胃汤法滋胃生津、补肺阴、润肺燥；用陈阿胶、鸡子黄为黄连阿胶汤法，咸寒滋阴，补水生金。

4. 合加减复脉汤法治疗温病重伤阴液或络伤嘈杂善饥

张，舌绛裂纹，面色枯槁，全无津泽，形象畏冷，心中热焚，邪深竟入厥阴，正气已经虚极。勉拟仲景复脉汤，合乎邪少虚多治法。复脉汤去人参、生姜，加甘蔗汁代水煎。又，

热病误投表散消导，正气受伤，神昏舌强，势如燎原。前进复脉法，略有转机，宜遵前方，去桂加参，以扶正气为主。复脉汤去桂加人参，甘蔗汁代水煎药。又，进甘药颇安，奈阴液已涸，舌强音缩，抚之干板。较诸以前，龈肉映血有间，小便欲解掣痛，犹是阴气欲绝。欲寐昏沉，午间烦躁，热深入阴之证，未能稳许愈期也。生白芍、炙甘草、阿胶、鸡子黄、人参、生地、麦冬、炒麻仁。（《临证指南医案·温热》）

方证解释：本案症见舌绛裂纹，面色枯槁，全无津泽，形象畏冷，心中热焚，神昏舌僵等，由温病热邪深入厥阴，阴液大伤所致，一诊、二诊用加减复脉汤法，三诊出现舌僵音缩，抚之干板，龈肉映血有间，小便欲解掣痛，欲寐昏沉，午间烦躁等，有"阴气欲绝"之虑，方用黄连阿胶汤去芩连法合加减复脉汤法重剂滋阴息风。

何三七，左乳旁胁中，常似针刺，汗出，心嘈能食，此少阳络脉，阳气燔灼，都因谋虑致伤，将有络血上涌

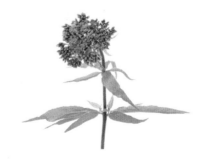

097

之事。议清络宣通，勿令瘀着。生地、丹皮、泽兰叶、桃仁、郁金、琥珀末。又，服通络方，瘀血得下，新血亦伤。嘈杂善饥，阳亢燔灼，营阴不得涵护也。仍以和阳息风方法。阿胶、鸡子黄、生地、麦冬、生甘草、生白芍。（《临证指南医案·吐血》）

方证解释：本案一诊见左乳旁胸胁刺痛、汗出、心嘈能食等，叶氏认为此由少阳络脉瘀滞，阳气燔灼所致，拟"清络宣通"方，以生地、丹皮、泽兰叶、桃仁、郁金、琥珀末清润通络。二诊见胸胁刺痛消失，但嘈杂善饥，叶氏从"瘀血得下，新血亦伤"，又阳亢燔灼，营阴不得涵护认识病机，改用黄连阿胶汤去芩连法合加减复脉汤法，滋阴和阳息风。

5. 合三才汤治疗肝风惊厥

余，脉细促，神迷，舌缩言謇，耳聋，四肢牵引，牙关不紧，病已月余。议以育阴息风法。必得痉止神清，方有转机。阿胶二钱、鸡子黄一枚、人参(秋石拌烘)一钱、天冬一钱、细生地二钱、白芍一钱半。（《临证指南医案·痉厥》）

方证解释：本案症见神迷，舌缩言謇，耳聋，四肢牵引。脉细促。此肾阴亏竭，水不涵木，肝风内起。方用黄连阿胶汤去芩连，咸寒滋阴息风；另用人参、天冬、生地，为三才汤生地易熟地法，益气滋阴，

凉营生津。

变制新法

叶桂对仲景黄连阿胶汤的组方含义有深刻的理解，在变通应用时，常去其中苦寒泄火的黄芩、黄连，纯用咸寒药鸡子黄、阿胶、白芍组成变制新方，滋阴息风，治疗下焦肾阴亏竭，水不涵木，肝风内旋，而无火热上亢的病证。叶氏把这种变制了的黄连阿胶汤称为"阿胶鸡子黄汤"（《三家医案合刻·叶天士医案》"新产不满百日"案），广泛应用于临床，现介绍其有关用法如下。

1. 用于治疗痉厥

顾，平昔肠红，阴络久伤，左胁下宿痕。肝家风气易结，形瘦面青。阴虚阳气易冒，血络不得凝静。诸阳一并遂为厥，冲气自下犯胃为呃，症似蓄血为狂。奈脉细劲，咽喉皆痛，真阴枯槁之象。水液无有，风木大震。此刚剂强镇，不能息其厥冒耳。生鸡子黄一枚、真阿胶二钱、淡菜泡洗五钱、龟板五钱，冲入热童便一杯。（《临

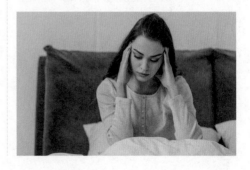

证指南医案·痉厥》）

方证解释：本案平昔肠红便血，左胁下宿瘕。诊见形瘦面青，痉厥，呃逆，咽喉痛，如狂。脉细劲。此肝肾阴虚，真阴枯槁，风木大震。方用生鸡子黄、真阿胶，为黄连阿胶汤去芩连法滋阴息风；用淡菜、龟板血肉有情之品代替白芍，合阿胶，咸寒填滋真阴，潜阳息风；另用童便咸降引导。

吴瑭根据此案，制定出了《温病条辨·下焦篇》第15条小定风珠方证。

2. 用于治疗厥阴头痛

吴，厥阴头痛，舌干消渴，心下烦痛，无寐多躁，少腹胀满，小溲滴沥，时时痉搐，最怕厥竭。阿胶、鲜生地、鸡子黄、小黑穭豆皮。煎半盏，送滋肾丸二钱。（《种福堂公选医案》）

方证解释：本案为厥阴头痛，兼见舌干消渴，心下烦痛，无寐多躁，少腹胀满，小溲滴沥，时时痉搐等。此肝肾阴液大亏，有厥阳化风，发为痉厥之虑。方用阿胶、鲜生地、鸡子黄，为变制黄连阿胶汤以鲜生地代白芍滋补肝肾真阴，兼以凉血，另用小黑穭豆皮平息肝风。因症有少腹胀满，小溲滴沥，时时痉搐，故用滋肾丸泄火通淋。

3. 用于治疗咽喉痛痹

伍四六，咽喉痛痹，发时如有物阻隔，甚至痛连心下，每晚加剧。是阴液日枯，肝脏厥阳化火风上灼。法以柔剂，仿甘以缓其急耳。细生地、天冬、阿胶、生鸡子黄、元参心、糯稻根须。（《临证指南医案·咽喉》）

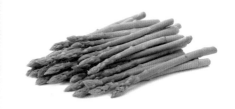

方证解释：本案症见咽喉痛痹，发时如有物阻隔，甚至痛连心下，每晚加剧。病机为阴液日枯，肝之厥阳化火风上灼。方用变制黄连阿胶汤法，以阿胶、生鸡子黄咸寒滋阴，加细生地、天冬甘寒生津润燥；加元参合生地凉血泄火利咽，另用糯稻根须敛汗清虚热。

4. 用于治疗咳嗽

某，昨议上焦肺病，百日未痊，形肌消烁，悉由热化，久热无有不伤阴液。拟成补如阿胶、鸡子黄，复入芩、连苦寒。自上清气热以补下，虽为暂服之方，原非峻克之剂。细思手经之病，原无遽入足经之理。但人身气机，合乎天地自然，肺气从右而降，肝气由左而升，肺病主降日迟，肝横司升日速，咳呛未已，乃肝胆木反刑金之兆。试言及久寐窹醒，左常似闪

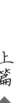

烁，嘈杂如饥，及至进食，未觉胃中安适，此肝阳化风，旋扰不息，致呛无平期。即候热之来，升至左颊，其左升太过，足为明验，偏升之不已，入春肝木司权，防有失血之累，故左右为阴阳之道路，阴阳既造其偏以致病，所以清寒滋阴不能骤其速功。阿胶、鸡子黄、生地、天冬、女贞实、糯稻根须。（《临证指南医案·咳嗽》）

方证解释：本案症见咳呛，嘈杂如饥，形肌消烁，百日未痊。曾用黄连阿胶汤法咸补苦泄，未能骤其速功。二诊从肝肾真阴虚损，肝风旋扰，上刑肺金、横逆犯胃着眼，方用变制黄连阿胶汤法，以生地代替芍药，加天冬、女贞子滋补肝肾阴液，平息肝风，兼滋肺胃津液；另用糯稻根须滋阴敛汗。

5. 用于治疗咯血咳血

邹二一，内伤惊恐，肝肾脏阴日损。阳浮，引阴血以冒上窍，二气不交，日加寒热，骨热咽干不寐。阴分虚，其热甚于夜。阿胶鸡子黄汤。（《临证指南医案·吐血》）

方证解释：本案症见咯血，日加寒热，骨热咽干不寐，热甚于夜等。真阴亏虚，虚火内蒸则骨热咽干不寐，热甚于夜；阴虚阳浮，络伤血溢，则上窍出血。治疗用阿胶鸡子黄法，滋阴潜阳，息风宁络。

张，十七岁天癸不至，咳嗽失血，乃倒经重症。先以顺气导血。降香末、郁金、钩藤、丹皮、苏子、炒山楂、黑山栀。又，震动气冲，咳呛失血。鸡子黄、阿胶、鲜生地、天冬、生白芍、炒牛膝。（《临证指南医案·调经》）

方证解释：本案为咳血，虽十七岁尚未来月经，但未必是倒经，从二诊见“震动气冲，咳呛失血”分析，咳血是一种病，十七岁未来经是另一种病。一诊用顺气导血法未效，二诊从肾阴亏虚，肝阳冲逆，内风旋动考虑，改用变制黄连阿胶汤法，以阿胶、鸡子黄、白芍咸寒滋阴，和阳息风，加生地、天冬，凉血清热，滋胃阴以补土生金，另加炒牛膝引血下行。

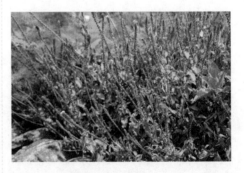

6. 用于治疗崩漏

张，外冷内热，食过如饥，唇燥裂，渴饮下漏，漏多则阴虚阳亢。便溏不实，不可寒润。生地炭、阿胶、炒白芍、湖莲、椿根皮、茯神、蕲艾炭。又，消渴心悸。阿胶、生鸡子黄、

生地、天冬、生白芍、茯神。（《临证指南医案·崩漏》）

方证解释：本案为崩漏，兼见食过如饥，唇燥裂，渴饮，便溏不实等。此肝肾阴血不足，脾不健运，冲任不固。一诊方用芎归胶艾汤法，以生地炭、阿胶、白芍、艾炭，滋补肝肾阴血，兼固冲任；另加莲子、椿根皮、茯神健脾固摄，兼以止泻。二诊症见消渴、心悸，为肝肾阴虚，厥阴风阳冲逆所致，方用变制黄连阿胶汤法，以阿胶、生鸡子黄、生白芍，滋肾肝，息肝风；另加生地、天冬凉血清热，滋胃生津，加茯神通胃阳，宁心安神。

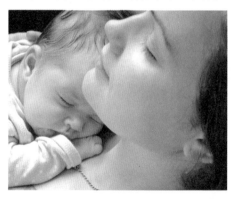

7. 用于治疗产后痉厥

程，坐蓐过劳，肝风阳气动，面浮气短，腹膨，恶露不清，不可腻滞。须防痉厥。小生地、丹参、泽兰、茯神、黑栀豆皮、琥珀末。又，血分既亏，风阳动泄，汗出心悸，此辛气走泄须忌。所虑痉厥，如已见端，议静药和阳意。阿胶、鸡子黄、细生地、

生牡蛎、丹参、茯神。（《临证指南医案·产后》）

方证解释：本案症见产后恶露不清，面浮气短，腹膨等。一诊从血分瘀热，恶露不清考虑，用凉血逐瘀法，以生地、丹参、泽兰、琥珀末凉血活血，以茯神、黑栀豆皮安胃平肝息风。二诊症见汗出、心悸，已有痉厥动风的征兆，故用变制黄连阿胶汤法，以阿胶、鸡子黄、细生地滋阴息风，加生牡蛎，平肝潜阳，加丹参凉血逐瘀，加茯神宁心安神。

8. 用于治疗产后暑热伤阴

新产不满百日，天暑汗出气泄，加以澡浴汤蒸，更助开发，阳浮左升，阴弱莫制，遂喉痒咳逆，牵连左胁，及气街背部皆痛。盖产后肝血未充，肾液未足，奇经诸脉，悉皆怯弱。阴亏阳炽，血不能荣养筋脉。法当味厚质静，流护至阴之脏，兼温养奇经。仿仲圣阿胶鸡子黄汤。阿胶、生地、鸡子黄、白芍、栀豆皮、石决明。再诊，考足厥阴肝经，过胃贯膈，上循喉咙。因肝阴少藏，阳气有升无降，每交暮夜，咳甚如哕。戌亥乃肝阴旺时，肝阳扰胃，则阳明脉衰，四肢倦怠，面色青晦；阳化内风，掀越鼓动，为肌浮偏肿，心无液养，似嘈非嘈，似痛非痛，热酿涎沫，吐出复聚。余不以咳嗽为治，急于流护至阴，静制

101

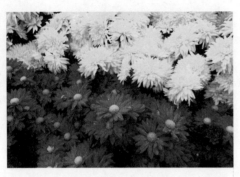

温病学家叶天士奇方妙治

及气街背部皆痛。叶氏诊为阴亏阳炽，血不能荣养筋脉。因新产阴液损伤，奇脉已虚，故不用苦泄，而用黄连阿胶汤去芩、连，加生地甘寒咸寒滋阴生津，兼血肉有情补养奇经，另加稆豆皮、石决明平肝息风。二诊见咽喉不利，暮夜咳甚如哕，四肢倦怠，面色青晦，肌浮偏肿，心中似嘈非嘈，似痛非痛，吐涎沫等。此肝肾阴虚，厥阴风动，阳明不足。方用黄连阿胶汤去芩连加枸杞、菊花、炙草，午服滋肝清肝以御肝风。

风阳内鼓，夜分更以胃药助之。午服：鸡子黄、白芍、枸杞子、阿胶、甘菊、炙草。暮服：人参、南枣、秋石。（《三家医案合刻·叶天士医案》）

方证解释：本案新产不满百日，感受暑热，遂喉痒咳逆，牵连左胁，

小柴胡汤

● 仲景原方证述要 ●

小柴胡汤出自《伤寒论》第96条，组成为：柴胡半斤，黄芩三两，人参三两，半夏半升（洗），甘草（炙）、生姜各三两（切），大枣十二枚（擘）。右七味，以水一斗二升，煮取六升，去滓，再煎取三升。温服一升，日三服。仲景原条文谓："伤寒五六日，中风，往来寒热，胸胁苦满，嘿嘿不欲饮食，心烦喜呕，或胸中烦而不呕，或渴，或腹中痛，或胁下痞鞕，或心下悸，小便不利，或不渴，身有微热，或咳者，小柴胡汤主之。"

小柴胡汤还见于《伤寒论》第 37、97、98、99、100、101、103、104、144、149、229、230、231、266、394 条，《金匮要略》黄疸病篇第 21 条、妇人产后病篇第 2 条等，此不介绍。

本方用柴胡、黄芩辛凉苦寒清透清泄少阳邪热，用半夏、生姜辛温开结、和胃止呕，用人参、炙甘草、大枣甘温益胃、扶正祛邪。三组药配合，组成和解少阳，调和胆胃之法，故可治疗邪郁少阳，胆胃不和的病证。

小柴胡汤证：往来寒热，胸胁苦满，嘿嘿不欲饮食，心烦喜呕等。

● 叶天士奇方妙治 ●

🔺 加减变化

1. 用于治疗外感热郁少阳证

脉弦口渴，少阳寒热乘胃劫津，可与小柴胡汤和正以解邪。小柴胡去半夏，加花粉、白芍。（《眉寿堂方案选存·疟疾》）

方证解释：本案症见寒热，脉弦，是典型的小柴胡汤证，故用此方。因口渴，为少阳热伤胃津的表现，故去半夏，加天花粉生津止渴，加白芍滋补阴血。

头痛胁疼。小柴胡汤去参。（《未刻本叶天士医案》）

方证解释：头痛、胁痛，为小柴胡汤证，故用此方。无胃气虚，故去人参。

身热头痛，身疼无汗，脉弦。小柴胡汤去人参。（《未刻本叶天士医案》）

方证解释：身热头痛，脉弦，为小柴胡汤证，故用此方。身疼无汗为兼表证，故去人参以防甘补留邪。

左脉弦数，咳嗽、脘闷、寒热。小柴胡汤去参。（《未刻本叶天士医案》）

方证解释：脉弦数，寒热，咳嗽，为小柴胡汤证，故用此方。因脘闷，故去人参。

2. 用于治疗伏气温病

劳伤伏邪，发热身痛。当归、炙草、广皮、青蒿、白芍、茯苓、半曲、黄芩。（《未刻本叶天士医案》）

方证解释：本案症见发热身痛，叶氏诊为劳伤伏邪，方用变通小柴胡汤，以青蒿代替柴胡，以当归、白芍代替人参、大枣，去生姜，加橘皮、茯苓，一面滋补阴血以扶正，一面和解少阳以透邪外出。

伏邪未清，寒热不罢，法宜和之。当归、柴胡、半曲、橘白、鳖甲、赤芍、茯苓、黄芩。（《未刻本叶天士医案》）

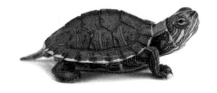

方证解释：本案症见寒热不解，叶氏诊为伏邪未清，拟和解法。方用

小柴胡汤化裁，以柴胡、黄芩、半夏曲，加橘白、茯苓和解少阳而透邪外出；另仿鳖甲煎丸法，加当归、鳖甲、赤芍代替人参、甘草、大枣以滋阴血而搜剔络中伏邪。

3. 用于治疗暑温暑湿

程女，脉数，恶心，脘胀。炒半夏、广皮、藿香黄连一分煎水拌、茯苓、郁金。又，暑伤脾胃，则肝木犯土，左腹膨，泄泻。人参、厚朴、广皮、炒泽泻、茯苓、木瓜、炙草、炒楂肉。又，人参、炒柴胡、炒白芍、炒黄芩、茯苓、炙草、生姜、大枣。（《临证指南医案·肿胀》）

方证解释：本案症见恶心，脘胀。脉数。此暑湿壅结脾胃。方用变通藿香正气散法，少佐黄连苦辛开泄暑湿。二诊症见左腹膨、泄泻等，由暑湿损伤脾胃，木乘土所致，方用胃苓汤化裁，加木瓜、炒楂肉酸敛抑肝。三诊未述脉证，方用小柴胡汤法，以炒柴胡、炒黄芩、人参、炙草、生姜、大枣，和解少阳，清透暑热，另加炒白芍和肝，加茯苓，合人参通补胃气。

不时寒热，饮食渐减，肌肤疮痍，此长夏暑湿内伏，不独在卫，而营亦阻矣。两和营卫，令邪徐徐越出，始可望愈。焦术、归身、黄芩、炙草、柴胡、半曲、白芍、青皮、陈皮、丹皮。（《未刻本叶天士医案》）

方证解释：本案症见不时寒热，饮食渐减，肌肤疮痍等。此长夏暑湿内伏少阳，胆胃不和，卫营受阻。拟两和营卫，透邪外出法。方用柴胡、黄芩、半夏曲、炙草，为小柴胡汤法，和解透邪以疏卫；用当归身、白芍、丹皮，代替小柴胡汤中人参、甘草、大枣滋阴养血、凉血活血以通营；另仿清暑益气汤法加陈皮、青皮、焦白术以除暑湿。

4. 用于治疗疟

左脉弦，疟来头胀。小柴胡汤去参。（《未刻本叶天士医案》）

方证解释：本案脉弦，疟来头涨，为典型的小柴胡汤证，故用此方。无胃气虚，故去人参。

邪伏少阳为疟。头胀、口苦、渴饮。小柴胡汤去参。（《未刻本叶天士医案》）

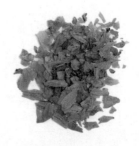

方证解释：邪伏少阳而头涨、口苦、渴饮，为小柴胡汤证，故用此方。渴饮为津伤而非胃气虚，故去人参。

间日疟脉弦，烦渴无汗，头微痛，往来寒热，欲呕，可与小柴胡汤。柴

胡、人参、生姜、黄芩、半夏。（《眉寿堂方案选存·疟疾》）

方证解释：本案间日发疟，脉弦，往来寒热，欲呕，烦渴，无汗，头微痛，为典型的小柴胡汤证，故用此方。因邪热尚甚，不需甘缓，故去甘草、大枣。

脉右软左弦，寒热渐早，口渴喜饮，此胃津日损，木火尚炽，生津养胃以扶正，辛酸两和木火之郁热。柴胡、人参、麦冬、橘红、黄芩、知母、白芍、乌梅。又，生鳖甲、知母、乌梅、炒桃仁、丹皮、草果、白芍。又，人参、知母、金石斛、川连、乌梅、茯苓。（《眉寿堂方案选存·疟疾》）

方证解释：本案疟病寒热发作时间逐渐提前，口渴喜饮，脉右软左弦。此邪郁少阳，胃津日损，木火尚炽。一诊方用柴胡、黄芩、人参，为小柴胡汤去姜、夏、草、枣法以和解少阳而平寒热；加麦冬养胃生津；加白芍、乌梅合黄芩、知母酸苦泄热；加橘红合白芍、乌梅酸辛两和肝胃。二诊用变通鳖甲煎丸化裁，三诊用乌梅丸加减，均为治久疟之法。

5. 用于治疗郁证

陈，诊右关前弦动，述右胁脘下似胀不舒。思少阳阳木，必犯阴土，木郁土中，温开不应，议解郁安中。人参、茯苓、柴胡、白芍、神曲、生姜。（《叶天士先生方案真本》）

方证解释：本案症见右胁下似胀不舒。脉右关前弦动。此少阳木郁，脾土不舒。方用小柴胡汤化裁，木郁不得苦泄，故去黄芩；补胃不得用甘壅守补，故去甘、枣；因无脘痞、呕吐，故去半夏。另加白芍滋肝柔肝，叶氏谓："芍药酸寒，能泄土中木乘"；加茯苓、神曲合人参通补胃阳。此方柴芍并用，为四逆散法；神曲、柴胡并用，有越鞠丸意；柴胡、白芍、茯苓、生姜配伍，寓逍遥散法，可谓寓意深刻。

寒热如疟，便血不已，左胁有块，攻逆不已而作病，脉弦数兼涩，弦则为风，数则为热，涩则气结，此肝脾之气，恒郁不宣，胸中阳和，抑而成火，故神明不精；肝之应为风，肝气动则风从之，故表见寒热也；人身左半，肝肾主之，肝风自逆，故左胁攻楚有块也；肝为藏血之地，肝伤则血不守，且以风淫热胜，益为亡血之由也。首

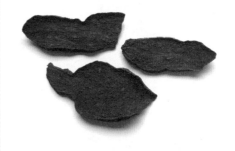

上篇

乌、黄连、柴胡、黄芩、知母、枳实、厚朴。（《叶天士医案存真·卷二》）

方证解释：本案症见寒热如疟，便血，左胁有块，攻逆不已。脉弦数兼涩。此肝脾之气悒郁不宣。方用小柴胡汤化裁，以柴胡、黄芩和解少阳，疏肝胆之郁；以黄连、知母合黄芩苦泄郁火，凉血止便血；以枳实、厚朴，为《金匮》枳术丸厚朴代白术法消胁下痞块；另取何人饮法加首乌滋养肝血，兼治虚疟。

6. 用于治疗痛泻

某，脉右弦，腹膨鸣响，痛泻半年不痊，此少阳木火郁伤脾土，久则浮肿胀满。法当疏通泄郁，非辛温燥热可治。黄芩、白芍、桑叶、丹皮、柴胡、青皮。（《临证指南医案·泄泻》）

方证解释：本案症见腹膨鸣响，痛泻半年不愈。脉右弦。此少阳木火郁伤脾土。方用柴胡、黄芩，为化简小柴胡汤以和解少阳木火；另取四逆散、逍遥散法加白芍、桑叶、丹皮，

合柴胡以滋肝清肝；取痛泻要方法加青皮合白芍以止痛泻。

7. 用于治疗痢疾

石，疟邪热气，内陷变痢，延已三月。脾胃气衰，面浮肚膨，仍有里急欲坠之象，中虚伏邪，进以和解。黄芩、柴胡、人参、丹皮、炒当归、白芍、谷芽、炒山楂。（《临证指南医案·痢》）

方证解释：本案由疟邪热气内陷，发为痢疾。病已三月未愈，症见面浮腹膨，下痢里急欲坠。叶氏从中虚热伏考虑，方用柴胡、黄芩、人参，为化简小柴胡汤以和解少阳，扶正祛邪；用炒当归、白芍合黄芩，为黄芩汤、芍药汤法以和血清热止痢；另加丹皮、炒山楂，合当归、白芍凉血活血。其中加谷芽，为谷芽枳实小柴胡汤法，可开泄湿热。

吴瑭采辑此案，制定出《温病条辨·中焦篇》湿温第 96 条加减小柴胡汤方证。

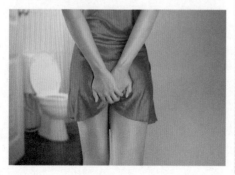

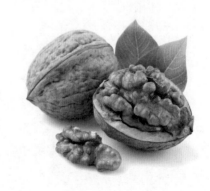

合方化裁

1. 合桃仁承气汤治疗久疟

疟病，《内经》谓小邪之中，虽云十二经之疟，总不离乎少阳。少阳肝胆相附，疟久盘踞，未免凝痰积血，即成病根矣。虚者补正为先，补正不应，法当破血。柴胡、草果、炒桃仁、青蒿、半夏、归尾、桂枝、炒黑蜀漆。（《叶天士医案存真·卷二》）

方证解释：本案疟邪久稽，从少阳深入肝络，凝痰积血盘踞不解。治拟破血疏透法，方用柴胡、青蒿、半夏，为变通小柴胡汤以透邪从少阳外达；用炒桃仁、归尾、桂枝，为桃仁承气汤法以破血通络；另用炒黑蜀漆、草果截疟。

2. 合金铃子散治疗脘痛目黄

刘三九，心下痛年余屡发，痛缓能食，渐渐目黄溺赤，此络脉中凝瘀蕴热，与水谷之气交蒸所致。若攻之过急，必变胀满，此温燥须忌。议用河间金铃子散，合无择谷芽枳实小柴胡汤法。金铃子、延胡、枳实、柴胡、半夏、黄芩、黑山栀、谷芽。（《临证指南医案·疸》）

方证解释：本案心下脘痛，年余屡发，痛缓能食，渐渐目黄尿赤。此络脉中凝瘀蕴热，与水谷之气交蒸而脘痛、发黄。方用柴胡、黄芩、半夏、枳实、谷芽，为变通小柴胡汤和解胆胃以开心下痞结；用金铃子、延胡，为金铃子散以行气活血止胃脘痛；另取栀子豉汤法加黑山栀开泄湿热以治发黄。其中用谷芽，为谷芽枳实小柴胡汤法，可治发黄。

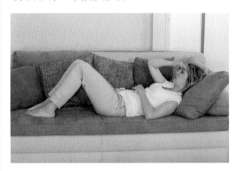

3. 合异功散与丹栀逍遥散法治疗肝气犯胃的胃痛

芮，前议肝病入胃，上下格拒。考《内经》诸痛，皆主寒客。但经年累月久痛，寒必化热，故六气都从火化，河间特补病机一十九条亦然。思初病在气，久必入血，以经脉主气，络脉主血也。此脏腑、经络、气血，须分晰辨明，投剂自可入彀。更询初病因惊，夫惊则气逆，初病肝气之逆，久则诸气均逆，而三焦皆受，不特胃当其冲矣。谨陈缓急先后进药方法。《厥阴篇》云：气上撞心，饥不能食，欲呕，口吐涎沫。夫木既犯胃，胃受克为虚。仲景谓制木必先安土，恐防久克难复，议用安胃一法。川连、川楝子、川椒、生白芍、乌梅、淡姜渣、

上篇

归须、橘红。《内经》以攻病克制曰胜方，补虚益体，须气味相生曰生方。今胃被肝乘，法当补胃，但胃属腑阳，凡六腑以通为补，黄连味苦能降。戴元礼云：诸寒药皆凝涩，惟有黄连不凝涩。有姜、椒、归须气味之辛，得黄连、川楝之苦，仿《内经》苦与辛合，能降能通；芍药酸寒，能泄土中木乘，又能和阴止痛；当归血中气药，辛温上升，用须力薄，其气不升。梅占先春，花发最早，得少阳生气，非酸敛之收药，得连、楝苦寒，《内经》所谓酸苦泄热也。以气与热俱无形无质，其通逐之法迥异，故辨及之。又，春分前七日，诊右脉虚弦带涩，左脉小弦劲而数，胃痛已缓，但常有畏寒鼓栗，俄顷发热而解，此肝病先厥后热也。今岁厥阴司天，春季风木主气，肝病既久，脾胃必虚，风木郁于土宫，营卫二气，未能流畅于经脉，为营养护卫，此偏热偏寒所由来矣。夫木郁土位，古人制肝补脾，升阳散郁，皆理偏就和为治，勿徒攻补寒热为调。今春半天令渐温，拟两和气血，佐以宣畅少阳、太阴，至小满气暖泄越，必大培脾胃后天，方合岁气体质调理。定春季煎、丸二方。（丸方）人参、茯苓、广皮、炙草、当归、白芍、丹皮、桑叶，姜枣汤法丸。（煎方）人参、广皮、谷芽、炙草、白芍、黄芩、丹皮、柴胡。（《临证指南医案·木乘土》）

方证解释：本案为胃痛，一诊用变通乌梅丸加减。二诊症见胃痛已缓，但常有畏寒鼓栗，俄顷发热而解。右脉虚弦带涩，左脉小弦劲而数。从恶寒发热的特点辨为小柴胡汤证，定春季煎、丸二方。丸药方重在治疗脾胃，用归芍四君子汤以陈皮代白术法，补脾和肝，加丹皮、桑叶清疏少阳；煎药方重在治疗肝胆，用小柴胡汤去姜、夏、枣，仿异功散、丹栀逍遥散法加橘皮、白芍、丹皮，和解少阳，清疏肝胆。其中用谷芽，为谷芽枳实小柴胡汤法，可调和胆胃，兼治湿热。

4. 合丹栀逍遥散与鳖甲煎丸治疗肥气

因嗔怒心胸痞胀三年，左胁下坚凝有形，偶触劳忿，则寒热无汗，此属郁痹，气血延成肥气。治当宣通营卫，流行脉络，佐入攻坚，俾寒热得止，再议。炒柴胡、生香附、半夏曲、丹皮、桃仁、青皮、姜汁炒栀仁、生牡蛎，临服入鳖血五匙。（《叶天士

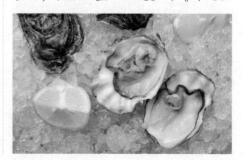

医案存真·卷一》)

方证解释：本案因嗔怒心胸痞胀三年，左胁下坚凝有形，偶触劳忿，则寒热无汗。此郁痹气血凝滞而延为肥气。治拟宣通营卫，流行脉络，佐入攻坚法。方用炒柴胡、半夏曲，为小柴胡汤法，可散郁和胃；用生香附、青皮，合柴胡，为越鞠丸、柴胡疏肝散法，可疏肝理气；用丹皮、姜汁炒栀仁，合柴胡，为丹栀逍遥散法可清泄少阳郁热；用桃仁、生牡蛎、鳖血，为鳖甲煎丸法，可通络化瘀。肥气为古病名，出自《灵枢·邪气脏腑病形》："肝脉……微急为肥气，在胁下，若覆杯。"《难经·五十四难》载："肝之积，名肥气。在左胁下，如覆杯，有头足。"叶氏所说的肥气与《内经》《难经》所述相同。

5. 合逍遥散治疗经迟

钱，脉涩。脘闷减食，经水来迟，腹痛坠。柴胡、炒白芍、黄芩、郁金、香附、茯苓、苏梗、神曲。又，诸恙未减，腹但痛不坠。逍遥散去白术、甘草，加郁金、香附、神曲。（《临证指南医案·调经》）

方证解释：本案症见经水来迟，腹痛坠，脘闷减食。脉涩。此肝气郁滞，木乘脾土。方用柴胡、黄芩，为简化小柴胡汤以和解少阳、清疏肝胆；用炒白芍、郁金、香附、茯苓、苏梗、神曲，合柴胡，为变通逍遥散法以调和肝脾。其中香附、郁金，有越鞠丸意，可行气散郁。二诊继用逍遥散去甘壅的白术、甘草，加郁金、香附、神曲，疏肝调脾。

变制新法

叶桂根据小柴胡汤的组方特点，参照鳖甲煎丸用药，遵其法而变其制，订立四法，用于治疗类似小柴胡汤证而不能直接用小柴胡汤的病证。

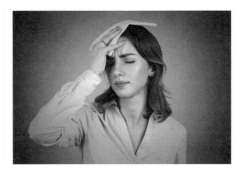

1. 变制青蒿鳖甲汤法滋阴搜络透热

（1）用于治疗潮热

翁，脉左弦，暮热早凉，汗解渴饮。治在少阳。青蒿、桑叶、丹皮、花粉、鳖甲、知母。（《临证指南医案·疟》）

方证解释：本案症见暮热早凉，汗解渴饮。脉左弦。此热郁少阳。方用小柴胡汤变制方青蒿鳖甲汤法，以青蒿、桑叶代替柴胡清透少阳；以知母、丹皮代替黄芩清泄邪热；以天花

上篇

粉、鳖甲代替人参、甘草、大枣，滋阴搜络。

吴瑭采辑此案，制定出《温病条辨·中焦篇》湿温第83条中焦青蒿鳖甲汤方证。

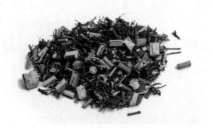

某女，交夏潮热，口渴，肌肤甲错，此属骨蒸潮热。生鳖甲、银柴胡、青蒿、黄芩、丹皮、知母。(《临证指南医案·虚劳》)

方证解释：本案症见交夏潮热，口渴，肌肤甲错。此阴分伏热。方用小柴胡汤变制方青蒿鳖甲汤法，以青蒿代柴胡，合黄芩和解少阳，清透伏热；以丹皮、知母、生鳖甲代替姜、夏、参、草、枣，滋阴清热凉血，搜剔络中邪热。另加银柴胡助青蒿透达虚热。

（2）用于治疗温病热入阴分夜热早凉

王十八，夜热早凉，热退无汗，其热从阴而来，故能食，形瘦，脉数左盛，两月不解，治在血分。生鳖甲、青蒿、细生地、知母、丹皮、竹叶。(《临证指南医案·温热》)

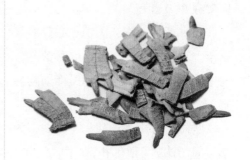

方证解释：本案拟在"麻黄附子细辛汤"一节中介绍，此从略。

吴瑭采辑此案，制定出《温病条辨·下焦篇》第12条下焦青蒿鳖甲汤方证。

（3）用于治疗瘅热

左脉弦，瘅热，知饥，色黄。青蒿、知母、丹皮、白芍、银柴胡、鳖甲。(《未刻本叶天士医案》)

方证解释：瘅热，指但热不寒；知饥，指胃能知饥；色黄，指面色黄。方用小柴胡汤变制方青蒿鳖甲汤法，以青蒿代柴胡，知母、丹皮代黄芩，和解少阳、清透气血郁热；以鳖甲、白芍代替参、草、枣滋阴柔肝、搜剔络中伏热；另加银柴胡助青蒿透热外达。

原属三疟，今转瘅热，阴弱邪郁耳。鳖甲、当归、细黄芩、青蒿、知母、制首乌。(《未刻本叶天士医案》)

方证解释：本案初为三疟，继转但热不寒。此"阴气孤绝，阳气独发"，阴弱邪郁而发热。方用小柴胡汤变制

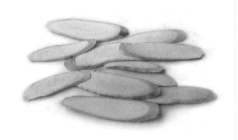

方青蒿鳖甲汤法，以青蒿代柴胡，合黄芩和解少阳，清透邪热；用知母、鳖甲、当归、制首乌代姜、夏、参、草、枣，滋阴养血、搜剔络中瘀滞。其中首乌为仿何人饮法，可治虚疟。

（4）用于治疗温病风温

风温不解，早凉晚热，舌绛口渴，热邪未清，阴液衰也；胃汁耗则不知饥。宜生津和阳以苏胃。淡黄芩、乌梅、青蒿、生白芍、橘红、鳖甲。（《眉寿堂方案选存·春温》）

方证解释：本案风温不解，症见早凉晚热，口渴，不知饥。舌绛。此热邪未清，胃汁阴液耗伤。方用小柴胡汤变制方青蒿鳖甲汤法，以青蒿代柴胡，合黄芩和解少阳，清透邪热；以橘红代姜、夏和降

胃气；以鳖甲、生白芍、乌梅代替参、草、枣，滋阴生津，搜剔络中伏热；其中白芍、乌梅可滋肝和阳以防肝阳动风。

（5）用于治疗月经先期而疟邪窒在血分

经先期三日，热多寒少，脉左弦大。血分偏热，治厥阴疟邪窒在血。生鳖甲、冬桑叶、青蒿梗、炒桃仁、炒丹皮、川贝母。（《眉寿堂方案选存·疟疾》）

方证解释：本案月经先期三日，热多寒少，脉左弦大。从"厥阴疟邪窒在血"分析，此疟邪深入厥阴，适逢月经来潮，为类热入血室证。叶氏从血分郁热，邪窒在血论病机。方用小柴胡汤变制方青蒿鳖甲汤法，以青蒿梗代柴胡透邪外出；以炒丹皮代黄芩清血分郁热；以冬桑叶、川贝母代姜、夏清肺祛痰透热；以生鳖甲

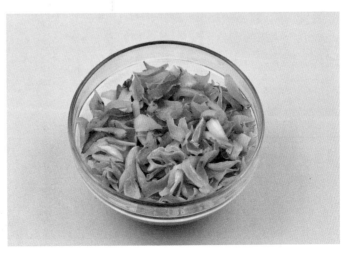

上篇

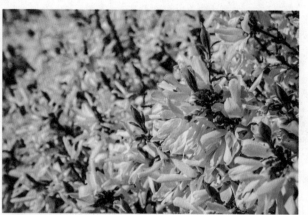

代参、草、枣滋阴通络，搜剔络中之邪；另用炒桃仁合丹皮活血通经。

2. 变制蒿芩杏仁滑石汤和解分消三焦湿热

某，风温阳疟。杏仁、滑石、连翘、黄芩、青蒿、淡竹叶。（《临证指南医案·疟》）

方证解释：本案未述脉症，从"风温阳疟"与用方分析，其症既有风温邪郁气分少阳，发热恶寒如疟的表现，又有舌红苔腻，胸脘痞闷等湿热蕴郁三焦的表现。此病或为风温夹湿，或为湿热疟。方用青蒿代柴胡，合黄芩和解少阳，透热外出；去姜、夏、参、草、枣之辛温甘补，加杏仁、连翘宣肺轻清以化上焦之湿，加滑石、淡竹叶，清渗利湿以

使湿热从小便而去。上下分消，以祛三焦湿热。

3. 变制蒿芩丹知汤法和解少阳以透热外达

左脉弦数。青蒿、半夏曲、黄芩、丹皮、知母、川贝。（《未刻本叶天士医案》）

方证解释：脉弦数，为小柴胡汤证。从用药分析，邪已入阴分，血中郁热不解。方用青蒿代替柴胡，合黄芩清透邪热，使热从阴分外出；用丹皮、知母代替参、草、姜、枣，滋阴凉血清热；用川贝母，合半夏曲祛痰开结。

脉象平和，热退头晕，宜调肝胃。青蒿梗、丹皮、知母、半夏曲、橘红、茯苓。（《未刻本叶天士医案》）

方证解释：本案外感发热已退，脉象平和，仅头眩晕。此小柴胡汤证

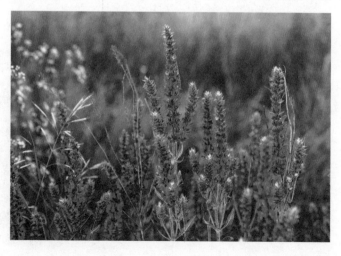

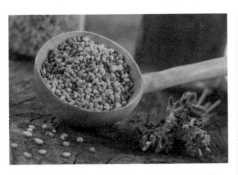

尚在,而胃气不和。方用青蒿代柴胡,清透余热;用知母、丹皮代黄芩,清解阴分伏热;去甘补的参、草、枣,辛热的生姜,仿二陈汤法,用半夏曲,加橘红、茯苓和胃通阳。

张,产后十三朝,舌黄边赤,口渴,脘中紧闷,不食不饥,不大便。此阴分已虚,热入营中,状如疟症,大忌表散清克,议滋清营热,救其津液为要。细生地、天冬、生鳖甲、丹皮、丹参、茯神。

又,产后血络空虚,暑邪客气深入,疟乃间日而发,呕恶、胸满、口渴,皆暑热烁胃津液也,此虚人夹杂时气,只宜和解,不可发汗腻补。青蒿梗、淡黄芩、丹皮、郁金、花粉、川贝、杏仁、橘红。又,脉缓热止,病减之象,但舌色未净,大便未

通,产后大虚,不敢推荡。勿进荤腻,恐滞蒸化热,蔬粥养胃,以滋清润燥,便通再议补虚。生首乌、麻仁、麦冬、蜜水炒知母、苏子、花粉。(《临证指南医案·产后》)

方证解释:本案为新产后患疟。一诊症见口渴,脘中紧闷,不食不饥,不大便,舌黄边赤。叶氏从阴分已虚,热入营中论病机。方用凉血滋阴、散血透络法。二诊疟热间日而发,呕恶、胸满、口渴,叶氏辨为产后血络空虚,暑邪客气深入,暑热铄伤胃津证。方用小柴胡汤变制方,以青蒿梗、淡黄芩代替柴胡、黄芩和解清透暑热;用丹皮、天花粉,代替参、草、枣凉血散血、滋阴清热;用川贝、杏仁、橘红、郁金代替半夏、生姜宣肺化湿开

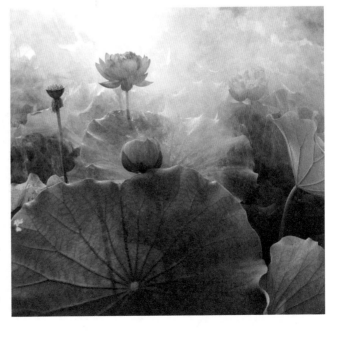

结。三诊脉缓热止，病减，但舌色未净，大便未通。因产后大虚，不得用苦寒攻下法，故用变通何人饮法，滋清润燥，降肺润肠，兼治虚疟。

4. 变制荷叶草果汤治疗子母疟

疟后，日轻日重相间，此名子母疟。呕恶，邪在少阳居多，体虚难用小柴胡，仿其意为之。鲜荷叶边、法半夏、橘红、草果仁、茯苓块、生姜。（《三家医案合刻·叶天士医案》）

方证解释：本案疟后，日轻日重相间，症见呕恶。此邪在少阳，但体虚难用小柴胡汤，故用其变制方荷叶草果汤法，以鲜荷叶边代替柴胡清芳宣透少阳，达邪外出；去黄芩之苦寒，参、草、枣之甘壅；仍用半夏、生姜和胃止呕；另仿达原饮法，用半夏、生姜加橘红、草果仁、茯苓辛芳燥湿、淡渗湿浊。

类方应用

1. 柴胡桂枝干姜汤

柴胡桂枝干姜汤出自《伤寒论》第147条，组成为：柴胡半斤，桂枝三两（去皮），干姜二两，栝楼根四两，黄芩三两，牡蛎二两（熬），甘草二两（炙）。右七味，以水一斗二升，煮取六升，去滓，再煎取三升。温服一升，日三服。初服微烦，复服汗出便愈。仲景原条文谓："伤寒五六日，已发汗而复下之，胸胁满微结，小便不利，渴而不呕，但头汗出，往来寒热，心烦者，此为未解也，柴胡桂枝干姜汤主之。"

叶桂以此方治疗阴疟，如下案。

阴疟足太阴经，先进柴胡姜桂汤。柴胡、黄芩、栝蒌根、甘草、桂枝、干姜、生牡蛎。（《眉寿堂方案选存·疟疾》）

方证解释：本案未述脉症，从"阴疟足太阴经"分析，其症应有恶寒发热，寒起四末，寒多热微等。此案是叶氏根据《金匮要略·疟病脉证并治》附方《外台秘要》柴胡桂姜汤"治疟寒多，微有热，或但寒不热"的用法使用的。方用柴胡

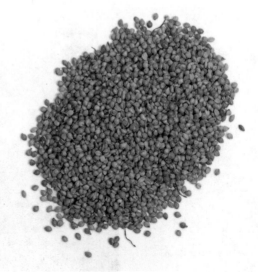

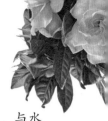

桂枝干姜汤原方而未作加减。

2. 谷芽枳实小柴胡汤

谷芽枳实小柴胡汤载于明·徐春甫《古今医统大全·卷之十八·疸证门》，组成为：谷芽、枳实、厚朴各一钱，山栀、大黄、柴胡、黄芩各六分，陈皮、半夏、人参、炙甘草各五分。上水二盏，姜三片、枣一枚，煎八分，不拘时服。"治谷疸食已即饥而头眩，心中郁怫不安，饥饱所致蒸疸而黄。"

叶氏称此方为"无择谷芽枳实小柴胡汤"，但该方是否由宋·陈言（无择）制定，尚待考证。叶氏常用此方治疗发黄，如下案。

郑三十四，雨淋卫阳受伤，热水洗澡，迫其冷湿深入，水谷之气与冷热互蒸，肌肉发黄。陈无择曰：谷瘅能食不饥。舌有黄苔，一年之久，寒湿已酿湿热。凡湿伤必太阴脾，热必在阳明胃。不分经络乱治，乃不读书医工。人参、川黄连、生谷芽、熟半夏、枳实、嫩柴胡、淡黄芩、陈皮白，姜汁泛丸。（《叶天士先生方案真本》）

雨淋冲阳受

伤，热水洗浴，迫其冷湿深入，与水谷之气互蒸，而肌肉发黄。陈无择云：谷疸，能食不饥，舌有黄苔，一年之久，寒湿酿成湿热。凡湿在太阴脾，热在阳明胃，不分经络治不可。生谷芽、半夏、广皮白、柴胡、黄芩、川连、人参、枳实、姜汁。（《三家医案合刻·叶天士医案》）

方证解释：以上两案出处不同，但脉症用方相同，应该是同一则医案。此案肌肉发黄，能食而不知饥，舌苔黄，一年未愈。此湿热郁结脾胃，蕴郁肝胆而发黄。方用谷芽枳实小柴胡汤法加减。其中柴胡、黄芩、半夏、姜汁、人参，为小柴胡汤去草、枣法以调和胆胃；广皮白、川连、枳实、生谷芽合柴胡、黄芩、半夏、人参，为谷芽枳实小柴胡汤法以两调肝胆脾胃，并苦辛开泄湿热。

痛胀得吐而安，随发寒热，口苦

目黄,皆湿热内扰,胃口不清。《灵枢》谓中气不足,溲便为变矣。柴胡、花粉、谷芽、生姜、黄芩、半夏、枳实、大枣。(《眉寿堂方案选存·暑》)

方证解释:本案症见痛胀得吐而安,随发寒热,口苦目黄等,是典型的小柴胡汤证,因有目黄,故用陈无择谷芽枳实小柴胡汤化裁。方中柴胡、黄芩、半夏、生姜、大枣,为小柴胡去甘草法以和解少阳、调和胆胃;口渴,加天花粉;加谷芽、枳实,为谷芽枳实小柴胡汤法,调和胆胃,苦辛开泄湿热以退黄疸。

另外,叶氏用谷芽枳实小柴胡汤的医案还有上述"用于治疗痢疾"中介绍的《临证指南医案·痢》石案,"合金铃子散治疗脘痛目黄"中介绍的《临证指南医案·疸》刘三九案,"合异功散与丹栀逍遥散法治疗肝气犯胃的胃痛"中介绍的《临证指南医案·木乘土》芮案,可互参。

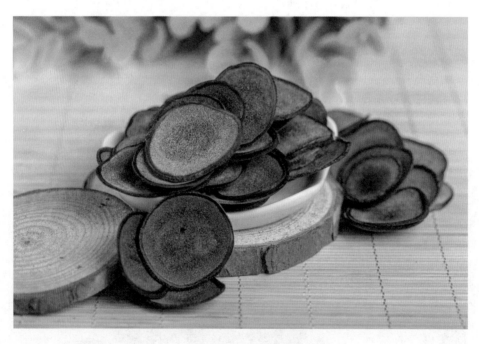

116

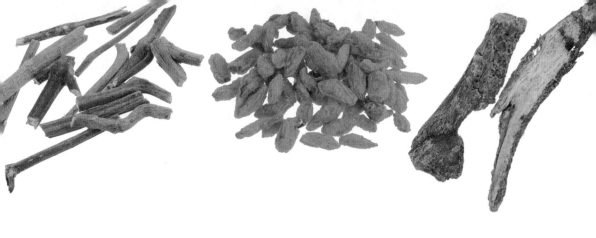

中篇

小青龙汤

小青龙汤出自《伤寒论》第40条，组成为：麻黄（去节）、芍药、细辛、干姜、甘草（炙）、桂枝各三两（去皮），五味子半升，半夏半升（洗）。右八味，以水一斗，先煮麻黄，减二升，去上沫，内诸药，煮取三升，去滓。温服一升。若渴，去半夏，加瓜蒌根三两；若微利，去麻黄，加荛花，如一鸡子，熬令赤色；若噎者，去麻黄，加附子一枚，炮；若小便不利、少腹满者，去麻黄，加茯苓四两；若喘，去麻黄，加杏仁半升，去皮尖。

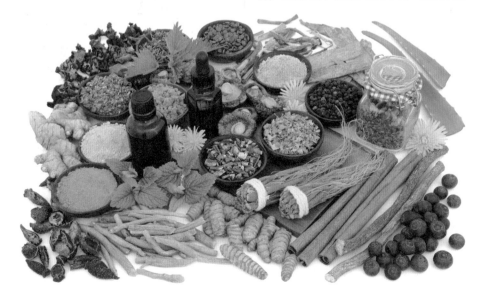

中篇

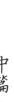

仲景原条文谓："伤寒表不解，心下有水气，干呕，发热而咳，或渴，或利，或噎，或小便不利、少腹满，或喘者，小青龙汤主之。"小青龙汤还见于《伤寒论》第41条："伤寒，心下有水气，咳而微喘，发热不渴。服汤已渴者，此寒去欲解也，小青龙汤主之。"《金匮要略·痰饮咳嗽病脉证并治》第35条："咳逆倚息不得卧，小青龙汤主之。"第23条："病溢饮者，当发其汗，大青龙汤主之，小青龙汤亦主之。"《金匮要略·妇人杂病脉证并治》第7条："妇人吐涎沫，医反下之，心下即痞，当先治其吐涎沫，小青龙汤主之；涎沫止，乃治痞，泻心汤主之。"

本方用麻黄、桂枝发散风寒；干姜、细辛、半夏、五味子，合桂枝温化痰饮；芍药收敛肺气，并反佐麻、桂、姜、辛温燥发散之性，甘草调和诸药，兼护胃气。其中五味子，《神农本草经》谓其主"咳逆上气"。此药有直接止咳祛痰的作用，后世解释

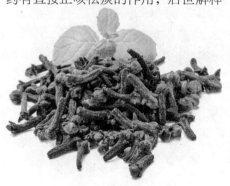

小青龙汤用五味子重在收敛肺气，这有悖于仲景原意。

小青龙汤证：伤寒表不解，心下有水气，干呕，发热而咳者；或咳逆倚息不得卧者；或咳吐涎沫，心下痞者；或病溢饮者。

叶天士奇方妙治

加减变化

1. 用于治疗哮喘

王，受寒哮喘，痰阻气，不能着枕。川桂枝一钱、茯苓三钱、淡干姜一钱、一钱（同姜捣）、杏仁一钱半、

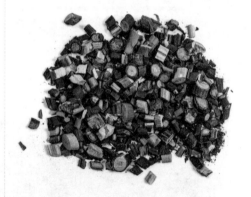

炙草四分、白芍一钱、制麻黄五分。(《临证指南医案哮》)

方证解释：本案哮喘，痰阻，不能着枕。此感寒引发哮喘。方用小青龙汤加减，散寒宣肺、化饮平喘。不呕，故去半夏；非久寒，故去细辛；另仿麻黄汤法加杏仁开宣肺气；仿五苓散

118

法加茯苓，合桂枝以通利太阳膀胱。

卜十九，哮喘，当暴凉而发，诊脉左大右平。此新邪引动宿邪。议逐伏邪饮气。小青龙法。（《临证指南医案·哮》）

方证解释：本案素有哮喘，因暴感寒凉而诱发。方用小青龙汤化裁以散寒化饮，宣肺平喘。

计，不卧呛喘，泛起白沫，都是肾病。议通太阳膀胱。茯苓、川桂枝、淡干姜、五味子、白芍、炙草。（《临证指南医案·痰饮》）

方证解释：本案不卧呛喘，泛起白沫。此为寒饮。方用小青龙汤去麻、辛、夏，加茯苓，通利太阳膀胱而温化饮邪。其苓、桂、甘、姜寓苓桂术甘汤法可平冲化饮。

某，气逆咳呛喘促。小青龙去桂枝、芍、草，加杏仁、人参。（《临证指南医案·喘》）

方证解释：本案症见气逆咳呛喘促。此寒饮喘咳，但肺气郁闭较重而

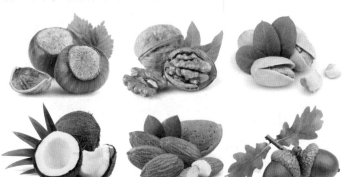

内饮较轻。方用小青龙汤法，去芍药、甘草收敛，加杏仁代替桂枝开宣肺气。另加人参，合半夏通补胃气。从用人参看，其症可能兼有呕吐、心下痞等胃气虚损的大半夏汤证。

潘三八，远客路途风寒外受，热气内蒸，痰饮目聚于脏之外，络脉之中。凡遇风冷，或曝烈日，或劳碌形体，心事不宁，扰动络中宿饮，饮泛气逆，咳嗽，气塞喉底胸膈，不思食物，着枕呛吐稠痰，气降自愈，病名哮喘伏饮。治之得宜，除根不速，到老年岁，仍受其累耳。小青龙汤去细辛。（《临证指南医案·痰饮》）

方证解释：本案症见咳嗽，气塞喉底胸膈，不思食物，着枕呛吐稠痰。叶氏诊为哮喘伏饮，方用小青龙汤去细辛温肺散寒化饮。

下焦阴阳素虚，雪地奔走，寒从口鼻而入，肺受邪则上逆而喘，阳受伤则絷絷汗出。由中邪入，表散无益；宣其肺逆，喘缓可救。桂枝、干姜、杏仁、白芍、五味、茯苓。（《眉寿堂方案选存·寒病》）

方证解释：本案因在雪地奔走，寒从口鼻而入，肺受寒邪

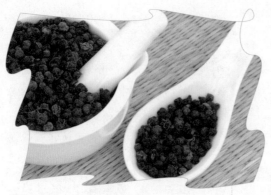

温病学家叶天士
奇方妙治

而上逆作喘，卫阳受伤而染浆汗出。方用桂枝、干姜、白芍、五味子为化简小青龙汤法以温肺散寒化饮，因有汗故去麻黄。另加杏仁宣肺平喘；加茯苓合桂枝温化饮邪，兼通太阳。

江通州四十四岁，痰饮哮喘，遇寒劳怒即发。小青龙去麻黄。（《叶天士先生方案真本》）

方证解释：本案痰饮哮喘，遇寒、遇劳、遇怒即发。此寒饮哮喘。方用小青龙去麻黄温肺化饮。

2. 用于治疗咳嗽

赵，支饮，胁痛咳逆。小青龙去麻、辛。（《临证指南医案·痰饮》）

方证解释：本案为支饮，症见胸痛、咳逆，方用小青龙汤去辛温发散的麻黄、细辛，以温肺化饮。

周，向有耳聋鸣响，是水亏木火蒙窍。冬阳不潜，

亦属下元之虚。但今咳声，喉下有痰音，胁痛，卧着气冲，乃冲阳升而痰饮泛。脉浮。当此骤冷，恐有外寒引动内饮，议开太阳以肃上。云茯苓、粗桂枝、干姜、五味（同姜打）、白芍、炙草。当午时服。（《临证指南医案·痰饮》）

方证解释：本案症见咳嗽，喉下有痰音，胁痛，卧着气冲。脉浮。此外寒引动内饮。方用桂枝、干姜、五味子、白芍、炙草，为减味小青龙汤法以温化痰饮，发散寒邪；另加茯苓，合桂枝，温化饮邪，兼开太阳。

李，肠红久病，不必攻治。今者气冲喘嗽，脘胁痞阻，是饮浊上僭，最宜究悉。川桂枝七分、茯苓三钱、干姜一钱、五味子（同姜合捣）一钱、杏仁一钱半、白芍一钱、炙草五分、生左牡蛎三钱。（《临证指南医案·痰饮》）

方证解释：本案症见气冲喘

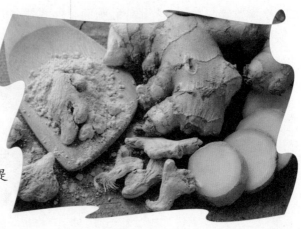

嗽，脘胁痞阻等。此饮浊上犯，肺气不降。方用桂枝、干姜、五味子、白芍、炙草，为减味小青龙汤以温化痰饮；加杏仁，宣肺平喘；加茯苓合桂枝，温化饮浊，兼开太阳；另加牡蛎平冲逆之气。

嗽逆不得卧，短气脉涩。杏仁、粗桂枝、半夏、生白芍、茯苓、淡干姜、炙草、五味子。（《未刻本叶天士医案》）

方证解释：本案症见嗽逆不得卧，短气。脉涩。此寒饮上逆。方用小青龙汤去麻黄、细辛，加杏仁、茯苓以温化寒饮。

王公美，脉沉而咳，不能着枕而卧，此老年下元虚，气不摄纳，浊气痰饮，皆为阴象，乘暮夜阴时痉发，发散清润，皆非，当以小青龙法，开太阳经撤饮下趋。小青龙去麻、辛、草。（《叶氏医案存真·卷二》）

方证解释：本案脉沉而咳，不能着枕而卧。此痰饮浊气上逆。方用小青龙去麻、辛、草，开太阳以撤饮邪。

3. 用于治疗痰饮

脉小右弦，呼吸不利，喉中有声，入夜神迷昏倦，少腹微胀，二便不爽，自言筋骨如针刺，身重难以转侧，右环跳筋纵，不能伸屈，此皆暴寒内入，周行上下，阳气痹塞，且频年交冬痰嗽，天暖自安。老年肾真衰乏，少藏

纳之司，水液化痰上泛，寒中少阴，则太阳膀胱之气，无以上承而流通，宣化开合失度，枢机悉阻，浊气升，痰饮逆，最忌喘急神昏，若用发散坠降，恐致伤阳劫阴。议进仲景小青龙法，乃太阳表中之里，通营卫，不耗其阳；开痰饮，不泄其气，仍有收肺逆、通膀胱之义。小青龙汤。（《三家医案合刻·叶天士医案》）

方证解释：本案症见呼吸不利，喉中有声，入夜神迷昏倦，少腹微胀，二便不爽，自述筋骨如针刺，身重难以转侧，右环跳筋纵，不能伸屈。脉小右弦。结合病史，辨为寒邪内入，痰饮上逆证。方用小青龙汤开太阳，化痰饮。

脉弦饮也，饮阻则阳郁，是以背痛形凛，宜以温药和之。杏仁、桂枝、白芍、干姜、茯苓、半夏、炙草、北五味。（《未刻本叶天士医案》）

方证解释：本案背痛形凛，脉弦，是典型的寒饮证，方用小青龙汤去辛散的麻黄、细辛，加杏仁、茯苓以温化寒饮，宣肺通阳。

4. 用于治疗浮肿

某，太阳经气不开，小水不利，下肢肿浮渐上，着枕气塞欲坐，浊饮上干，竟有坐卧不安之象。医者但以肺病刻治，于理未合，急用小青龙法，使膀胱之气无阻碍，浊饮

121

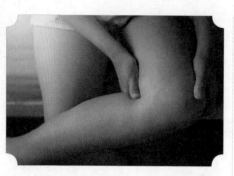

痰气自无逆冲之患矣。桂枝、杏仁、干姜、五味、半夏、茯苓。(《临证指南医案·痰饮》)

方证解释：本案症见小便不利，下肢浮肿，逐渐向上蔓延，着枕气塞欲坐，甚至坐卧不安。此太阳经气不开，浊饮上逆。方用桂枝、干姜、五味、半夏，为小青龙汤去麻、辛、芍法，另加杏仁、茯苓，以开太阳经气，兼温化浊饮。

程，今年长夏久热，热胜阳气外泄，水谷运迟，湿自内起，渐渐浮肿，从下及上，至于喘咳不能卧息，都是浊水凝痰，阻遏肺气下降之司，但小溲不利，太阳气亦不通调。此虽阳虚

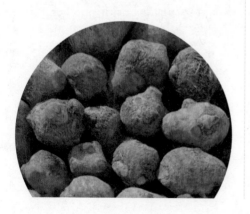

症，若肾气汤中萸、地之酸腻，力难下行矣。茯苓、桂枝木、杏仁、生白芍、干姜、五味、生牡蛎、泽泻。(《临证指南医案·肿胀》)

方证解释：本案症见小溲不利，渐渐浮肿，从下及上，以致喘咳不能卧息。辨为太阳气不通调，浊水凝痰阻遏肺气之证。方用桂枝木、干姜、五味子、生白芍、杏仁、茯苓，为小青龙汤去麻、辛、夏、甘加杏仁茯苓法，以开太阳、利水气；因下肢水肿，故用生牡蛎、泽泻，为简化牡蛎泽泻汤法以逐湿利水。

5. 用于治疗妇人经闭或胎前或产后兼发咳喘

嗽急心腹坚胀，入夜气冲欲坐，下部已冷；久有瘕聚，问月事不来三年。此浊气饮壅塞，以致血脉不通，为络脉之胀。桂枝、淡姜、五味子、茯苓、白术、北细辛。(《眉寿堂方案选存·女科》)

方证解释：本案闭经三年，腹中久有瘕聚，并见嗽急心腹坚胀，入夜气冲欲坐，下部已冷等。此浊饮壅塞，血脉不通。方用桂枝、淡干姜、五味子、北细辛，为小青龙汤去麻、夏、芍、甘法以开太阳、利水气；另加茯苓、白术合桂枝为苓桂术甘汤法以温化浊饮。

脉沉，怀妊八月，久咳背冷，冲

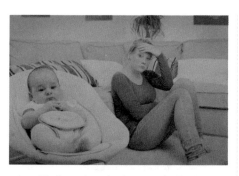

逆不得卧。此因抑郁，阳失转旋，浊凝饮结，当治饮不治咳。桂枝、淡姜、白芍、茯苓、五味。（《眉寿堂方案选存·女科》）

方证解释：本案妊娠八个月，而见久咳背冷，冲逆不得卧。脉沉。此情志抑郁，阳失转旋，浊凝饮结。方用桂枝、淡干姜、白芍、五味子、茯苓，为小青龙汤去麻、辛、夏、甘加茯苓法，以开太阳，温化浊饮。

半产后，失血咳逆不得卧。小青龙法。（《眉寿堂方案选存·女科》）

方证解释：此案为半产后，症见出血，咳逆不得卧。先用小青龙汤法开太阳，温化水饮以治咳逆。

陆，背寒，夜卧气冲欲坐，乃下元虚乏，厥浊饮邪，皆令上泛，胎前仅仅支撑，产后变症蜂起。奈何庸庸者流，泄肺冀其嗽缓，宜乎药增病势矣。桂枝、茯苓、炙草、五味、淡干姜。（《临证指南医案·产后》）

方证解释：本案为产后，症见背寒，夜卧气冲欲坐。据背寒辨为饮证，据夜卧气冲欲坐辨为小青龙汤证。方用桂枝、淡干姜、五味子、炙草、茯苓，为小青龙汤去麻、辛、夏、芍加茯苓法，开太阳以温化痰饮。

许，实喘属肺，虚喘属肾。产后下虚最多，痰饮易于上泛，喘嗽食减。有浮肿胀满，不得卧之忧，不可小视。茯苓、生白芍、干姜、五味。（《临证指南医案·产后》）

方证解释：本案为产后，症见喘嗽食减，浮肿胀满，不得卧。方用干姜、五味子、生白芍、茯苓，为简化小青龙汤加茯苓法以化饮利水。

6. 用于治疗湿热赤疮兼喘

向来下部赤疬，湿热下注，本乎质薄肾虚，秋冬微感外邪，肺气失降，气隧为壅。水谷气蒸变湿，气阻横渍。经脉膀胱气痹，小溲不爽，不司分别清浊，湿坠大肠便稀。痹塞自下，壅逆及上，喘息气冲，坐不得卧，俯不喜仰，甚于夜者，湿与水皆阴邪，暮夜阴用事也。夫膀胱为肾腑，宜开则水通浊泄，初因外感，太阳先受，治

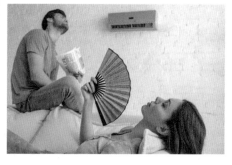

不得其要领。孟子谓，水搏激过，颡在人身，逆而犯上射肺，则肺痹喘息矣。仲圣凡治外邪致动水寒上逆，必用小青龙汤为主。方与《内经》肿胀开鬼门取汗、洁净腑利水相符。宗是议治。麻黄八分、桂枝一钱（去皮）、白芍一钱、杏仁十五粒（去皮尖）、茯苓三钱、甘草三分（炙）、淡干姜一钱（同五味子一钱捣罨一夜）。上午服。（《叶氏医案存真·卷二》）

方证解释：本案素患下部赤疹，秋冬微感外邪后出现小溲不爽，大便稀，喘息气冲，坐不得卧，俯不喜仰，夜甚等。叶氏从喘息气冲，坐不得卧辨为外邪引动水饮的小青龙汤证。方用麻黄、桂枝、白芍、炙甘草、淡干姜、五味子、杏仁、茯苓，为小青龙汤去细辛加杏仁、茯苓法，发散风寒，温化痰饮，又开太阳，利水气。

7. 用于治疗温病

徐氏，痰饮上吐，喘不得卧，乃温邪阻蔽肺气，气不下降，壅滞不能着右。议用宣通开气分方法。小青龙去细辛、麻黄，加苡仁、白糖炒石膏。（《临证指南医案·痰饮》）

方证解释：本案为温病，症见吐痰涩，喘不得卧，或不能右侧着床。此温邪阻蔽肺气，气不下降。议宣通开泄气分法，仿小青龙加石膏汤化裁，以小青龙去麻黄、细辛，加苡仁、白

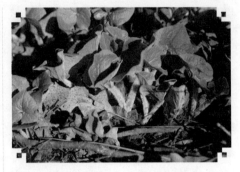

糖炒石膏开宣肺气，清泄肺热。

沈妪，冬温，阳不潜伏，伏饮上泛。仲景云：脉沉属饮，面色鲜明为饮。饮家咳甚，当治其饮，不当治咳。缘高年下焦根蒂已虚，因温暖气泄，不主收藏，饮邪上扰乘肺，肺气不降，一身之气交阻，熏灼不休，络血上沸。《经》云：不得卧，卧则喘甚痹塞，乃肺气之逆乱也。若以见病图病，昧于色诊候气，必致由咳变幻，腹肿胀满，渐不可挽，明眼医者，勿得忽为泛泛可也。兹就管见，略述大意。议开太阳，以使饮浊下趋，仍无碍于冬温，从仲景小青龙、越婢合法。杏仁、茯苓、苡仁、炒半夏、桂枝木、石膏、白芍、炙草。（《临证指南医案·痰饮》）

方证解释：本案为冬温，症见咳

嗽，咯血，喘不得卧，卧则喘甚痹塞，面色鲜明。脉沉。此温邪夹饮壅闭肺气。方用桂枝、炒半夏、白芍、炙草、杏仁、茯苓，为小青龙汤去麻黄、细辛、干姜加杏仁、茯苓法以开太阳，化饮浊；用石膏合桂枝、甘草，为变通越婢汤法以宣泄饮热，辛寒清解温邪；用苡仁合桂枝、杏仁、甘草，为变通麻杏苡甘汤法以宣肺止咳。

另外，叶氏用小青龙汤法治疗温病的医案还有下述"合越婢汤"中介绍的《临证指南医案·产后》程案，可互参。

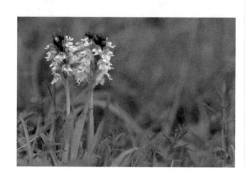

🔔 合方化裁

1. 合越婢汤治疗喘肿

某，形盛面亮，脉沉弦，此属痰饮内聚，暮夜属阴，喘不得卧。仲景谓：饮家而咳，当治其饮，不当治咳。今胸满腹胀，小水不利，当开太阳以导饮逆。小青龙去麻、辛合越婢。桂枝、半夏、干姜、五味、杏仁、石膏、茯苓、白芍。（《临证指南医案·痰饮》）

方证解释：本案症见形盛面亮，喘不得卧，胸满腹胀，小便不利。脉沉弦。从喘不得卧，辨为小青龙汤证；从形盛面亮、小便不利辨为越婢汤证。方用桂枝、半夏、干姜、五味子、白芍、杏仁、茯苓，为小青龙汤去麻黄、细辛、甘草加杏仁、茯苓法，以开太阳、化水饮；用石膏合桂枝，为变通越婢汤法，以宣泄水气郁热。

程，脉沉，喘咳浮肿，鼻窍黑，唇舌赤，渴饮则胀急，大便解而不爽，此秋风燥化，上伤肺气，气壅不降。水谷汤饮之湿，痹阻经隧，最多坐不得卧之虑。法宜开通太阳之里，用仲景越婢、小青龙合方。若畏产后久虚，以补温暖，斯客气散漫，三焦皆累，闭塞告危矣。桂枝木、杏仁、生白芍、石膏、茯苓、炙草、干姜、五味。（《临证指南医案·产后》）

方证解释：本案为秋燥，症见喘咳浮肿，坐不得卧，鼻窍黑，渴饮则胀急，大便解而不爽。唇舌赤，脉沉。从喘咳浮肿，坐不得卧辨为小青龙汤证；从鼻窍黑，唇舌赤，渴饮等辨为越婢汤证。方用桂枝木、干姜、五味子、生白芍、炙草、杏仁、茯苓，为小青龙汤去麻黄、细辛、半夏加杏仁、茯苓汤法以开通太阳之里；用石膏合桂枝，为变通越婢汤法以宣泄水饮郁热。

另外，用小青龙汤合越婢汤的医

案还有上述"用于治疗温病"中介绍的《临证指南医案·痰饮》沈妪案，可互参。

2. 合麻杏苡甘汤治疗寒邪引动伏饮的咳嗽

某六一，高年卫阳式微，寒邪外侵，引动饮邪，上逆咳嗽，形寒。仲景云：治饮不治咳，当以温药通和之。杏仁三钱、粗桂枝一钱、淡干姜一钱半、茯苓三钱、苡仁三钱、炙草四分。（《临证指南医案·痰饮》）

方证解释：本案外寒引动宿饮，症见上逆咳嗽，形寒等。方用小青龙汤合麻杏苡甘汤化裁，其中粗桂枝、淡干姜、炙草、茯苓，为变通小青龙汤以温化痰饮，散寒外出；用杏仁、苡仁、茯苓、甘草，为变通麻杏苡甘汤以宣肺止咳。

3. 合肾气丸治疗肾不纳气的喘咳

顾，饮邪泛溢，喘嗽，督损头垂，身动喘甚，食则脘中痞闷，卧则喘咳不得息。肺主出气，肾主纳气，二脏失司，出纳失职。议用早进肾气丸三钱，以纳少阴，晚用小青龙法，涤饮以通太阳经腑。此皆圣人内饮治法，与乱投腻补有间矣。小青龙去麻、辛、甘、芍，加茯苓、杏仁、大枣。（《临证指南医案·痰饮》）

方证解释：本案症见喘嗽，督损头垂，身动喘甚，食则脘中痞闷，卧则喘咳不得息。此肾阳虚损，寒饮泛逆。治法早用肾气丸温肾纳气，晚用小青龙汤法开肺逐饮。晚用汤药方以小青龙汤去麻黄、细辛以防耗散肾气，并去甘缓阴敛的芍药、甘草，加杏仁以开肺气，加茯苓以通阳利膀胱，加大枣以安中。

李三八，哮喘久发，小溲频利，此肾虚气不收纳，痰饮从气而上。初病本属外邪，然数年混处，邪附脏腑之外廓，散逐焉得中病？宿哮不发时，用肾气丸三钱。喘哮坐不得卧，议用开太阳之里。小青龙汤去麻、辛。（《种福堂公选医案》）

方证解释：本案症见哮喘久发，小溲频利，喘哮坐不得卧等。从久喘、小便频辨为肾虚不纳的肾气丸证；从

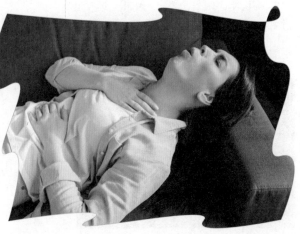

喘哮坐不得卧辨为痰饮上逆的小青龙汤证。方用肾气丸补肾纳气，用小青龙汤去麻、辛开太阳而化痰饮。

脉右弦左濡，秋凉宿饮，上泛咳呛，入夜着枕欲寐，气冲胃脘，心悸震动，必欲起坐。仲景论脉篇，弦为饮，背寒为饮，当治饮，不当治咳。饮属阴邪，乘暮夜窃发，《金匮》法中，每以通阳涤饮，与世俗仅以肺药疏降迥异，用小青龙减麻、辛法。桂枝、五味子、干姜、茯苓、白芍、炙草、半夏。丸方：八味去附，加沉香。（《三家医案合刻·叶天士医案》）

方证解释：本案秋凉宿饮，上泛咳呛，入夜着枕欲寐，气冲胃脘，心悸震动，必欲起坐。脉右弦左濡。此肾虚不纳，痰饮上逆。汤药方用小青龙汤减麻黄、细辛加茯苓开太阳而温化痰饮；丸药方用八味丸去附子加沉香以温肾纳气。

4. 合《外台》茯苓饮治疗支饮

曹四七，中年阳气日薄。痰饮皆属阴浊，上干清道，为冲逆咳嗽。仲景治法，外饮治脾，内饮治肾，分晰甚明。昔年曾用桂、苓、泽、术得效，是治支饮治法。数年真气更衰，古人谓饮邪当以温药和之，须忌治嗽肺药。先用小青龙去麻、辛，接服《外台》茯苓饮。（《临证指南医案·痰饮》）

方证解释：本案症见冲逆咳嗽。从病史看，属于痰饮上逆，肺气不降的咳嗽。治拟先后两法：先用小青龙汤去麻、辛开太阳而温化痰饮；继用《外台》茯苓饮健胃逐湿除饮。

5. 合苓桂术甘汤治疗痰饮咳喘

叶氏用小青龙汤合苓桂术甘汤的医案有上述"用于治疗妇人经闭或胎前或产后兼发咳喘"中介绍的《眉寿堂方案选存·女科》"嗽急心腹

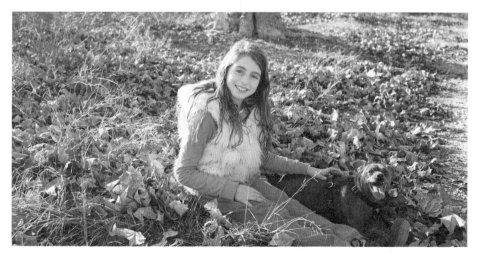

中篇

127

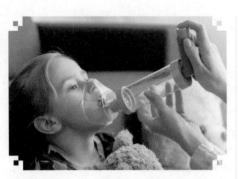

左侧竖排标题：

温病学家叶天士

奇方妙治

坚胀"案，"用于治疗哮喘"中介绍的《临证指南医案·痰饮》计案，上已介绍，此从略。

类方应用

小青龙加石膏汤

小青龙加石膏汤出自《金匮要略·肺痿肺痈咳嗽上气病脉证治》第14条，组成为：小青龙汤加石膏二两。仲景原条文谓："肺胀，咳而上气，烦躁而喘，脉浮者，心下有水，小青龙加石膏汤主之。"

（1）用于治疗哮喘

朱五一，宿哮咳喘，遇劳发。小

青龙去麻、辛，加糖炒石膏。（《临证指南医案·哮》）

方证解释：本案宿哮咳喘，遇劳而发。方用小青龙加石膏汤法，以小青龙汤去麻黄、细辛，加糖炒石膏开太阳、化饮邪、泄肺热。

（2）用于治疗久咳吐涎沫

范妪，久咳涎沫，欲呕，长夏反加寒热，不思食。病起嗔怒，气塞上冲，不能着枕，显然肝逆犯胃冲肺，此皆疏泄失司，为郁劳之症，故滋腻甘药下咽欲呕矣。小青龙去麻、辛、甘，加石膏。（《临证指南医案·咳嗽》）

方证解释：本案症见久咳，吐涎沫，欲呕，气塞上冲，不能着枕，长夏反加寒热，不思食。此肝逆犯胃冲肺，肺气不降，痰饮上逆。方用小青龙加石膏汤，以小青龙去麻黄、细辛、甘草，加石膏，清宣肺热，清降肺气，又开太阳，化痰饮。

（3）用于治疗干咳呕逆

伤寒病发汗后表不解，干咳呕逆，夜不得卧，遵古人小青龙法。杏仁、桂枝、干姜、白芍、米仁、石膏、五味、甘草。（《眉寿堂方案选存·寒病》）

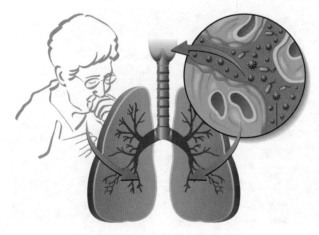

方证解释：本案为伤寒病，发汗后表邪不解，兼见干咳呕逆，夜不得卧等。辨为小青龙加石膏汤证。方用小青龙汤去麻黄、细辛、半夏，加杏仁、苡仁、石膏，开太阳，化痰饮，清泄肺热，兼解表邪。

叶氏用小青龙汤加石膏的医案还有上述"用于治疗温病"中介绍的《临证指南医案·痰饮》徐氏案，可互参。

越婢汤

● 仲景原方证述要 ●

越婢汤出自《金匮要略·水气病脉证并治》第23条，组成为：麻黄六两，石膏半斤，生姜三两，大枣十五枚，甘草二两。右五味，以水六升，先煮麻黄，去上沫，内诸药，煮取三升，分温三服。恶风者，加附子一枚，炮。风水，加术四两。仲景原条文谓："风水恶风，一身悉肿，脉浮不渴，续自汗出，无大热，越婢汤主之。"

越婢汤由大青龙汤去桂枝、杏仁组成，因"续自汗出"，不需再大发其汗，故去助麻黄发汗的桂枝；因无喘，故去杏仁。本方与麻杏甘石汤相比，无杏仁而多生姜、大枣。无杏仁则平喘作用减弱，有姜、枣则强胃逐

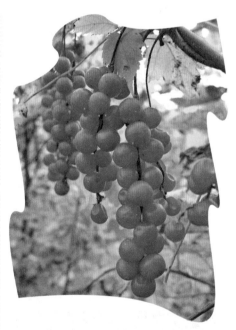

水作用增强，故麻杏甘石汤偏于治喘，越婢汤则偏于治水。越婢汤方重用麻黄合生姜发越水气，并散外邪，用石膏清里热以止汗，用甘草、大枣补益胃气以助逐水。其中麻黄得石膏，则

中篇

不发汗而重在发散水气，石膏得麻黄，则不专泻热而重在逐热饮。全方五药配合，善治外邪里热郁闭，水气不行的水肿。本方加白术为越婢加术汤，主治里水小便不利，或者风湿痹痛；加半夏名越婢加半夏汤，主治痰饮咳喘上气的肺胀。

越婢汤证：风水，恶风，一身悉肿，脉浮不渴，续自汗出，发热而无大热者。

● 叶天士奇方妙治 ●

🔺 加减变化

1. 用于治疗温病

温邪上受，肺气痹塞，周身皮肤大痛，汗大泄，坐不得卧，渴欲饮水，干呕不已。从前温邪皆从热化，议以营卫邪郁例，用仲景越婢汤法。杏仁、桂枝木、茯苓、炒半夏、生石膏。(《眉寿堂方案选存·冬温》)

方证解释：本案病情比较复杂，从"温邪上受，肺气痹塞"看，可能

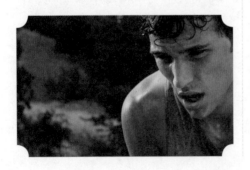

有发热，喘咳等症。热邪内迫则汗大泄，渴欲饮水；热壅肺气不降则坐不得卧，干呕不已；邪郁肌表，营卫不通则周身皮肤大痛。方用变通越婢汤法，外通营卫，内清郁热，兼和降肺胃。因汗大出，故去生姜，并用桂枝代替麻黄；因干呕，故加半夏、茯苓。

2. 用于治疗冬温咳嗽

冬温咳嗽，忽值暴冷，外寒内热，

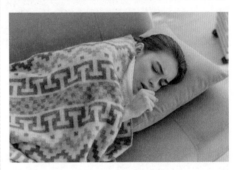

引动宿痰伏饮，夜卧气冲欲坐，喉咽气息有声。宜暖护安居，从痰饮门越婢法。麻黄、甘草、石膏、生姜、大枣。(《叶天士医案存真·卷一》)

方证解释：本案为冬温，症见咳嗽，喉咽气息有声。病机为外寒内热，引动宿痰伏饮。方用越婢汤，疏散外寒，清泄内热，兼以发越水饮。

夏山塘七十五岁，初冬温热气入，引动宿饮，始而状如伤风，稀痰数日，痰浓喉干，少阴中五液变痰，乏津上承，皆下虚易受冷热，致饮上泛。老人频年咳嗽，古人操持脾肾要领，大忌发散泄肺，暂用越婢法。(《叶天

士先生方案真本》）

方证解释：本案为冬温咳嗽，起初状如伤风，稀痰数日，痰浓喉干。此初冬温热之气引动宿饮。暂用越婢汤法，外散风邪，内清肺热，兼除水饮。

3. 用于治疗风寒化热咳嗽声音不出

潘二十八岁，咳嗽在先肺病，近日凉风外受，气闭声音不出，视舌边绛赤有黄苔，寒已变为热。越婢法加米仁、茯苓。（《叶天士先生方案真本》）

方证解释：本案先有咳嗽，复感时邪凉风，致肺气郁闭而声音不出，舌边绛赤苔黄。此风寒化热，肺热郁闭。方用越婢汤疏透郁闭，清泄肺热，另加苡仁止咳，茯苓利湿。

4. 用于治疗痰饮喘胀

丁五十一岁，面色亮，脉弦，此属痰饮。饮伏下焦肾络，中年冷暖不和，烦劳伤气，着枕必气逆，饮泛喘促，脘闷咽阻，治之可效，而不除根。越婢法。（《叶天士先生方案真本》）

方证解释：本案饮泛喘促，着枕必气逆，脘闷咽阻，面色亮，脉弦，是典型的痰饮喘证，方用越婢汤法，清肺化饮平喘，权宜治之。

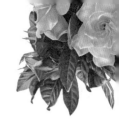

合方化裁

合小青龙汤治疗秋燥冬温或痰饮热喘

程，脉沉，喘咳浮肿，鼻窍黑，唇舌赤，渴饮则胀急，大便解而不爽，此秋风燥化，上伤肺气，气壅不降。水谷汤饮之湿痹阻经隧，最多坐不得卧之虑。法宜开通太阳之里，用仲景越婢、小青龙合方。若畏产后久虚，以补温暖，斯客气散漫，三焦皆累，闭塞告危矣。桂枝木、杏仁、生白芍、石膏、茯苓、炙草、干姜、五味。（《临证指南医案·产后》）

沈妪，冬温，阳不潜伏，伏饮上泛。仲景云：脉沉属饮，面色鲜明为饮。饮家咳甚，当治其饮，不当治咳。缘高年下焦根蒂已虚，因温暖气泄，不主收藏，饮邪上扰乘肺，肺气不降，一身之气交阻，熏灼不休，络血上沸。《经》云：不得卧，卧则喘甚痹塞，乃肺气之逆乱也。若以见病图病，昧

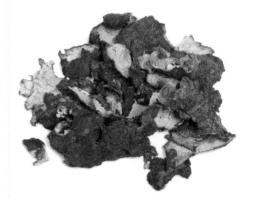

中篇

于色诊候气，必致由咳变幻，腹肿胀满，渐不可挽，明眼医者，勿得忽为泛泛可也。兹就管见，略述大意。议开太阳，以使饮浊下趋，仍无碍于冬温，从仲景小青龙、越婢合法。杏仁、茯苓、苡仁、炒半夏、桂枝木、石膏、白芍、炙草。（《临证指南医案·痰饮》）

某，形盛面亮，脉沉弦，此属痰饮内聚，暮夜属阴，喘不得卧。仲景谓：饮家而咳，当治其饮，不当治咳。今胸满腹胀，小水不利，当开太阳以导饮逆。小青龙去麻、

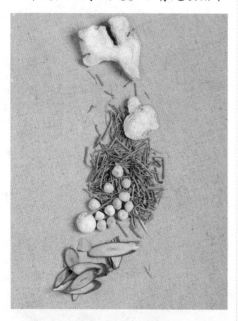

辛合越婢。桂枝、半夏、干姜、五味、杏仁、石膏、茯苓、白芍。（《临证指南医案·痰饮》）

方证解释：以上三案已经在小青龙汤中作了详细的解释，此从略。

类方应用

越婢加半夏汤

越婢加半夏汤出自《金匮要略·肺痿肺痈咳嗽上气病脉证治》第13条，组成为：麻黄六两，石膏半斤，生姜三两，大枣十五枚，甘草二两，半夏半升。右六味，以水六升，先煎麻黄，去上沫，纳诸药，煮取三升，分温三服。仲景原文谓："咳而上气，此为肺胀，其人喘，目如脱状，脉浮大者，越婢加半夏汤主之。"

叶桂用此方治疗外感失音咽痛、浮肿喘咳、温病肺热壅盛等病证。

（1）用于治疗春温外寒内热失音咽痛

初春暴冷，暖覆卧床，渐渐失音，久则咽喉皆痛，痰沫上泛。纳食照常，已非虚象。致内为热迫，外为寒郁。越婢加半夏汤。（《眉寿堂方案选存·春温》）

方证解释：本案初春，感寒而内郁化热，热壅上焦，发为失音，久则咽喉皆痛，痰沫上泛。此内为热迫于

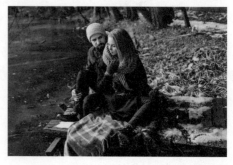

肺，外为寒郁于表。方用越婢加半夏汤化裁，外散寒郁，内清热迫。

（2）用于治疗浮肿喘咳

方氏，冷暖失和，饮泛气逆，为浮肿喘咳，腹胀，卧则冲呛。议用越婢方。石膏、杏仁、桂枝、炒半夏、茯苓、炙草。（《临证指南医案·痰饮》）

方证解释：本案饮泛气逆，症见浮肿喘咳，腹胀，卧则冲呛等。喘咳与浮肿并见，是典型的越婢汤证，故用越婢加半夏汤法以桂枝代麻黄清宣

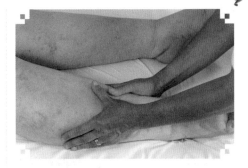

肺热以治喘，发越水气以治肿。

另外，叶氏用越婢加半夏汤的医案还有上述"用于治疗温病"中介绍的《眉寿堂方案选存·冬温》"温邪上受"案，可互参。

麻杏甘石汤

仲景原方证述要

麻黄杏仁甘草石膏汤（麻杏甘石汤）出自《伤寒论》第63条，组成为：麻黄四两（去节），杏仁五十个（去皮尖），甘草二两（炙），石膏半斤（碎，绵裹）。右四味，以水七升，煮麻黄，减二升，去沫，内诸药，煮取二升，去滓。温服一升。仲景原条文谓："发汗后，不可更行桂枝汤，汗出而喘，无大热者，可与麻黄杏仁甘草石膏汤。"此方还见于《伤寒论》第162条："下后，不可更行桂枝汤。若汗出而喘，无大热者，可与麻黄杏子甘草石膏汤。"

本方由麻黄汤去桂枝，合白虎汤去知母、粳米组成。因无恶寒、无汗、身痛，故于麻黄汤去桂枝；因无阳明大热，故于白虎汤去知母。身无大热，说明必有身热，故合白虎汤法加石膏清泄肺热；症见汗出而喘，故用麻黄汤法去桂枝，留麻、杏、草宣肺平喘。

中篇

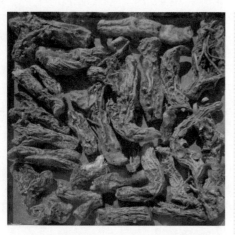

本方麻黄得石膏，清热宣肺平喘而不再发汗；石膏得麻黄，辛凉清透肺热而不单纯清泄阳明，由此构成了本方的特点。

麻杏甘石汤证：汗出，咳喘。

叶天士奇方妙治

加减变化

1. 用于治疗失音

吴三六，外冷内热，久逼失音，用两解法。麻杏甘膏汤。（《临证指南医案·失音》）

方证解释：寒束于外为外冷，肺胃热壅为内热，由此发为失音。治用麻杏甘石汤法，以麻黄合杏仁宣解外寒，以石膏合杏仁清宣肺热，即所谓两解之法。

2. 用于治疗咳嗽

吴四一，咳嗽，声音渐窒，诊脉右寸独坚，此寒热客气，包裹肺俞，郁则热。先以麻杏甘石汤。又，苇茎汤。（《临证指南医案·咳嗽》）

方证解释：本案咳嗽，声音渐窒，脉右寸独坚。此外感寒邪或热邪，郁遏不解，肺热郁闭。方用麻杏甘石汤辛寒清泄肺热，疏宣表郁。二诊表郁已解，肺热尚存，改用苇茎汤清肺化痰。

某二八，风邪阻于肺卫，咳嗽面浮，当辛散之。麻黄（先煎去沫）五分、杏仁三钱、生甘草三分、生石膏三钱。（《临证指南医案·咳嗽》）

方证解释：本案咳嗽，面带浮肿，由风邪郁闭肺卫所致，方用麻杏甘石汤。面浮类似于风水，为越婢汤证，而麻杏甘石汤与越婢汤仅一味药之别，前者有杏仁，后者有生姜、大枣，因此，麻杏甘石汤也可治面浮。

3. 用于治疗肺痈咳吐脓血

某，邪郁热壅，咳吐脓血，音哑。麻杏甘膏汤加桔梗、苡仁、桃仁、紫

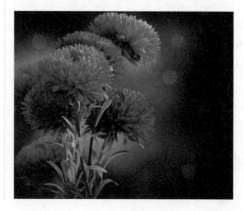

菀。（《临证指南医案·吐血》）

方证解释：本案咳吐脓血，音哑，颇似肺痈。此邪郁热壅。方用麻杏甘石汤清泄肺热，另仿治肺痈专方桔梗汤、苇茎汤法，加桔梗、苡仁、桃仁、紫菀散结排脓。

4. 用于治疗喘胀

汪，肿自下起，胀及心胸，遍身肌肤赤瘰，溺无便滑。湿热蓄水，横渍经隧，气机闭塞，呻吟喘急。湿本阴邪，下焦先受。医用桂、附、芪、术，邪蕴化热，充斥三焦，以致日加凶危也。川通草一钱半、海金沙五钱、黄柏皮一钱半、木猪苓三钱、生赤豆皮一钱半、真北细辛一分。又，前法肿消三四，仍以分消。川白通草、猪苓、海金沙、生赤豆皮、葶苈子、茯苓皮、晚蚕砂。又，间日寒战发热，渴饮，此为疟，乃病上加病。饮水结聚，以下痛胀，不敢用涌吐之法，暂与开肺气壅遏一法。大杏仁、蜜炒麻黄、石膏。又，湿邪留饮，发红瘰，胸聚浊痰，消渴未已，用木防己汤。木防己一钱、石膏三钱、杏仁三钱、苡仁二钱、飞滑石一钱半、寒水石一钱半。通草煎汤代水。（《临证指南医案·肿胀》）

方证解释：本案湿热蓄水，肿胀喘急，气壅不利，一、二诊用清利湿热、分消利水法，已经获效。三诊突然出现寒战发热，渴饮，叶氏认为系新感疟邪所致，方用麻杏甘石汤法，宣泄肺热，兼以透邪。四诊仍渴，有浊痰，发红瘰，水饮郁热尤甚，故用《金匮要略》木防己汤合桂苓甘露饮为法继续治疗。

本案三诊也见于《眉寿堂方案选存·疟疾》"间日寒战发热，渴饮，此为疟"案，所述证完全相同，唯方中多生甘草。其发热、渴饮类似白虎汤证，"饮水结聚，而心中痛胀"类似青龙汤证，权衡病机重心，先用麻杏甘石汤开肺气壅遏。麻杏甘石汤含白虎汤法，可治发热渴饮，寓麻黄汤法，可治发冷寒战，又是大青龙汤的化简方，可以治疗水饮。由此来看，叶氏用此方治疟虽是暂用权宜之法，但却寓意深刻。

5. 用于治疗发疹

吴，病在暴冷而发，肌表头面不透，是外蕴为寒，内伏为热。肺病主卫，卫气分两解为是。麻黄、石膏、牛蒡子、枳壳汁、杏仁、射干、桔梗、生甘草。（《临证指南医案·癍痧疹瘰》）

方证解释：从"病在暴冷而发，肌表头面不透"分析，其症当以皮肤发疹为主。从用方看，应兼有咽喉不利，或咽痛，恶风等。病机为暴冷风寒外束，肺热郁伏不解。方用麻杏甘石汤外解风寒，内清肺热，另加射干合麻黄，为射干麻黄汤法

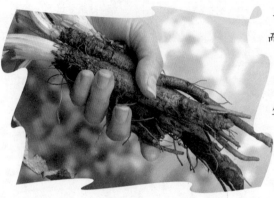

以开畅咽喉；再加桔梗利咽开结，加枳壳汁、杏仁开宣肺气，加牛蒡子透疹。

合方化裁

1. 合麻杏苡甘汤宣利风湿治疗失音喉痹咳嗽喘肿

（1）治失音

陆二二，秋凉燥气咳嗽，初病皮

毛凛凛。冬月失音，至夏未愈，而纳食颇安。想屡经暴冷暴暖之伤。未必是二气之馁，仿金实无声议治。麻黄、杏仁、生甘草、石膏、射干、苡仁。又，芦根汁、杏仁汁、莱菔汁、鲜竹沥，熬膏。（《临证指南医案·失音》）

方证解释：本案病程长达一年，去秋感凉燥咳嗽、恶风，延至冬天失音，直到翌年夏天未愈。病程虽长，但阴阳气血并未虚损，仍是金实无声的肺热证。方用麻杏甘石汤辛寒透邪，清宣肺热，另加射干解毒利咽，再合麻杏苡甘汤法加苡仁开宣风湿之郁。二诊改用宣肺清热化痰方制膏剂善后。

叶氏用麻杏甘石汤治疗失音的

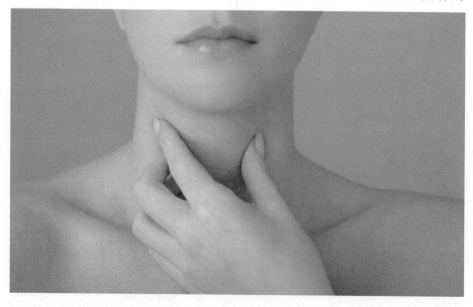

医案还有上述"用于治疗咳嗽"中介绍的《临证指南医案·咳嗽》吴四一案，"用于治疗肺痈咳吐脓血"中介绍的《临证指南医案·吐血》"某，邪郁热壅，咳吐脓血"案，可互参。

（2）治喉痹

宋三十，先失音，继喉痹，是气分窒塞。微寒而热，水饮呛出，咯痰随出随阻，此仍在上痹。舌黄口渴。议与苦辛寒方。射干、麻黄、杏仁、生甘草、石膏、苡仁。（《临证指南医案·失音》）

方证解释：本案由失音转为喉痹，饮水呛出，咳痰随出随阻，发热微恶寒，口渴，舌苔黄。卫表郁闭而肺热壅盛。方用麻杏甘石汤宣透卫表，清泄肺热，另取射干麻黄汤法加射干合麻黄利咽喉、开上痹，并合入麻杏苡甘汤法加苡仁开宣风湿。

本方可命名为"麻杏石甘加射干苡仁汤"，以期在临床上推广应用。

（3）治咳嗽

某，伏邪久咳，胃虚呕食，殆《内经》所谓胃咳之状耶。麻黄、杏仁、甘草、石膏、半夏、苡仁。（《临证指南医案·咳嗽》）

方证解释：本案久咳，伴有呕吐，叶氏认为咳由伏邪所致，呕食由胃虚引起，辨为胃咳。方用麻杏甘石汤清

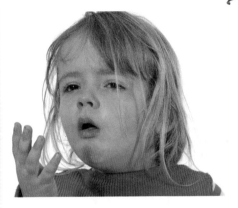

宣肺热，合麻杏苡甘汤法加苡仁开宣风湿之郁，以治咳嗽。另加半夏和降胃气，以治呕食。

（4）治喘肿

吴，平昔湿痰阻气为喘，兹因过食停滞，阴脏之阳不运，阳腑之气不通。二便不爽，跗肿腹满，诊脉沉弦。犹是水寒痰滞，阻遏气分，上下皆不通调，当从三焦分治。顷见案头一方，用菟丝子升少阴，吴茱萸泄厥阴，不知作何解释，不敢附和，仍用河间分消定议。大杏仁、莱菔子、猪苓、泽泻、葶苈子、厚朴、桑白皮、广皮、细木通。又，三焦分消，泄肝通腑，二便不爽如昔。诊脉浮小带促，闻声呼息不利，是气分在上结阻，以致中下不通。喘胀要旨，开鬼门以取汗，洁净腑以利水，无非宣通表里，务在治病源头。据脉症参详，急急开上为法。合《金匮》风水反登义矣。麻黄、杏仁、石膏、甘草、苡仁。（《临证

中篇

指南医案·肿胀》）

方证解释：本案平昔湿痰阻气为喘，又因过食停滞，出现二便不爽，跗肿腹满，脉沉弦，叶氏从水痰阻遏气分，上下不通考虑，用分消三焦法，宣通上下，利水消痰。二诊未见明显疗效，仍二便不爽，诊脉转为浮小带促，闻声呼息不利，病机偏于气分上焦郁闭，以致中下不通，故仿越婢汤法，用麻杏甘石汤合麻杏苡甘汤开宣肺气，专治上焦，以求肺气宣通而三焦通畅。

2. 合射干麻黄汤法治疗肺痹

曹二二，清邪在上，必用轻清气药，如苦寒治中下，上结更闭。兜铃、牛蒡子、桔梗、生甘草、杏仁、射干、麻黄。（《临证指南医案·肺痹》）

方证解释：本案未述脉证，以方测证，当有咽喉不利或咽痛，喑哑，咳嗽，恶风等。所谓"清邪"，是指风邪或风热之邪。此邪多郁闭肺卫上焦，治疗必须用轻清气分药，开宣肺气，透邪外出。方用麻杏甘石汤去沉

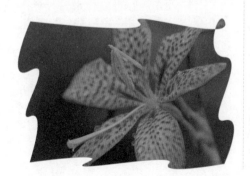

重之石膏，清轻宣肺达邪；另合射干麻黄汤法以射干合麻黄开利咽喉；再加桔梗、牛蒡子、马兜铃利咽散结，疏散风热。

叶氏用麻杏甘石汤合射干麻黄汤法的医案还有上述"用于治疗发疹"中介绍的《临证指南医案·癍痧疹瘰》吴案，"合麻杏苡甘汤"中介绍的《临证指南医案·失音》宋三十案、陆二二案。可互参。

🌐 变制新法

叶桂在应用麻杏甘石汤时，每用薄荷、桑叶代替麻黄，变其制而为辛凉轻散方，用以治疗喘咳身热、肌垒发疹。如下案。

章，凉风外袭，伏热内蒸，秋金主令，内应乎肺。喘咳身热，始而昼热，继而暮热，自气分渐及血分，龈肉紫而肌垒发疹，辛寒清散为是。薄荷、连翘、石膏、淡竹叶、杏仁、桑皮、苡仁。（《临证指南医案·癍痧疹瘰》）

方证解释：本案喘咳身热，是典型的麻杏甘石汤证，但始而昼热，继而暮热，病机自气分渐及血分，又见龈肉紫而肌肤发疹，营分已伤，故不得用麻黄辛温发散，代之以薄荷、桑叶，加连翘、竹叶、苡仁，组成辛寒清散法，清宣肺热，疏透外邪。

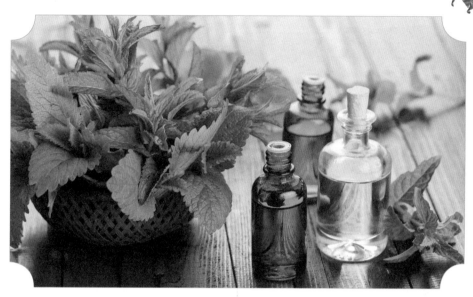

这是叶氏变制麻杏甘石汤法的代表性医案，这类医案不止此一案，我们将在"讨论与小结"中具体介绍，此从略。

白虎汤白虎加人参汤

白虎汤出自《伤寒论》第176条，组成为：知母六两，生石膏一斤（碎），甘草二两（炙），粳米六合。右四味，以水一斗，煮米熟汤成，去滓。温服一升，日三服。仲景原条文谓："伤寒脉浮滑，此表有热，里有寒，白虎汤主之。"此方还见于《伤寒论》第219条："三阳合病，腹满身重，难以转侧，口不仁，面垢，谵语遗尿。发汗则谵语；下之则额上生汗，手足逆冷；若自汗出者，白虎汤主之。"第350条："伤寒脉滑而厥者，里有热，白虎汤主之。"

白虎加人参汤出自《伤寒论》第26条，组成为：知母六两，生石膏一斤（碎，绵裹），甘草

温病学家叶天士 奇方妙治

（炙）二两，粳米六合，人参三两。右五味，以水一斗，煮米熟汤成，去滓。温服一升，日三服。仲景原条文谓："服桂枝汤，大汗出后，大烦渴不解，脉洪大者，白虎加人参汤主之。"此方还见于《伤寒论》第168条："伤寒病，若吐若下后，七八日不解，热结在里，表里俱热，时时恶风，大渴，舌上干燥而烦，欲饮水数升者，白虎加人参汤主之。"第169条："伤寒无大热，口燥渴，心烦，背微恶寒者，白虎加人参汤主之。"第170条："伤寒脉浮，发热无汗，其表不解，不可与白虎汤。渴欲饮水，无表证者，白虎加人参汤主之"。第222条："若渴欲饮水，口干舌燥者，白虎加人参汤主之。"《金匮要略·痉湿暍病脉证治》第26条："太阳中热者，暍是也。汗出恶寒，身热而渴，白虎加人参汤

主之。"

白虎汤重用石膏清泻阳明胃热；用知母苦甘寒，一可助石膏清热，二可润燥养阴，二药配合，尤可清热除烦。

另用炙甘草、粳米益胃护津，安中养正，并可防石膏、知母寒凉伤胃。

白虎加人参汤比白虎汤多人参。人参生津益气安中，仲景用人参主治渴欲饮水、心下痞、呕吐等，因此，该方的功效是清热除烦，生津止渴，消痞安胃。

白虎汤证：以烦热，自汗出，脉滑数为辨证要点；另外还有"腹满身重，难以转侧，口不仁，面垢，谵语遗尿"之三阳合病症。从仲景原文看，白虎汤各条均无"口渴"；也无"大汗"，仅有"自汗出"；脉仅"浮滑"，而非"洪大"。从而说明，仲景原方证本无"四大"症，仲景不是见到"四大"才用白虎汤，所谓"四大"是后世的认识。

白虎加人参汤证："大汗出后，大烦渴不解，脉洪大"；"表里俱热，时时恶风，大渴，舌上干燥而烦，欲

饮水数升"；"口燥渴，心烦，背微恶寒"；"渴欲饮水，口干舌燥"；暍病"汗出恶寒，身热而渴"等。从仲景原文看，白虎加人参汤各条均有口渴，与白虎汤证没有口渴比较可知，石膏不治口渴，而治渴的关键在于人参。白虎加人参汤证的辨证要点是白虎汤证见口渴者，具体为：发热，口燥，心烦，大烦渴不解，渴欲饮水，脉洪大，或背微恶寒者。

● 叶天士奇方妙治 ●

加减变化

1. 用于治疗暑温

脉洪大，烦渴，汗出，阳明中暍，的系白虎汤候也。石膏、甘草、麦冬、知母、粳米。(《叶氏医案存真·卷二》)

方证解释：本案是典型的暑温白虎汤证，烦渴、汗出明显，提示伤津较甚，故用白虎汤加麦冬，泄热之中而滋阴生津。

蔡，暑湿热都著气分，乃消食、苦降、滋血乱治。热炽津涸，舌板成痉。究竟邪闭阻窍，势属不稳。人参、生甘草、石膏、知母、粳米。(《临证指南医案·痉厥》)

方证解释：本案虽曰暑湿热郁于气分，但从用方来看，当以暑热为主；另外，虽曰暑热成痉、闭窍，但仍以气分热盛伤津为重心，故用白虎加人参汤清泄暑热，兼益气生津。

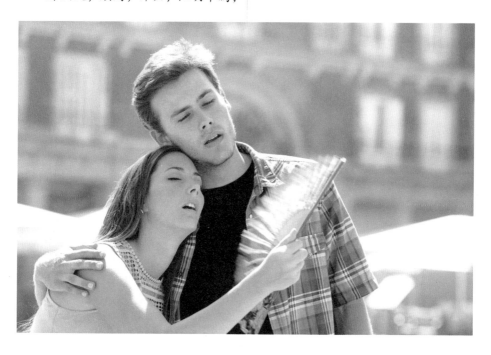

2. 用于治疗温热

叶, 热伤气分, 用甘寒方。白虎汤加竹叶。(《临证指南医案·温热》)

方证解释: "热在气分", 提示有发热、口渴、心烦等气分证。方用白虎汤清泄气分邪热, 加竹叶, 一可辛凉透热外出, 二可清心解热除烦。加竹叶是叶氏用白虎汤的心法之一。

3. 用于治疗暑温暑湿为疟

朱, 舌黄烦渴, 身痛, 心腹中热躁, 暑热不解为疟。经言: 暑脉自虚。皆受从前疲药之累瘁。石膏、知母、生甘草、炒粳米、麦冬、竹叶。(《临证指南医案·疟》)

方证解释: 本案症见烦渴, 身痛, 心腹中热躁。苔黄。此暑热不解, 阴津损伤。方用白虎汤清泄暑热, 另合竹叶石膏汤法加麦冬、竹叶滋阴生津, 透热祛邪。

本方可命名为"白虎加麦冬竹叶汤", 以期在临床上推广应用。

费, 舌白, 渴饮, 身痛, 呕恶, 大便不爽, 诊脉濡小, 乃暑湿从口鼻入, 湿甚生热。四末扰中, 疟发脘痞胀痹。当以苦辛寒清上彻邪, 不可谓遗泄而病, 辄与温补助邪。黄芩、知母、白蔻、郁金、蒌皮、厚朴、杏仁、半夏、姜汁、石膏。又, 脉濡, 口渴, 余热尚炽。人参、知母、石膏、竹叶、甘草、麦冬。又, 热缓, 不欲食, 津

液受烁, 当和胃生津。人参、五味、知母、橘红、炒白芍、半夏曲。(《临证指南医案·疟》)

方证解释: 本案症见渴饮, 身痛, 呕恶, 大便不爽, 四末扰中, 脘痞胀。舌苔白, 脉濡小。此为暑湿成疟, 湿热郁阻中上两焦证。方用石膏、知母为白虎汤法清泄暑热; 用黄芩、半夏、姜汁、厚朴为半夏泻心汤法苦辛开泄中焦湿热之痞; 用杏仁、白蔻、郁金、瓜蒌皮为叶氏杏蒌蔻郁开泄上焦法开达上焦湿郁。二诊出现了口渴, 湿郁渐开而热显津伤, 白虎加人参汤证显然, 故用白虎加人参汤加麦冬生津, 加竹叶透热。三诊热缓, 不欲食, 改用生脉散加减, 益气和胃、清热生津而调理。

4. 用于治疗消渴

计四十, 能食善饥, 渴饮, 日加瘰瘦。心境愁郁, 内火自燃。乃消证大病。生地、知母、石膏、麦冬、生甘草、生白芍。(《临证指南医案·三消》)

方证解释: 本案症见能食善饥, 渴饮, 日加瘰瘦等, 为情志内郁, 郁火伤津之消渴。方用白虎汤合玉女煎法, 以知母、石膏、生甘草清泄郁火, 以生地、麦冬、生白芍滋阴生津。

杨二八, 肝风厥阳, 上冲眩晕,

犯胃为消。石膏、知母、阿胶、细生地、生甘草、生白芍。(《临证指南医案·三消》)

方证解释：本案症见眩晕、消渴等，为内生火热，耗伤阴津，阴虚风阳上亢之证。方用白虎汤合加减复脉汤法，以石膏、知母清热泄火；以生甘草、阿胶、细生地、生白芍咸寒滋阴、和阳息风。

以上两案处方大同小异，可合法命名为"白虎去粳米加生地麦冬白芍阿胶汤"，以期在临床上推广应用。

合方化裁

1. 合玉女煎法治疗暑热伤阴或消渴

朱三二，三伏中，阴气不生，阳气不潜。其头胀身痛，是暑邪初受，暑湿热必先伤气分，故舌白、口渴、身痛，早晨清爽，午夜烦蒸，状如温疟。沐浴扰动血络，宿病得时邪而来。仲景云：先治新病，后理宿病。是亦阴气先伤，阳气独发也。鲜生地、石膏、知母、元参、连翘、竹叶心、荷叶汁。(《临证指南医案·暑》)

方证解释：本案症见口渴，身痛，早晨清爽，午夜烦蒸，状如温疟。舌苔白。因三伏感受暑温，暑伤阴津，又略夹湿邪。方用白虎汤去甘草、粳米，加鲜生地滋阴生津，连翘、竹叶

清透暑热；另加荷叶汁芳香清化暑湿。

吴瑭根据此案，制定出《温病条辨·上焦篇》第10条玉女煎去牛膝熟地加生地元参方方证。

叶，今脉数，舌绛，渴饮，气分热邪未去，渐次转入血分，斯甘寒清气热中，必佐存阴，为法中之法。生地、石膏、生甘草、知母、白芍、竹叶心。(《临证指南医案·温热》)

方证解释：本案症见渴饮。舌绛，脉数。此气分热邪未去，渐次转入血分，已成气血两燔。方用白虎汤合玉女煎法，以石膏、知母、竹叶心、生甘草，清气泄热；以生地、白芍凉血滋阴。

叶氏用白虎汤合玉女煎的医案还有上述"用于治疗消渴"中介绍的《临

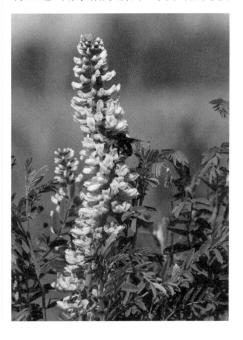

证指南医案·三消》计四十案,可互参。

2. 合竹叶石膏汤治疗暑温伏暑

唐,积劳伏暑,欲寐时,心中轰然上升,自觉神魂缥缈,此皆阳气上冒,内风鼓动,所以陡然昏厥。石膏、知母、甘草、粳米、生地、麦冬、竹叶心。(《临证指南医案·痉厥》)

方证解释:本案病症比较特殊,"欲寐时,心中轰然上升,自觉神魂缥缈"。叶氏诊断为积劳伏暑,阳气上冒,内风鼓动,徒然昏厥。治疗不用息风止痉,而用白虎汤直接清泄暑热,另取玉女煎、竹叶石膏汤法加生地、麦冬滋阴生津,加竹叶心清心泄热。

本系劳倦气虚之体,当此暴热,热从口鼻受,竟走中道。《经》云:气虚身热,得之伤暑。暑热蒸迫,津液日槁,阳升不寐,喘促舌干,齿前板燥,刻欲昏冒矣。甘寒生津益气,一定之理。人参白虎汤加卷心竹叶、麦门冬。(《眉寿堂方案选存·暑》)

方证解释:从"齿前板燥"一句分析,叶氏对《金匮要略·痉湿暍病脉证治》第25条"太阳中暍"有深入的研究。《金匮》此条有证无方,叶氏根据劳倦气虚之体,感受暑热,暑热再伤气津的病机,拟甘寒生津益气法,用白虎加人参汤为基础方清泄暑热,益气生津,另合竹叶石膏汤法

加竹叶、麦冬清心滋阴。

叶氏用白虎汤合竹叶石膏汤的医案还有上述"用于治疗暑温暑湿为疟"中介绍的《临证指南医案·疟》朱案,可互参。

3. 合清燥救肺汤治疗伏暑秋燥伤肺的咯血

高二十九岁,向来阴虚热胜之质,夏至阴生,未能保摄安养,暑伏热气内迫,尤令伤阴。秋半气燥,热亦化燥,心中漾动失血,阳不下潜所致。生地、麦冬、清阿胶、桑叶、知母、生石膏、生甘草。(《叶天士先生方案真本》)

方证解释:本案脉证过简,"心中漾动"是指胃中泛泛欲吐,"失血"是指咯血或吐血。此为伏暑因秋燥引发,阴液耗伤,阳不下潜,动络伤血之证。方用白虎汤合清燥救肺汤化裁,以知母、生石膏、生甘草,为白虎汤法清泄伏暑;以麦冬、清阿胶、桑叶,合石膏,为清燥救肺汤法清润肺燥;另仿加减玉女煎、加减复脉汤法加生地,合麦冬、阿胶凉血滋阴。

4. 合加减复脉汤治疗热伤真阴或消渴

用白虎法,渴烦少减,略饥必形神软倦,津液既遭热迫,阳明脉络自怯。当以清燥法,清气热以涵液。人参、麦冬、知母、石膏、生地、阿胶、

甘草。(《叶氏医案存真·卷二》)

方证解释：本案前诊用白虎汤，药后渴烦减少，但略饥必形神软倦，提示气津大伤，故用白虎加人参汤法以人参、知母、石膏、甘草清泄气热，益气生津；另合加减复脉汤法以麦冬、生地、阿胶滋阴凉血生津。

叶氏用白虎汤合加减复脉汤的医案还有上述"用于治疗消渴"中介绍的《临证指南医案·三消》杨二八案，可互参。

5. 合青蒿鳖甲汤法治疟

吴，间日寒热，目黄口渴，温邪兼雨湿外薄为疟。滑石、杏仁、白蔻仁、淡黄芩、半夏、郁金。又，脉数，舌红口渴，热邪已入血分。竹叶、石膏、生地、丹皮、知母、青蒿梗。(《临证指南医案·疟》)

方证解释：本案疟见间日寒热，目黄口渴。此湿热郁蒸三焦。方用杏仁、郁金、白蔻仁、半夏、滑石分消

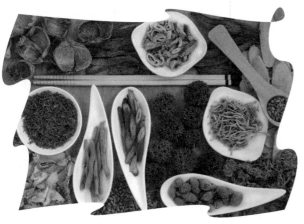

三焦之湿，用黄芩苦寒泄热。二诊脉数，舌红口渴，湿去热盛，热入血分，方用白虎汤合青蒿鳖甲汤法化裁，以竹叶、石膏、知母，为白虎汤法以清泄气分邪热；以青蒿梗、生地、丹皮，合知母为青蒿鳖甲汤法以凉血透邪，清解血分伏热。

变制新法

白虎汤是治疗暑温的名方，叶桂治暑多用白虎汤。但暑多夹湿，如遇暑温、伏暑夹湿者，叶氏则去白虎汤中的甘草、粳米，另加杏仁开宣上焦以化湿，加厚朴、半夏辛温开畅中焦以燥湿，从而形成了清泄暑热，宣化湿邪的新法。除此，将白虎汤与变通栀子豉汤合法化裁，用石膏、知母合栀子、香豉、杏仁、半夏、郁金，或用石膏、知母合黑栀、姜汁、杏仁、半夏、厚朴，组成清宣开化中上焦暑湿法，用以治疗暑湿。其具体用法如下。

1. 用于治疗暑湿疟

冯，暑伤气分，上焦先受。河间法至精至妙，后医未读其书，焉能治病臻效？邪深则疟来日迟，气结必胸中混蒙如痞。无形之热，渐蒸有形之痰。此消导发散，都是劫津，

中篇

无能去邪矣。石膏、杏仁、半夏、厚朴、知母、竹叶。(《临证指南医案·疟》)

方证解释：本案为暑湿疟。疟发时间日渐推迟，胸中混蒙如痞。此由暑热内炽，夹湿浊郁结胸脘。方用白虎汤法以石膏、知母、竹叶清泄暑热；另用杏仁、半夏、厚朴苦辛开泄中上焦湿浊。

2. 用于治疗暑湿

杨，秋暑内烁，烦渴，喜得冷饮，脉右小弱者，暑伤气分，脉必芤虚也。此非结胸证，宜辛寒以彻里邪。石膏、知母、厚朴、杏仁、半夏、姜汁。(《临证指南医案·暑》)

方证解释：本案症见烦渴，喜得冷饮，是典型的白虎汤证。从"此非结胸证"分析，其症必有胸脘痞闷等，这是暑夹湿邪，湿阻气机的表现；脉右小弱，也由湿郁所致。方用白虎汤去甘草、粳米之甘补，以清泄暑热，另加杏仁开宣上焦以化湿，厚朴、半夏、姜汁开畅中焦以苦温燥湿。

本案处方与前"冯，暑伤气分"案处方大同小异，可命名为"白虎去甘草粳米加杏仁厚朴半夏汤"，以期在临床上推广应用。

龚六十，暑必挟湿，二者皆伤气分，从鼻吸而受，必先犯肺，乃上焦病，治法以辛凉微苦，气分上焦廓清

则愈。惜乎专以陶书六经看病，仍是与风寒先表后里之药，致邪之在上，蔓延结锢，四十余日不解，非初受六经，不须再辨其谬。《经》云：病自上受者治其上。援引《经》义以论治病，非邪僻也，宗河间法。杏仁、瓜蒌皮、半夏、姜汁、白蔻仁、石膏、知母、竹沥，秋露水煎。(《临证指南医案·暑》)

方证解释：本案论病机者多，论脉证者少。从"四十余日不解"以及用方分析，病属暑湿郁结气分，留恋不解之证；从"致邪之在上，蔓延结锢""病自上受者治其上"分析，暑湿郁结以中上两焦为重心。方用白虎汤、小陷胸汤、《温热论》杏、蔻、橘、桔开泄湿热法合法化裁，以石膏、知母为白虎汤法清泄气分暑热；以瓜蒌皮、半夏、姜汁、竹沥为小陷胸汤法开泄湿热痞结；以杏仁、白蔻仁、蒌皮、半夏为开泄湿热法宣畅中上焦湿浊。

3. 用于治疗伏暑

范，伏暑阻其气分，烦渴，咳呕喘急，二便不爽，宜治上焦。杏仁、石膏、炒半夏、黑栀皮、厚朴、竹茹。又，痰多咳呕，是暑郁在上，医家乱投沉降，所以无效。石膏、杏仁、炒半夏、郁金、香豉、黑山栀。(《临证指南医案·暑》)

方证解释：本案为伏暑郁阻气分。暑湿蕴盛于肺胃则见烦渴，咳呕喘急，二便不爽等。拟清宣肺胃暑湿法，方用石膏为白虎汤法以清泻暑热；用黑栀皮为栀子豉汤法以轻苦宣清上焦郁热；用杏仁开宣肺气以化湿，炒半夏、厚朴、竹茹苦辛温燥中焦之湿。二诊见痰多咳呕，仍在上焦。方用石膏、杏仁宣清肺热，炒半夏和胃止呕；栀子豉汤加郁金轻苦微辛宣泄上焦湿热。

4. 用于治疗湿热痞

渴欲凉饮，秽浊热气内蒸，不知饥，不大便，不安寐。九窍不和，都是胃病。舌白恶心，病在膈上气分，用河间苦辛寒法。石膏、知母、黑栀、姜汁、杏仁、半夏、厚朴。（《眉寿堂方案选存·暑》）

方证解释：本案症见渴欲凉饮，不知饥，不大便，不安寐，恶心。舌苔白。暑热内炽肺胃则渴欲凉饮；暑夹湿秽，阻滞三焦气机则不知饥、不大便、恶心、苔白。方用石膏、知母为减味白虎汤法以清泄肺胃暑热；用黑栀、姜汁为栀子豉汤法以轻苦微辛宣泄上焦；用杏仁、半夏、厚朴宣化中上焦湿热。

5. 用于治疗湿热发黄

张，脉沉，湿热在里，郁蒸发黄，中痞恶心，便结溺赤，三焦病也，苦辛寒主之。杏仁、石膏、半夏、姜汁、山栀、黄柏、枳实汁。（《临证指南医案·疸》）

方证解释：本案由湿热蕴郁气分三焦，症见发黄，中痞恶心，便结尿赤等。方用变制白虎汤合栀子柏皮汤法，以杏仁、石膏清宣上焦湿热；半夏、姜汁、枳实汁苦辛开畅中焦湿热痞结；用山栀、黄柏为栀子柏皮汤法清泄湿热以治发黄。

吴瑭采辑此案，制定出《温病条辨·中焦篇》湿温第72条杏仁石膏汤方证。

类方应用

白虎加苍术汤

白虎加苍术汤出自《类证活人书·卷十八》，组成为：知母六两，甘草（炙）二两，石膏一斤，苍术三两，粳米三两。上判如麻豆大，每服五钱，水一盏半，煎至八九分，去滓。取六分清汁，温服。主治"湿温多汗"。

叶桂用此方治疗湿疟、暑湿等病证。

张，疟家湿疟，忌用表散，苍术白虎汤加草果。（《临证指南医案·疟》）

方证解释：本案为湿疟，素有疮疡，方用白虎加苍术汤再加草果既清泄泻阳明之热，又温燥太阴之湿。

吴瑭采辑此案，制定出《温病条辨·中焦篇》湿温第75条苍术白虎汤加草果方方证。

某，中恶暑厥，苍术白虎汤加滑石。（《临证指南医案·暑》）

方证解释：本案为暑湿发厥，方用白虎加苍术汤合六一散，清暑祛湿。

本方可命名为"苍术白虎加滑汤"，以期在临床上推广应用。

白虎加桂枝汤

仲景原方证述要

白虎加桂枝汤出自《金匮要略·疟病脉证并治》第4条，组成为：知母六两，甘草二两（炙），生石膏一斤，粳米二合，桂枝（去皮）三两。上剉，每五钱，水一盏半，煎至八分，去滓。温服，汗出愈。仲景原条文谓："温疟者，其脉如平，

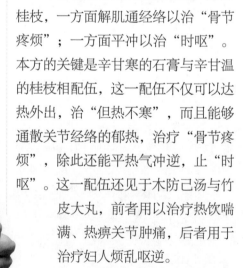

身无寒但热，骨节疼烦，时呕，白虎加桂枝汤主之。"

本方用白虎汤清热除烦，另加桂枝，一方面解肌通经络以治"骨节疼烦"；一方面平冲以治"时呕"。本方的关键是辛甘寒的石膏与辛甘温的桂枝相配伍，这一配伍不仅可以达热外出，治"但热不寒"，而且能够通散关节经络的郁热，治疗"骨节疼烦"，除此还能平热气冲逆，止"时呕"。这一配伍还见于木防己汤与竹皮大丸，前者用以治疗热饮喘满、热痹关节肿痛，后者用于治疗妇人烦乱呕逆。

白虎加桂枝汤证：身无寒但热，骨节疼烦，时呕，其脉如平。

叶天士奇方妙治

加减变化

1. 用于治疗温疟瘅疟肺疟

（1）治温疟

脉如平人，但热不寒，烦渴，身疼时呕，此温疟也。仲景有桂枝白虎汤一法，一剂知，二剂已也。桂枝白虎汤。（《眉寿堂方案选存·疟疾》）

方证解释：本案脉证与温疟白虎加桂枝汤证完全相同，故用原方。

吴瑭根据此案，制定出《温病条辨·上焦篇》第30条温疟白虎加桂枝汤方证。

热邪入肺为温疟。桂枝白虎汤。（《眉寿堂方案选存·疟疾》）

方证解释：本案虽然简短，但提出了"热邪入肺为温疟"的病机理论，这是对仲景温疟病机的一种发挥。

（2）治瘅疟

江宝林寺前二十五岁，瘅疟邪在肺，口渴，骨节烦疼，用桂枝白虎汤。（《叶天士先生方案真本》）

方证解释：本案为瘅疟，症见口渴，骨节烦疼，为白虎加桂枝汤证，故用白虎加桂枝汤治疗。

津伤复疟，寒热烦渴。桂枝白虎汤，加花粉。（《眉寿堂方案选存·疟疾》）

方证解释：本案津伤复疟，症见寒热烦渴。病属瘅疟，方用白虎加桂枝汤泄热透邪，加天花粉生津止渴。

（3）治肺疟

某四三，舌白，渴饮，咳嗽，寒从背起，此属肺疟。桂枝白虎汤加杏仁。（《临证指南医案·疟》）

方证解释：肺疟病名出自《素问·刺疟》："肺疟者，令人心寒，寒甚热，热间善惊，如有所见者，刺手太阴阳明。"本案证与《素问》肺疟有所不同，症见渴饮，咳嗽，寒从背起。苔白。证属热伤阴津，有"阴气孤绝，阳气独发"的病机，故用白虎加桂枝汤泄泻热透邪，清热生津；因咳嗽，故加杏仁宣肺止咳。

吴瑭根据此案，并参考《临证指南医案·疟》金氏案、张妪案、施案，制定出《温病条辨·上焦篇》第52条杏仁汤方证。

本案处方可直接命名为"桂枝白虎加杏仁汤"，以期在临床上推广应用。

暑邪阻于上焦，作之肺疟，咳嗽渴饮，桂枝白虎汤。（《未刻本叶氏医案》）

方证解释：本案症见咳嗽渴饮，叶氏诊断为肺疟，认为由暑邪阻于上焦所致，这是对肺疟病机的独特认识。方用白虎加桂枝汤泄泻热生津，兼通营卫。

中篇

项，阳气最薄，暑入为疟，先由肺病。桂枝白虎汤，气分以通营卫为正治。今中焦痞阻，冷饮不适，热邪宜清，胃阳亦须扶护，用半夏泻心法。半夏、川连、姜汁、茯苓、人参、枳实。（《临证指南医案·疟》）

方证解释：从"先由肺病"分析，本案为暑热上郁的肺疟。方用桂枝白虎汤法清透暑热。二诊转为湿热痞，改用变通半夏泻心汤苦辛开泄湿热痞结。

2. 用于治疗春温温热

冬月温邪内伏，入春寒热咳嗽，身痛渐汗乃解。与温疟同法。桂枝白虎汤。（《眉寿堂方案选存·春温》）

方证解释：此案为春温，症见寒热咳嗽。从"身痛渐汗乃解"分析，表证渐解，里热尚盛，出现但热不寒，骨节疼烦等类似温疟的脉证，故用白虎加桂枝汤治疗。

丁，口鼻吸入热秽，肺先受邪，气痹不主宣通，其邪热由中及于募原，布散营卫，遂为寒热，既为邪踞，自然痞闷不饥，虽邪轻未为深害，留连不已，热蒸形消，所谓病伤，渐至于损而后已，桂枝白虎汤。又，气分之热稍平，日久胃津消乏，不饥、不欲纳食，大忌香燥破气之药，以景岳玉女煎，多进可效，忌食辛辣、肥腻自安，竹叶石膏汤加鲜枸杞根皮。（《临

证指南医案·温热》）

方证解释：本案邪热上受，传中焦，及募原（膜原），影响营卫通和则寒热，热迫胃气不降则痞闷不饥。从"热蒸形消"分析，发热时间较长，阴津已损，故用白虎加桂枝汤清气热，救津液，佐通营卫。二诊气分之热稍平，改用竹叶石膏汤益气生津，泄热透邪。

3. 用于治疗暑温

烦渴耳聋，但热无寒，渐呕，胸腹痞胀。此暑热由口鼻入，三焦受浊，营卫不通，寤不成寐。日期半月，热深入阴，防其瘛疭发厥。桂枝白虎汤。（《眉寿堂方案选存·暑》）

方证解释：本案症见但热无寒，烦渴耳聋，渐呕，胸腹痞胀，寤不成寐等，由暑热深入三焦，营卫不通所致。方用白虎加桂枝汤清气热，护津液，通营卫。

暑热侵于上焦，瘅热，头痛，背胀，渴饮。桂枝白虎汤。（《未刻本叶天士医案》）

方证解释：本案为暑温，症见瘅热不寒，渴饮，头痛，背胀。瘅热、渴饮，为白虎汤证；头痛、背胀，为营卫不通的桂枝证，故用白虎加桂枝汤治疗。

4. 用于治疗伏暑

胡，按仲景云：脉如平人，但

热无寒，骨节烦疼，微呕而渴者，病名温疟。桂枝白虎汤主之。桂枝白虎汤。盖今年夏秋之热，口鼻吸暑，其初暑邪轻小，不致病发，秋深气凉外束，里热欲出，与卫营二气交行，邪与二气遇触，斯为热起。临解必有微汗，气邪两泄，然邪不尽，则混处气血中矣。故圣人立法，以石膏辛寒，清气分之伏热，佐入桂枝，辛甘之轻扬，引导凉药以通营卫，兼知母专理阳明独胜之热，而手太阴肺亦得秋金肃降之司，甘草、粳米和胃阴以生津，此一举兼备。方下自注云：一剂知，二剂已。知者，谓病已知其对证；已者，中病当愈之称耳。（《临证指南医案·疟》）

方证解释：本案为伏暑，症见发热，临解必有微汗等。方用白虎加桂枝汤，以石膏、知母清气分伏热，用桂枝辛甘轻扬，导引凉药以通营卫。

5. 用于治疗秋暑暑风

潘氏，久咳不已，则三焦受之，是病不独在肺矣。况乎咳甚呕吐涎沫，喉痒咽痛。致咳之由，必冲脉之伤，犯胃扰肺，气蒸熏灼，凄凄燥痒，咳不能忍。近日昼暖夜凉，秋暑风，潮热溏泄，客气加临，营卫不和，经阻有诸。但食姜气味过辛致病，辛则泄肺气，助肝之用，医者知此理否耶？夫诊脉右弦数，微寒热，渴饮。拟从温治上焦气分，以表暑风之邪。用桂枝白虎汤。（《临证指南医案·咳嗽》）

方证解释：本案初见久咳不已，咳甚呕吐涎沫，喉痒咽痛，凄凄燥痒，咳不能忍。叶氏认为，此三焦受病，冲脉已伤，犯胃扰肺，非独在肺；近

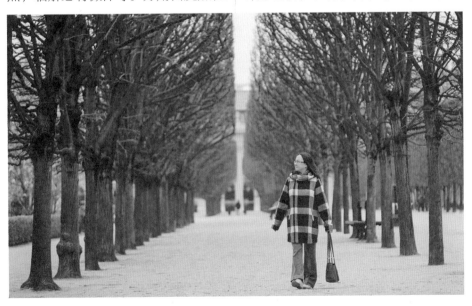

中篇

日又因昼暖夜凉，复感客气寒邪，营卫不和，出现潮热溏泄；诊时仍微寒热，渴饮。脉右弦数。急则治其标，从新感渴饮、脉弦数、寒热，辨为暑风之邪郁表，上焦气分壅热。方用白虎加桂枝汤清泻上焦气分壅热，通营卫，解在表暑风。

6. 用于治疗冬温

寸搏，咳逆，骨痛暮热。温邪入肺，营卫不和，议清气中之热，佐以通营。桂枝白虎汤。（《眉寿堂方案选存·冬温》）

方证解释：本案症见骨痛暮热，咳逆。脉寸搏。此温邪犯肺，肺胃内热，营卫不和。方用白虎加桂枝汤法，以白虎汤清泄气分之热，以桂枝佐通营卫。

7. 用于治疗温热兼湿

脉转数，舌红，面肿消，肤痛，汗减，耳鸣咽呛，肛痔，湿中化热乘窍，仍清气邪，佐通营卫。桂枝白虎汤主之。（《叶氏医案存真·卷二》）

方证解释：本案曾面肿，诊时症见面肿消，汗减，肤痛，耳鸣咽呛，肛痔。舌红，脉转数。从有汗、脉数、舌红辨为白虎汤证，从兼肌肤痛辨为白虎加桂枝汤证，故用白虎加桂枝汤法。因有肛痔，故云"湿中化热乘窍"，但用方暂不燥湿清热治痔。

8. 用于治疗小儿温病

稚年阳亢阴虚，温邪深入不解，留伏营卫之中，昼夜气行，遇邪则热，如疟同义。先议清气分，兼通营卫一法。川桂枝、知母、生甘草、生石膏、麦冬、白风米。（《眉寿堂方案选存·春温》）

方证解释：从"温邪深入不解，留伏营卫之中，昼夜气行，遇邪则热，如疟同义"分析，本案主症以寒热如疟为特点，方用白虎加桂枝汤，清气分壅热，兼通营卫；因"稚年阳亢阴虚"，故加麦冬滋阴生津，白风米护胃。

心营肺卫，为温邪留伏。气血流行，与邪相遇搏激，遂有寒热如疟之

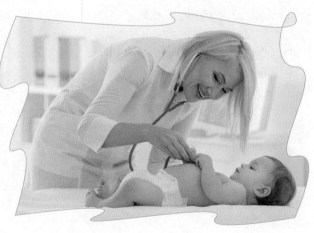

状。今形神羸瘦，久延经月，速则恐其成惊，再延恐致儿劳；多进苦药消克，胃口又虑败倒。急清气热以通营卫，使温邪无容留之地，寒热可冀其止。至于痰嗽，必得胃口充旺，而肺金自全，要非药饵强劫之谓。轻剂桂枝白虎汤。(《眉寿堂方案选存·春温》)

方证解释：本案症见寒热如疟，咳嗽有痰，形神羸瘦，久延经月。此类似于温疟之白虎加桂枝汤证，故用白虎汤清气热，用桂枝通营卫。

合方化裁

1. 合六一散宣利关节治筋骨烦痛

冬温热入，烁及筋骨，非风寒袭筋骨痛宜汗之比。生津清热，温邪自解。桂枝木、知母、杏仁、花粉、滑石、甘草。(《眉寿堂方案选存·冬温》)

方证解释：本案为冬温，从"冬温热入""生津清热，温邪自解"分析，其症应有发热；从"烁及筋骨，非风寒袭筋骨痛宜汗之比"分析，其症应有骨节疼烦。此为白虎加桂枝汤证而兼湿热。方用白虎加桂枝汤去石膏、粳米，加天花粉，清热生津止渴；另用杏仁、六一散(滑石、甘草)，开宣上焦、清利下焦，以宣利湿热；其中滑石、杏仁，合桂枝尤可宣通经络湿热而通利关节，治疗关节筋骨疼痛。

2. 合竹叶石膏汤法加麦冬治疗温病热伤阴津

（1）治温疟

但热无寒，咳嗽渐呕，周身疼楚，此为温疟。伏邪日久，发由肺经，宗仲景桂枝白虎汤，二剂当已。桂枝白虎汤，加麦冬。(《眉寿堂方案选存·疟疾》)

方证解释：根据但热无寒、周身疼楚、呕，辨为温疟；根据咳嗽，辨为伏邪日久，发由肺经。方用白虎加桂枝汤治疗温疟，另加麦冬滋阴生津。

本案处方与下述《眉寿堂方案选存·暑》"潮热烦渴"案、"春季失血"案方可命名为"桂枝白虎加麦冬汤"，以期在临床上推广应用。

（2）治暑湿瘅疟

春季失血，是冬藏未固，阴虚本病无疑。小愈以来，夏至一阴未能来复，血症再来，原属虚病。今诊得右脉急数倍左，面油亮，汗淋涕浊，舌干白苔，烦渴欲饮，交午、未蒸蒸发热，头胀，周身掣痛，喘促嗽频，夜深热缓，始得少寐，若论虚损，不应有此见证。考《金匮》云：阴气先伤，阳气独胜，令人热胜烦冤，病名瘅疟。要知异气触自口鼻，由肺系循募原，直行中道，布于营卫，循环相遇，邪正相并，则发热矣。津液被劫，日就消烁，火热刑金，咳喘为甚，此与本

中篇

病虚损划然两途。仲景定例，先理客邪新病，恐补则助邪害正耳。是以右脉之诊为凭，议当辛甘之剂，驱其暑湿之邪，必使热减，议调本病，勿得畏虚养邪贻害，至嘱。桂枝、知母、麦冬、石膏、甘草、粳米。前法大清气分，兼通营卫，石膏佐以桂枝，清肺为多，其余皆滋清胃热，仍有生津之意。诊两手相等小数，交未末热势较昨似轻；右脉不甚急搏，而心热烦闷、作渴之象如昔。验舌干白，舌边过赤，阴虚之体，其热邪乘虚入三焦，皆有诸矣。况冬病风寒，必究六经；夏暑温热，须推三焦，河间创于《宣明论》中，非吾臆说也。凡热清片刻，议进甘露饮子一剂，服至五日再议。滑石、生石膏、寒水石、桂枝、白芍、麦冬、鲜生地、阿胶、人参、炙草、火麻仁。先用清水二盏，空煎至一半，入药煎四五十沸，澄清冷服。（《眉寿堂方案选存·疟疾》）

方证解释：本案春、夏曾两度失血，诊见面油亮，汗淋涕浊，舌干白苔，烦渴欲饮，交午时、未时蒸蒸发热，头胀，周身掣痛，喘促嗽频，夜深热缓，始得少寐。右脉急数倍左。此为"阴气孤绝，阳气

独发"的瘅疟，又与暑湿内伏有关。方用白虎加桂枝汤大清气分，兼通营卫，另加麦冬滋肺阴、生津液。二诊遵河间法，用桂苓甘露饮合加减复脉汤法清暑泄热，滋阴生津。

（3）治暑温

潮热烦渴，欲得冷冻饮料。暑燥津液，故发疹唇疮，不足尽其邪。理进清气热，通营卫。桂枝白虎汤加麦冬。（《眉寿堂方案选存·暑》）

方证解释：本案潮热烦渴，欲饮冷冻饮料，唇疮，是典型的暑伤津液证；又见发疹，为邪郁肌表，营卫不通的表现。故用白虎加桂枝汤，清气热，通营卫。

（4）治秋燥

陆，秋暑燥气上受，先干于肺，令人咳热，此为清邪中上。当以辛凉清润，不可表汗以伤津液。青竹叶、连翘、花粉、杏仁、象贝、六一散。又，脉右大，瘅热无寒，暑郁在肺。当清

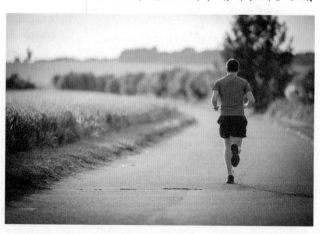

154

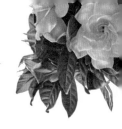

气热，佐以宣通营卫。桂枝白虎汤加麦冬。又，热止，脉右数，咳不已。知母、生甘草、麦冬、沙参、炒川贝、竹叶。（《临证指南医案·咳嗽》）

方证解释：本案症见发热、咳嗽，为秋暑燥气上受，先干于肺。拟辛凉清润法，方用杏仁、竹叶、连翘清宣透热；用象贝母合杏仁宣肺化痰，天花粉清热生津，六一散清利暑湿。二诊症见瘅热无寒。脉右大。卫表之邪渐解，暑热内郁在肺。方用白虎加桂枝汤清气分壅热，佐宣通营卫，另加麦冬滋肺阴、生津液。三诊症见发热止，咳不已。脉右数。肺热渐解，肺津损伤，余热未清，方用知母、竹叶清透余热，炒川贝清肺化痰，生甘草、麦冬、沙参甘寒滋肺润燥，滋阴生津。

3. 合小半夏汤治疗伏暑

丁，脉右数、左小弱，面明。夏秋伏暑，寒露后发，微寒多热，呕逆身痛。盖素有痰火，暑必夹湿。病自肺经而起，致气不宣化。不饥不食，频溺短缩，乃热在气分。当与温疟同例，忌葛、柴足六经药。桂枝白虎加半夏。（《临证指南医案·疟》）

方证解释：本案为伏暑，症见微寒多热，呕逆身痛，不饥不食，频溺短缩，面明。脉右数、左小弱。此暑湿伏郁气分。方用白虎汤清泄暑热，用桂枝宣通营卫透邪；另合小半夏汤法加半夏和胃止呕，燥湿开结。

本案处方可命名为"桂枝白虎加半夏汤"，以期在临床上推广应用。

竹叶石膏汤

仲景原方证述要

竹叶石膏汤出自《伤寒论》第397条，组成为：竹叶二把，石膏一斤，半夏半升（洗），麦门冬一升（去心），人参二两，甘草二两（炙），粳米半斤。右七味，以水一斗，煮取六升，去滓，内粳米，煮米熟，汤成，去米。温服一升，日三服。仲景原条文谓："伤寒解后，虚羸少气，气逆欲吐，竹叶石膏汤主之。"

本方由麦门冬汤去大枣，加竹叶、

石膏组成：以麦冬、人参、甘草、粳米滋阴益气补虚；以石膏、竹叶清透邪热；以半夏辛温，合人参通补胃气，和胃降逆；合麦冬开结利咽，滋阴和胃；合石膏清降胃气，止气逆呕吐。可治疗麦门冬汤证热甚而烦渴者。本方也可理解为，由白虎加人参汤以竹叶代知母，加麦冬、半夏组成：用竹叶、石膏清泄热邪；用人参、甘草、粳米补益胃气；加麦冬滋胃阴，加半夏和胃止呕，可治疗白虎汤证热势不甚而胃气胃阴两伤欲呕者。

竹叶石膏汤证：虚羸少气，烦热，气逆欲呕者。

◉ 叶天士奇方妙治 ◉

🚢 加减变化

1. 用于治疗暑温

热伤肺气，烦渴便秘，但暑病忌下，尚宜甘寒生津为主。竹叶石膏汤去半夏，加玉竹。（《眉寿堂方案选存·暑》）

方证解释：本案为暑温，症见烦渴、便秘等。烦渴为竹叶石膏汤或白虎汤证；便秘由暑伤津液所致，不得用承气汤攻下。方用竹叶石膏汤加减：不呕故去半夏；热伤肺胃津液，故加玉竹。

2. 用于治疗伏气温病春温

杨，伏邪发热，烦渴，知饥无寐，乃胃津受伤所致。竹叶石膏汤加花粉。（《临证指南医案·温热》）

方证解释：从"伏邪"二字分析，本案为伏气温病春温。症见发热，烦渴，知饥无寐。此伏热外发气分，热伤胃津。方用竹叶石膏汤加天花粉，清解伏热，滋胃生津。

3. 用于治疗温热

丁，口鼻吸入热秽，肺先受邪，气痹不主宣通，其邪热由中及于募原，布散营卫，遂为寒热，既为邪踞，自然痞闷不饥，虽邪轻未为深害，留连不已，热蒸形消，所谓病伤，渐至于损而后已，桂枝白虎汤。又，气分之热稍平，日久胃津消乏，不饥，不欲纳食，大忌香燥破气之药，以景岳玉女煎，多进可效，忌食辛辣、肥腻自安，竹叶石膏汤加鲜枸杞根皮。（《临证指南医案·温热》）

方证解释：本案症见寒热，痞闷，不饥，不欲纳食等，颇似湿热郁阻中上焦证，但叶氏分析病机为：口鼻吸入热秽，肺先受邪，气痹不主宣通，其邪热由中及于募原，布散营卫，遂为寒热；邪踞，自然痞闷不饥；气分之热，日久胃津消乏，则不饥、不欲纳食。方用白虎加桂枝汤清气热，通营卫。二诊气分之热稍平，但胃津消

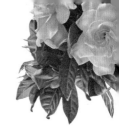

乏，症见不饥、不欲纳食，方用竹叶石膏汤清热养胃生津，加鲜枸杞根皮清虚热。

4. 用于治疗暑湿瘅疟

施，发热身痛，咳喘，暑湿外因，内阻气分，有似寒栗，皆肺病也。竹叶、连翘、薄荷、杏仁、滑石、郁金汁。又，微寒多热，舌心干，渴饮脘不爽，此属瘅疟，治在肺经。杏仁、石膏、竹叶、连翘、半夏、橘红。(《临证指南医案·疟》)

方证解释：本案症见发热身痛，咳喘，似寒栗等。由暑湿外因，内阻气分，肺气不得宣化所致。方用竹叶、连翘、薄荷、杏仁、滑石、郁金汁宣化暑湿，清透湿热。二诊症见微寒多热，舌心干，渴饮脘不爽等。热甚伤津则舌干渴饮，暑湿内阻则脘中不爽。因热多寒微，故诊为瘅疟。方用竹叶石膏汤加减：去人参、甘草、粳米、麦冬之甘壅，加杏仁开宣上焦气分以化湿，加橘红合半夏苦辛温燥中焦之湿；加连翘合竹叶、石膏轻透暑热。

本案二诊方可命名为"竹叶石膏去参麦草米加杏仁连翘橘皮汤"，

以期在临床上推广应用。

5. 用于治疗小儿暑湿瘅疟

张，舌赤，烦汗不寐，肢体忽冷，乃稚年瘅疟，暑邪深入所致。杏仁、滑石、竹叶、西瓜翠衣、知母、花粉。又，热甚而厥，幼稚疟症皆然，竹叶石膏汤去人参、半夏，加知母。(《临证指南医案·疟》)

方证解释：本案为稚年瘅疟，症见烦汗不寐，肢体忽冷。舌赤。此暑湿蕴郁气分。方用杏仁、滑石、竹叶、西瓜翠衣、知母、天花粉清暑生津，宣利湿热。二诊症见热甚而厥，湿减热甚，胃津损伤。方用竹叶石膏汤加减：去人参、半夏之温燥，合白虎汤法，加知母清泄阳明。

本案二诊方可命名为"竹叶石膏去参夏加知母汤"，以期在临床上推广应用。

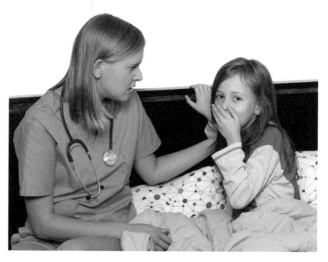

157

🔆 合方化裁

1. 合白虎汤治疗气热伤津或瘅热或疟

某，右脉未和，热多口渴，若再劫胃汁，怕有脘痞不饥之事。当清热生津，仍佐理痰，俟邪减便可再商。麦冬、人参、石膏、知母、粳米、竹叶、半夏。（《临证指南医案·温热》）

方证解释：本案非初诊，症见热多口渴。右脉未和。此热在气分，已伤胃津，叶氏强调："若再劫胃汁，怕有脘痞不饥之事。"治拟"清热生津，仍佐理痰"之法，方用竹叶石膏汤合白虎汤加减。其中竹叶、石膏、麦冬、人参、半夏、粳米，为竹叶石膏汤去甘草法，清热生津，和胃理痰；加知母，合石膏，为白虎汤法，清泄气分壅热。

热伤胃阴，知饥妨食，头胀牙宣。竹叶石膏汤去参、夏，加知母。（《未刻本叶天士医案》）

方证解释：本案症见知饥不食，头涨牙宣等，由阳明胃热，热伤胃津所致。方用竹叶石膏汤去甘温、辛温的人参、半夏，合白虎汤法加知母，清泄气热，滋胃生津。

叶二八，仲景云：阴气先伤，阳气独发，不寒瘅热，令人消烁肌肉。条例下不注方，但曰以饮食消息之。

后贤谓甘寒生津，解烦热是矣。今脉数，舌紫，渴饮，气分热邪未去，渐次转入血分，斯甘寒清气热中，必佐存阴，为法中之法。生地、石膏、生甘草、知母、粳米、白芍、竹叶心。（《临证指南医案·温热》）

方证解释：本案症见渴饮，不寒瘅热。舌紫，脉数。叶氏诊为瘅疟。方用竹叶石膏汤合白虎汤化裁，以竹叶心、石膏、知母、生甘草、粳米，清解气分邪热，因舌紫，"气分热邪未去，渐次转入血分"，故加生地、白芍，为简化犀角地黄汤（犀角现已禁用，今称清热地黄汤）法，凉血散血，兼以滋阴。

本方可命名为"竹叶石膏去参夏加知母生地白芍汤"，以期在临床上推广应用。

胃虚热气上行，故觉气塞，当养胃阴生津，使阳和则邪清。积劳有年之体，甘寒为宜。人参、竹叶、知母、粳米、麦冬、石膏、生甘草。又，鳖甲煎丸，早服七粒，午时七粒，暮时七粒，白滚汤送下。又，生牡蛎、桂枝木、人参、花粉、生白芍、乌梅肉。（《眉寿堂方案选存·疟疾》）

方证解释：本案脉证过简，从"使阳和则邪清"分析，一诊症有发热，阳明胃热尚盛，胃气胃津已伤，故用竹叶石膏汤合白虎汤法，以人参、竹叶、知母、粳米、麦冬、石膏、生甘草，清泄阳明胃热，滋补胃气胃津。二诊热退，改用鳖甲煎丸缓攻疟母癥瘕。三诊继用桂枝汤合乌梅丸为法泄肝安胃以治疟。

2. 合栀子豉汤治疗暑热上郁的咳血烦渴

口鼻吸入，上焦先受。因阴虚内热体质，咳嗽震动络中，逆致血上而头胀。烦渴寒热，究是客邪，先以清暑方法。杏仁、竹叶心、黑栀皮、连翘心、石膏、荷叶汁。（《眉寿堂方案选存·疟疾》）

方证解释：本案症见咳嗽震动，血逆咯血，头涨，烦渴，寒热。此素体阴虚内热而暑从上受。方用竹叶心、石膏，为简化竹叶石膏汤法清泄暑热；用杏仁、黑栀皮、连翘心，为变通栀子豉汤清宣上焦郁热；另用荷叶汁清暑化湿。

3. 合清燥救肺汤治疗春温

温邪有升无降，经肺气机交逆，营卫失其常度为寒热；胃津日耗，渴饮不饥；阳气独行，头痛面赤，是皆冬春骤暖，天地失藏，人身应之，患此者最多。考古人温病忌表散，误投即谓邪热逆传心包，最怕神昏谵语。

治法以辛甘凉泄肺胃，盖伤寒入足经，温邪入手经也。土润则肺降，不致膹郁，胃热下移，知饥渴解矣。嫩青竹叶、白糖炒石膏、杏仁、甘蔗汁、经霜桑叶、麦门冬、生甘草。（《眉寿堂方案选存·春温》）

方证解释：本案症见寒热，渴饮不饥，头痛面赤等。此温邪壅郁肺胃，肺胃津液损伤。方用竹叶石膏汤合清燥救肺汤化裁：其中竹叶、石膏、麦冬、生甘草为竹叶石膏汤，杏仁、桑叶、石膏、麦冬、甘草为清燥救肺汤，两方合用，清肺胃之热，润肺胃之燥，所谓"土润则肺降，不致膹郁，胃热下移，知饥渴解矣"。

🔔 变制新法

对于春温、温热、暑温、伏暑、瘅疟等温病，热郁气分，津液大伤者，叶氏用竹叶石膏汤而变其制：去方中甘温辛温的参、夏，以知母易石膏，用竹叶、知母清泄气分、透达邪热；另加天花粉、石斛、梨汁，合麦冬滋阴生津，或加生地、玄参，合麦冬凉血滋阴生津，或者再加白芍、

中篇

乌梅，合麦冬酸甘化阴。具体用法有以下三种。

1. 变制辛凉甘寒法清热生津治疗春温温热暑热瘅热

某，春温身热，六日不解，邪陷劫津，舌绛，骨节痛。以甘寒息邪。竹叶心、知母、花粉、滑石、生甘草、梨皮。（《临证指南医案·温热》）

方证解释：本案为伏气温病春温，症见身热，六日不解，骨节痛。舌绛。叶氏据舌绛辨为邪陷劫津，拟甘寒清热法，方用竹叶石膏汤加减：去人参、麦冬、粳米、半夏之甘壅温燥，以苦寒滋润的知母代替辛寒的石膏，加天花粉、梨皮清热生津，加滑石合生甘草为六一散法，导热外出。

王，温邪发热，津伤，口糜气秒。卷心竹叶、嘉定花粉、知母、麦冬、金石斛、连翘。（《临证指南医案·温热》）

方证解释：本案症见发热，口糜，气秒，由气分温热伤津所致，方用变制竹叶石膏汤法，以竹叶、知母清气透热；以麦冬、天花粉、石斛滋阴生津；以连翘疏散清解热邪。

气热劫津烦渴，安寐则减，此虚象也。况咳嗽百日，肺气大伤，此益气生津，谅不可少，勿以拘宿垢未下，致因循也。人参、卷心竹叶、木瓜、麦冬、大麦仁。（《眉寿堂方案选存·暑》）

方证解释：本案咳嗽百日，肺气大伤，又感受时令温热，气分热劫津液，症见烦渴，不能安寐。方用变制竹叶石膏汤法，以人参、麦冬、大麦仁益气生津，以竹叶甘寒清热，以木瓜合参、麦，为变通生脉散法以酸甘敛阴。

程，阴气先伤，阳气独发，有瘅热无寒之虑。鲜生地、知母、麦冬、竹叶心、滑石。（《临证指南医案·疟》）

方证解释：本案症见但热不寒，叶氏认为有瘅热之虑。从方用滑石看，此与感受暑热有关。方用变制竹叶石膏汤法，以知母、竹叶心辛凉苦润清泄气热；以鲜生地、麦冬甘寒滋阴；以滑石清暑。

2. 变制辛凉甘寒咸寒法清热凉血滋阴治疗伏暑冬温瘅疟

孙，阴气先伤，阳气独发，犹是伏暑内动，当与《金匮》瘅疟同例。竹叶、麦冬、生地、玄参、知母、梨汁、蔗浆。（《临证指南医案·疟》）

方证解释：本案为伏暑瘅疟，既然与瘅疟同例，症当有但热无寒。从方用生地、玄参分析，病机已及血分，应有血热阴伤的表现。方用变制竹叶石膏汤法，去甘温辛温的人参、半夏、粳米、甘草，用苦寒滋润的知母代替石膏，合竹叶清泄透达气分邪热，另加生地、玄参、梨汁、蔗浆，合麦冬甘寒咸寒并用凉血滋阴生津。

吴瑭根据此案，制定出《温病条辨·上焦篇》第12条五汁饮方证。

本案处方可命名为"增液加竹叶知母梨汁蔗浆汤"，以期在临床上推广应用。

脉左动是阴虚。温邪深入，但大苦直降，恐化燥劫津阴。议以甘咸寒之属。鲜生地、竹叶心、生甘草、元参心、麦门冬。（《眉寿堂方案选存·冬温》）

方证解释：本案温邪深入，损伤阴津，方用变制竹叶石膏汤法，以竹叶甘寒清热，以鲜生地、元参心、麦门冬、生甘草甘寒咸寒并用凉血滋阴生津。

3. 变制辛凉酸甘法清热化阴治疗伏暑

夏令热伏，入秋而发，即仲景谓阴气先伤，阳乃独发之谓。脉右搏数，胃汁受损。暂忌厚味，进甘寒养胃，内热自罢。卷心竹叶、知母、大麦仁、麦冬、白芍、乌梅肉。（《眉寿堂方案选存·暑》）

方证解释：本案为伏暑，从"即仲景谓阴气先伤，阳乃独发之谓"分析，其病为瘅疟，其症为但热不寒，并有阴津大伤的表现。方用变制竹叶石膏汤法，以竹叶、知母清透气热，以大麦仁、麦冬甘寒滋胃生津，以白芍、乌梅酸甘泄热滋阴。

理中汤

● 仲景原方证述要 ●

理中汤出自《伤寒论》第386条，组成为：人参、干姜、甘草（炙）、白术各三两，右四味，捣筛，蜜和为丸，如鸡子黄许大。以沸汤数合，和一丸，研碎，温服之，日三四、夜二服；腹中未热，益至三四丸。然不及汤，汤法：以四物依两数切，用水八升，煮取三升，去滓，温服一升，日三服。若脐上筑者，肾气动也，去术加桂四两；吐多者，去术加生姜三两；下多者，还用术；悸者，加茯苓二两；渴欲得水者，加

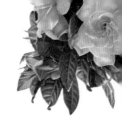

术，足前成四两半；腹中痛者，加人参，足前成四两半；寒者，加干姜，足前成四两半；腹满者，去术，加附子一枚。服汤后，如食顷，饮热粥一升许，微自温，勿发揭衣被。仲景原条文谓："霍乱，头痛，发热，身疼痛，热多欲饮水者，五苓散主之；寒多不用水者，理中丸主之。"此方还见于《伤寒论》第396条："大病差后，喜唾，久不了了，胸上有寒，当以丸药温之，宜理中丸。"《金匮要略·胸痹心痛短气病脉证治》第5条："胸痹心中痞，留气结在胸，胸满，胁下逆抢心，枳实薤白桂枝汤主之，人参汤亦主之"（人参汤即理中汤）。

后世遵《伤寒论》理中汤方后加减中"腹满者，去术，加附子一枚"的用法，在理中汤中直接加附子，制定出了附子理中汤。此方的配伍意义没有超出仲景的理中汤去白术加附子法，因此，本文将附子理中汤与理中汤一起讨论。

理中汤由甘草干姜汤加人参、白术组成。干姜、甘草温中散寒，人参补胃气，白术除水湿。全方具有温中祛寒，益胃健脾除湿的功效。加附子，则助干姜温阳散寒，既能温通脾胃中阳，又能温补下焦肾阳。其中甘草干姜汤又可温补肺阳，散肺中寒气；加

附子则上、中、下三焦虚阳可温，寒气可散。

理中汤的证：霍乱下利呕吐，头痛，发热，身疼痛，寒多不用水者；大病差后，喜唾，久不了了，胸上有寒者；胸痹心中痞，胸满，胁下逆抢心者。附子理中汤的证：理中汤证见阳虚寒甚的附子证者。

叶天士奇方妙治

加减变化

1. 用于治疗寒湿

王六二，病人述病中厚味无忌，肠胃滞虽下，而留湿未解，湿重浊，令气下坠于肛，肛坠痛不已。胃不喜食，阳明失阖。舌上有白腐形色。议劫肠胃之湿。生茅术、人参、厚朴、广皮、炮姜炭、生炒黑附子。（《临证指南医案·湿》）

方证解释：本案症见胃不喜食，肛坠痛不已。舌苔白腐。此寒湿内郁，损伤脾阳，阳明失阖。方用附子理中汤去甘壅的甘草，合平胃散法，以苍术易白术，加厚朴、广皮通补中阳，温燥寒湿，开畅气机。

吴瑭采辑此案，制定出《温病条辨·下焦篇》湿温第57条术附汤方证与《温病条辨·中焦篇》寒湿第

49 条附子理中汤去甘草加厚朴广皮汤方证。

2. 用于治疗阳明阳虚营卫失和所致的寒热自汗

容色消夺，脉形渐细，不知饥，不欲纳，扪之不热，而自云热，并不渴饮，间有寒栗之状，此营卫不振，当治中焦。人参、炮干姜、益智仁、茯苓、木瓜、生白芍。（《眉寿堂方案选存·女科》）

方证解释：本案症见不知饥，不欲纳，容色消夺，自觉肌肤发热，但扪之不热，不渴饮，间有寒栗之状。脉形渐细。此胃阳虚弱，营卫不振。方用人参、炮干姜、茯苓，为理中汤去甘草白术加茯苓法以通补胃阳；另加益智仁燥湿醒脾，加木瓜、生白芍酸甘化阴柔肝，以防木气犯土。

洪妪，脉虚涩弱，面乏泽泽，鼻冷肢冷，肌腠麻木，时如寒凛微热欲溺，大便有不化之形，谷食不纳，此阳气大衰。理进温补，用附子理中汤。（《临证指南医案·脾胃》）

方证解释：本案症见谷食不纳，大便完谷不化，面乏泽泽，鼻冷肢冷，肌腠麻木，时如寒凛微热欲尿。脉虚涩弱。此中阳大虚，营卫失和。方用附子理中汤温补中阳。

某三二，脉濡自汗，口淡无味，胃阳惫矣。人参、淡附子、淡干姜、茯苓、南枣。（《临证指南医案·脾胃》）

方证解释：本案症见口淡无味，自汗。脉濡。此胃阳衰弱，营卫失和。方用附子理中汤去甘壅的甘草、白术，加茯苓以通补胃阳；另仿桂枝汤法加南枣安中和胃。

脾胃为营卫之源，中阳虚弱，可致营卫失和，表现为以上三案所见的"自觉肌肤发热，间有寒栗之状"，或"肌腠麻木，时如寒凛微热"，或"自汗"等，治疗只需通补中阳，中阳复则营卫调和。

3. 用于治疗泄泻

吴，阳虚恶寒，恶心，吞酸，泄泻，乃年力已衰，更饮酒中虚。治法必以脾胃扶阳。人参、茯苓、附子、白术、干姜、胡芦巴。（《临证指南医案·泄泻》）

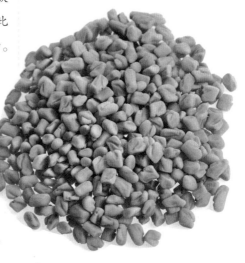

方证解释：本案症见泄泻，恶心，吞酸，恶寒。此酒湿损伤中阳，年高肾阳亦衰。方用附子理中汤法，以茯苓易甘草，变守补为通补。另加胡芦巴温摄肾阳。

某，泻五十日，腹鸣渴饮，溲溺不利，畏寒形倦，寐醒汗出。用温中平木法。人参、胡芦巴、炮姜、茯苓、诃子皮、附子、粟壳。(《临证指南医案·泄泻》)

方证解释：本案泄泻五十日不愈，兼见腹鸣渴饮，溲尿不利，畏寒形倦，寐醒汗出。此为脾肾阳虚之泄泻。方用人参、炮姜、附子、茯苓，为附子理中汤去术、草加茯苓法，通补中下之阳；另用胡芦巴固肾温阳，用诃子皮、粟壳收涩止泻。

舌白，下利两月，脾阳伤矣，有年当此，恐延及肾致脱。理中汤加桂心、茯苓。(《未刻本叶天士医案》)

方证解释：本案下利两月，舌苔白。此寒湿伤阳。方用理中汤加桂心温补中下焦之阳；加茯苓通阳利湿。

4. 用于治疗痢疾

陆二六，腹满自痢，脉来濡小，病在太阴，况小便清长，非腑病湿热之比，法当温之。生于术、附子、茯苓、厚朴、干姜。(《临证指南医案·痢》)

方证解释：本案症见自痢，腹满，小便清长。脉濡小。此太阴阳虚寒湿之痢。方用附子理中汤去甘壅的甘草、人参以温补太阴之阳，另加厚朴、茯苓通阳祛湿，理气行滞。

吴瑭根据此案，制定出《温病条辨·中焦篇》湿温第94条加减附子理中汤方证。

5. 用于治疗呕吐

某氏，脉微肢冷，呕吐清水，食不下化，带下脊髀酸软。阳气素虚，产后奇脉不固。急扶其阳，用附子理中汤。附子、人参、生白术、炮姜、炙草。又，暖胃阳以劫水湿，带下自缓。照前方加胡芦巴。又，脉象稍和，已得理中之效，议用养营法。养营去远志、黄芪、五味。即作丸方。(《临证指南医案·呕吐》)

方证解释：本案为产后，症见呕吐清水，食不下化，脉微肢冷，带下脊髀酸软等。"脉微肢冷"，提示脾肾阳虚；"带下脊髀酸冥"，提示奇脉不固。方用附子理中汤法，以附子、人参、生白术、炮姜、炙草扶中阳、理阳明。二诊已经见效，带下自缓，故守法加胡芦巴以温补肾阳，兼固奇经。三诊脉象稍和，已得理中之效，改用养营汤法善后。

姚六二，腑阳不通降，浊壅为反胃。累遭病反，老年难以恢复，自能潜心安养，望其悠久而已，药不能愈是病矣。人参、附子、干姜、

164

公丁香，姜汁和丸。（《临证指南医案·噎膈反胃》）

方证解释：本案为老年久病反胃，症必"朝食暮吐"。此中阳大虚，胃气不得通降，阴浊壅逆为吐。方用附子理中汤去甘壅守补的甘草、白术以通补中阳，另加公丁香、姜汁降气止呕。

6. 用于治疗吐蛔

席，脉右歇，舌白渴饮，脘中痞热，多呕逆稠痰，曾吐蛔虫。此伏暑湿，皆伤气分，邪自里发，神欲昏冒，湿邪不运，自利黏痰。议进泻心法。半夏泻心汤……又，食入欲呕，心中温温液液，痰沫味咸，脊背上下引痛。肾虚水液上泛为涎，督脉不司约束，议用真武撒其水寒之逆。二服后接服。人参、半夏、茯苓、桂枝、煨姜、南枣。又，别后寒热三次，较之前发减半，但身动言语，气冲，涌痰吐逆，四肢常冷，寒热，汗出时四肢反热。此阳衰胃虚，阴浊上乘，以致清气无以转舒。议以胃中虚，客气上逆为噫气呕吐者，可与旋覆代赭汤，仍佐通阳以制饮逆，加白

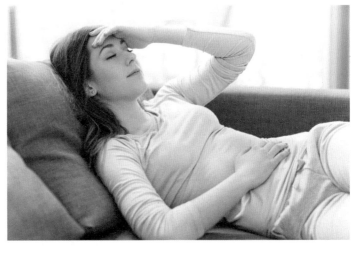

芍、附子。又，镇逆方虽小效，究是强制之法。凡痰饮都是浊阴所化，阳气不振，势必再炽。仲景谓，饮邪当以温药和之。前方劫胃水以苏阳，亦是此意。议用理中汤，减甘草之守，仍加姜、附以通阳，并入草果以醒脾，二服后接用。人参、干姜、半夏、生白术、附子、生白芍。（《临证指南医案·吐蛔》）

方证解释：本案病情复杂，叶氏先后七诊，用多方变化治疗。第五诊用真武汤，第六诊用旋覆代赭汤加白芍、附子，第七诊用附子理中汤去甘守的甘草，主用姜附温阳通阳，另加草果辛香燥湿醒脾。二服后继用附子理中汤去甘草加半夏、白芍调治。

7. 用于治疗腹胀

徐三九，攻痞变成单胀，脾阳伤极，难治之症。生白术、熟附子、茯苓、厚朴、生干姜。（《临证指南医

中篇

案·肿胀》)

方证解释：本案始为痞证，前医误用攻痞法，脾阳更伤而成单腹胀。从"难治之症"以及方用枳术汤分析，其腹胀不是单纯的腹胀满，而是水饮内聚为胀。治疗用附子理中汤去甘草、人参加茯苓以通补脾肾之阳；另用厚朴，合生白术，为变通《金匮》枳术汤法以除水饮，消胀满。

8. 用于治疗便血

俞，阳虚，肠红洞泻，议劫胃水。理中换生茅术、生厚朴、附子炭、炮姜。(《临证指南医案·便血》)

方证解释：本案肠红指便血，洞泻指腹泻。此中阳虚损，寒湿内聚，脾不摄血。方用附子理中汤去甘补壅滞的人参、甘草、白术，加苍术、生厚朴以通补中阳，温燥寒湿，摄血止泻。

顾盘门，向饥时垢血通爽，饱时便出不爽，此太阴失运矣。首方理湿热，继用固肠滑，皆不效，议辛甘运阳。理中汤去参，加桂元肉。(《叶天士先生方案真本》)

方证解释：本案症见饥时大便下垢血通爽，饱时大便不爽。曾用治湿热方与收涩止泻方均未见效。此中阳虚损，太阴失运。方用理中汤去人参温补脾阳，另加桂圆肉滋补阴血。

9. 用于治疗上下溢血

龚无锡六十三岁，老年嗜蟹介，成寒伤血，上下皆溢，当理其中。理中汤。(《叶天士先生方案真本》)

方证解释：本案症见上下溢血。下溢是指大便出血，上溢是指吐血或咯血。此与嗜食蟹介，咸寒伤血有关。证属中阳损伤，脾不摄血。方用理中汤温补中阳，扶脾摄血。

10. 用于治疗痔血.

陈黎里四十四岁，形色脉象，确是阳虚。酒食聚湿，湿注肠痔下血，湿为阴浊，先伤脾阳，阳微气衰。麻木起于夜半，亥子，乃一日气血交代，良由阳微少续，有中年中痹之疾。人参、生于术、炮姜、炙草、炒黑附子。(《叶天士先生方案真本》)

方证解释：本案肠痔下血，肢体麻木起于夜半。此酒食聚湿，湿注大肠而痔血；寒湿伤阳，中阳衰微，阳跷不足而肢体麻木。方用附子理中汤温补中阳，温散寒湿。

张四五，阳伤痿弱，有湿麻痹，痔血。生白术、附子、干姜、茯苓。(《临证指南医案·湿》)

方证解释：本案症见痔疮出血，肢体麻痹、痿弱。此寒湿伤阳。阳虚湿阻经脉则痿弱麻痹，阳虚湿浊下注则痔疮出血。方用变通附子理中汤法，温阳除湿。

吴瑭采辑此案，制定出《温病条辨·下焦篇》寒湿第45条术附姜苓汤方证。

11. 用于治疗妇人崩漏

程，暴冷阳微后崩。附子理中汤。（《临证指南医案·崩漏》）

方证解释：本案血崩，由暴冷伤阳，中阳衰微，不能摄血所致。方用附子理中汤温阳摄血治崩。

长斋有年，脾胃久虚。疟由四末，必犯中焦；血海隶乎阳明，苦味辛散，皆伤胃系。虽天癸久绝，病邪、药味扰动血络，是为暴崩欲脱。阅医童便、阿胶，味咸滑润，大便溏泻，岂宜润下？即熟地、五味，补敛阴液，咽汤停脘，顷欲吐尽。滋腻酸浊之物，下焦未得其益，

脘中先以受其戕。议以仲景理中汤，血脱有益气之治。坤土阳和旋转，希图中流砥柱，倘得知味纳谷，是为转机。重证之尤，勿得忽视！人参、炒焦于术、炮姜炭、茯苓、炙黑甘草。（《眉寿堂方案选存·女科》）

方证解释：本案老年绝经后出现暴崩欲脱。曾反复误治，大便溏泄，咽汤停脘，顷欲吐尽。叶氏抓住脾胃久虚，中阳中气虚衰不能摄血这一病机要点，用理中汤加茯苓通补胃阳胃气以固中摄血。

经漏腹胀，脏阴为病，浊攻脾胃为呕逆。人参、淡附子、茯苓、蒸术、淡干姜。（《眉寿堂方案选存·女科》）

方证解释：本案为经漏，兼见腹胀，呕逆。脾胃中阳虚弱，不能摄血

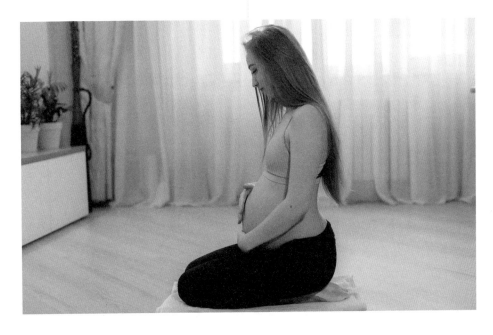

中篇

则经漏；阴浊壅塞则腹胀、呕逆。方用附子理中汤去甘草加茯苓通补中阳胃气以摄血固经。

12. 用于治疗吐泻胎动不安

某，交节上吐下泻，况胎动不安，脉虚唇白。急用理中法。附子、人参、于术、茯苓、白芍。（《临证指南医案·胎前》）

方证解释：本案症见上吐下泻，胎动不安，唇白。脉虚。此中阳大伤。急用附子理中汤去甘草加茯苓通补胃气胃阳，另加白芍滋养阴血，缓急柔肝。

13. 用于治疗半产后呕吐青绿水

朱，脉小，半产一日，舌白，频频呕吐青绿水汁涎沫，左肢浮肿，神迷如寐。此胃阳大虚，肝风内泛，欲脱之象。急急护阳安胃，冀得呕缓，再商治病。人参、淡附子、炒焦粳米、煨老姜。又，虽得小效，必三阴三阳一周，扶过七日，庶有愈理。人参、淡附子、熟于术、炮姜、茯苓、南枣。（《临证指南医案·产后》）

方证解释：本案半产一日，频频呕吐青绿水汁涎沫，左肢浮肿，神迷如寐。苔白，脉小。此胃阳大虚，累及真阳，肝风冲逆，有欲脱之象。急用附子理中汤合附子粳米汤化裁：去甘壅助呕的甘草、大枣、白术与辛燥易耗散胃气的半夏，用

人参、淡附子、炒焦粳米、煨老姜通补胃气胃阳。二诊已得小效，守法用附子理中汤，以大枣易甘草，加茯苓，通补胃气胃阳，温中止呕，兼温补真阳。

合方化裁

1. 合平胃散仿平胃地榆汤法治疗便血或痔血

脉沉而迟，向有寒疝瘕泄，继而肠血不已，渐渐跗臁麻木无力，此因膏粱酒醴，酿湿内著。中年肾阳日衰，肝风肆横，阳明胃络空乏，无以束筋，流利机关，日加委顿，乃阳虚也。仿古劫胃水法。生茅术、人参、厚朴、生炮附子、陈皮。（《叶氏医案存真·卷一》）

方证解释：本案向有寒疝瘕泄，继而肠血不已，渐至跗臁麻木无力。脉沉而迟。此寒湿伤阳，中下阳虚。方用附子理中汤去甘草、白术温补中阳真阳；另合平胃散法，加苍术、厚朴、陈皮以温燥寒湿。

程十七，脉沉，粪后下血。少年淳朴得此，乃食物不和，肠络空隙所渗。与升降法。茅术、厚朴、广皮、炮姜、炙草、升麻、柴胡、地榆。又，脉缓濡弱，阳气不足，过饮湿胜，大便溏滑，似乎不禁，便后血红紫，兼有成块而下。论理

是少阴肾脏失司固摄，而阳明胃脉，但开无合矣。从来治腑以通为补，与脏补法迥异。先拟暖胃阳一法。生茅术、人参、茯苓、新会皮、厚朴、炮附子、炮姜炭、地榆炭。(《临证指南医案·便血》)

方证解释：本案症见粪后下血。脉沉。此食物不和，损伤肠络。方用炮姜、炙草、苍术，为变通理中汤法以温中燥湿；厚朴、广皮，合苍术为平胃散法温燥寒湿；升麻、柴胡、地榆，合理中汤、平胃散法为《卫生宝鉴》平胃地榆汤法治结阴便血。

某，凡有痔疾，最多下血，今因嗔怒，先腹满，随泻血，向来粪前，近日便后。是风木郁于土中，气滞为膨，气走为泻。议理中阳，泄木佐之。人参、附子、炮姜、茅术、厚朴、地榆、升麻(醋炒)、柴胡(醋炒)。(《临证指南医案·便血》)

方证解释：本案素有痔疮出血，因嗔怒而发为腹满、泻血。此中阳虚损，寒湿下注，土虚木郁。方用人参、附子、炮姜、苍术，为附子理中汤去甘草法以温补中下焦之阳；另加苍术、厚朴为平胃散法以燥湿除满；再合《卫生宝鉴》平胃地榆汤法加地榆、升麻、柴胡温阳摄血、止血升阳。其中柴胡可疏肝泄木，

共成"议理中阳，泄木佐之"之法。

2. 合真武汤温阳逐湿治疗寒湿泄泻或寒湿疟

（1）治寒湿泄泻

顾，脾肾瘕泄，腹膨肢肿。久病大虚，议通补中、下之阳。人参、川熟附、茯苓、泽泻、炒黄干姜。(《临证指南医案·泄泻》)

方证解释：本案为脾肾泄，兼见腹膨、肢肿等。此久病脾肾之阳大虚。方用附子理中汤去守补的甘草、白术，加茯苓通补脾肾之阳，兼通补胃气；用泽泻，合茯苓、附子，为真武汤法，以温阳逐湿。

周四十，脉象窒塞，能食少运，便溏，当温通脾阳。生白术一钱半、茯苓三钱、益智仁一钱、淡附子一钱、干姜一钱、荜茇一钱。又，温通脾阳颇适，脉象仍然窒塞。照前方再服二剂。如丸方，当以脾肾同治着想。(《临证指南医案·脾胃》)

方证解释：本案症见便溏，能食少运。脉象窒塞。此脾肾阳虚，水湿内聚。方用生白术、茯苓、淡附子、干姜，为附子理中汤去甘草法，通补脾肾之阳，另加益智仁、荜茇燥湿散寒，助脾运化。其中白术、附子、茯苓并用，为真武汤法，可温真阳、逐水湿。

胃主纳，脾主运。能食不化，泄

169

泻，治在太阴脾脏，此脏为柔脏，阳动则能运，凡阴药取味皆静，归、地之属，反助病矣。淡附子、淡干姜、生益智、生砂仁、人参、茯苓。（《叶民医案存真·卷一》）

方证解释：本案症见泄泻，能食不化。此脾肾阳虚之泄。方用淡附子、淡干姜、人参、茯苓，为附子理中汤去甘草加茯苓法，通补脾肾之阳；另加生益智、生砂仁辛香醒脾燥湿。其中茯苓、附子配伍为真武汤法以温阳逐湿。

（2）治寒湿疟

脉微弱而细，鼻准独明，昼日形冷汗泄，不饥少纳，脘腹常痞，泄气自舒，此阳气失护卫，而寒栗汗出，阳失鼓运，而脾胃气钝。前进养营，亦主中宫，想因血药柔软，阳不骤苏，初进甚投，接用则力疲矣。询其不喜饮汤，舌颇明润，非邪结客热之比，议用理中汤法，专以脾胃阳气是理，不独治病，兼可转运日前之药。昔贤以疟称谓脾寒，重培生阳，使中州默运，实治法之要旨。人参、生芍、熟术、附子、茯苓、干姜。（《叶氏医案存真·卷一》）

方证解释：本案鼻准独明，昼日形冷汗泄，不饥少纳，脘腹常痞，泄气自舒，不喜饮汤。舌颇明润，脉微弱而细。此疟邪寒湿损伤中下真阳，

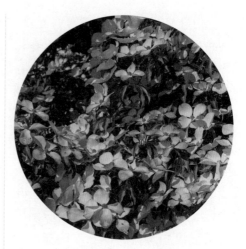

脾胃气钝，卫阳失护。方用人参、干姜、熟白术、附子，为附子理中汤法以温补中阳；用茯苓、生白芍合附子、白术，为真武汤法以温阳逐湿。

3. 合吴茱萸汤温胃泄肝治疗呕吐

金四三，脉细小而弦，风木乘土，当春势张。食入不变，呕吐，得小便通少缓。治以通阳。炮附子、人参、半夏、吴萸、淡姜、茯苓。又，脉右弦涩，阳微阴凝，食入则吐，胃痛胀甚，半月前用药得效后，反大便欲解不通，腑阳不利，浊乃上攻。先用玉壶丹七分，四服。（《临证指南医案·呕吐》）

方证解释：本案症见食入不化，呕吐，得小便通少缓。脉细小而弦。此中阳虚损，风木乘土。方用炮附子、人参、淡干姜、茯苓，为附子理中汤去白术甘草加茯苓法以通补中阳；用半夏合人参、茯苓为大半夏汤法以通

补胃气；用吴茱萸酸温泄肝，合人参、淡干姜，为变通吴茱萸汤以温胃止呕。二诊症见大便欲解不通，改用玉壶丹温阳通便。

4. 合变通大半夏汤通补阳明治疗胃痛或脘中不爽

朱，痛固虚寒，吐痰泄气稍缓。当通阳明，勿杂多歧。人参、半夏、姜汁、淡附子、茯苓、淡干姜。（《临证指南医案·胃脘痛》）

方证解释：本案胃痛，吐痰泄气稍缓。此中阳虚损，寒饮凝结。方用淡附子、茯苓、淡干姜、人参，为附子理中汤法以温中祛寒，用半夏、姜汁、茯苓、人参，为变通大半夏汤以通补阳明。

汪，脉沉，中脘不爽，肢冷。人参七分、淡干姜一钱、炒半夏一钱半、川熟附七分、茯苓三钱、草果仁八分。（《临证指南医案·痞》）

方证解释：本案症见中脘不爽，肢冷。脉沉。此胃阳大虚，湿浊不运。方用人参、淡干姜、川熟附、茯苓，为附子理中汤去甘草白术加茯苓汤法以通补胃阳；用半夏，合人参、茯苓为变通大半夏汤法以通补胃气；另加草果仁辛香温燥太阴脾湿。

5. 合枳术汤逐水饮治疗产后浮肿便溏

某四五，产后未满百日，胸胁骨节收引，四肢肌肉麻木，浮肿腹胀，早轻夜重，食减，畏寒，便溏，脉得右迟左弦。先与理中，健阳驱浊。人参、炮姜、淡附子、焦白术、枳实、茯苓。（《临证指南医案·产后》）

方证解释：本案产后未满百日，胸胁骨节收引，四肢肌肉麻木，浮肿腹胀，早轻夜重，食减，畏寒，便溏。脉右迟左弦。此脾肾阳虚，阴浊水饮聚结。方用人参、炮姜、淡附子、焦白术、茯苓，为附子理中汤去甘草加茯苓法，通补中下之阳以逐阴浊，另加枳实，合白术，为《金匮要略》枳术汤，以消除水饮。

6. 合脾肾双补丸通补奇经治疗腹胀时泄

陈六二，老人脾肾阳衰，午后暮夜，阴气用事，食纳不适，肠鸣䐜胀，时泄。治法初宜刚剂，俾阴浊不僭，阳乃复辟。人参一钱半、淡附子一钱、淡干姜八分、茯苓三钱、炒菟丝三钱、胡芦巴一钱。此治阳明之阳也，若参入白术、甘草，则兼走太阴矣。（《临证指南医案·肿胀》）

方证解释：本案症见肠鸣䐜胀，时泄，食纳不适。此老人脾肾阳衰，阴浊聚结为胀。方用附子理中汤去甘草、白术加茯苓法以通补中下之阳，另取缪仲淳脾肾双补丸法加炒菟丝、胡芦巴以补肾阳、固奇经。

四逆汤

◉ 仲景原方证述要 ◉

四逆汤出自《伤寒论》第323条，组成为：甘草二两（炙），干姜一两半，附子一枚（生用，去皮，破八片）。右三味，以水三升，煮取一升二合，去滓。分温再服。强人可大附子一枚、干姜三两。仲景原条文谓："少阴病，脉沉者，急温之，宜四逆汤。"四逆汤还见于《伤寒论》第225条："脉浮而迟，表热里寒，下利清谷者，四逆汤主之。"第324条："少阴病，饮食入口则吐，心中温温欲吐，复不能吐。始得之，手足寒，脉弦迟者，此胸中实，不可下也，当吐之。若膈上有寒饮，干呕者，不可吐也，当温之，宜四逆汤。"第354条："大汗，若大下，利而厥冷者，四逆汤主之。"第372条："下利，腹胀满，身体疼痛者，

先温其里，乃攻其表，温里宜四逆汤，攻表宜桂枝汤。"第377条："呕而脉弱，小便复利，身有微热，见厥者，难治，四逆汤主之。"第388条："吐利汗出，发热恶寒，四肢拘急，手足厥冷者，四逆汤主之。"第389条："既吐且利，小便复利，而大汗出，下利清谷，内寒外热，脉微欲绝者，四逆汤主之。"

四逆加人参汤出自《伤寒论》第385条，组成为：甘草（炙）二两，附子一枚（生，去皮，破八片），干姜一两半，人参一两。右四味，以水

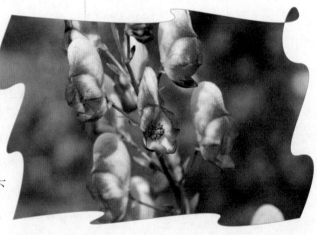

三升，煮取一升二合，去滓。分温再服。仲景原条文谓："恶寒，脉微，而复利，利止，亡血也，四逆加人参汤主之。"

通脉四逆汤出自《伤寒论》第317条，组成为：甘草二两（炙），附子大者一枚（生，去皮，破八片），干姜三两（强人可四两）。右三味，以水三升，煮取一升二合，去滓。分温再服。其脉即出者愈。面色赤者，加葱九茎；腹中痛者，去葱，加芍药二两；呕者，加生姜二两；咽痛者，去芍药，加桔梗一两；利止脉不出者，去桔梗，加人参二两。病皆与方相应者，乃服之。仲景原条文谓："少阴病，下利清谷，里寒外热，手足厥逆，脉微欲绝，身反不恶寒，其人面赤色，或腹痛，或干呕，或咽痛，或利止脉不出者，通脉四逆汤主之。"通脉四逆汤还见于《伤寒论》第370条："下利清谷，里寒外热，汗出而厥者，通脉四逆汤主之。"

通脉四逆加猪胆汁汤出自《伤寒论》第390条，组成为：甘草二两（炙），干姜三两（强人可四两），附子大者一枚（生，去皮，破八片），猪胆汁半合。右四味，以水三升，煮取一升二合，去滓，内猪胆汁。分温再服，其脉即来。无猪胆，以羊胆代之。仲景原条文谓："吐已结下断，汗出而厥，四肢拘急不解，脉微欲绝者，通脉四逆加猪胆汁汤主之。"

四逆汤是甘草干姜汤加附子而成，也是甘草干姜汤与干姜附子汤的合方。干姜偏于治中治上，附子偏于治下，两药配伍，则彻上彻下，温通三焦。炙甘草甘温，既能加强姜、附的温阳作用，又能降低附子的毒性，缓和姜附的燥烈。三药配合，组成为辛甘大热，温阳逐阴，回阳救逆之剂，用以治疗阳微而阴寒内盛之证。如津伤太甚者，加人参益气生津，名四逆加人参汤。如真阳大衰，阴寒内盛，格阳于外者，倍干姜、附子，回阳救逆，名通脉四逆汤。如吐下已止，而厥逆不减者，以通脉四逆汤加猪胆汁，引阳入阴，名通脉四逆加猪胆汁汤。

四逆汤证：少阴病，脉沉者；下利清谷不止者；膈上有寒饮，干呕者；大下利而厥冷者；下利，腹胀满者；呕而脉弱，小便复利，身有微热见厥者；吐利汗出，发热恶寒，四肢拘急，手足厥冷者；既吐且利，小便复利而大汗出，下利清谷，内寒外热，脉微欲绝者。四逆加人参汤证：恶寒，脉微，利止，亡血者。通脉四逆汤证：少阴病，下利清谷，里寒外热，手足厥逆，脉微欲绝，身反不恶寒，其人面赤色者；或下利清谷，里寒外热，汗出而厥者。通脉四逆加猪胆汁汤证：汗出而厥，四肢拘急不解，脉微欲绝者。

● 叶天士奇方妙治 ●

加减变化

1. 用于治疗少阴阳微欲脱

太阳开，小水自利，阳明伤，则失其阖，浊上逆，四肢冷汗，气喘，胸腹胀闷，都是阳微欲脱，脉绝厥逆，勉与通脉四逆汤，回阳驱阴以挽之。淡干姜、泡附子、人参、猪胆汁。服药后，脉微继者生，暴出者死。（《叶氏医案存真·卷一》）

方证解释：本案症见四肢冷汗，气喘，胸腹胀闷，小便自利。脉绝厥逆。此典型的阳微欲脱证。方用通脉四逆加猪胆汁汤去甘草，加人参回阳救逆，益气固脱。

2. 用于治疗下利肢厥

脉沉微，下利，呕逆，身痛，四肢厥冷，少阴中寒。应四逆汤，急救其里。生炮附子、干姜、炙甘草。（《叶氏医案存真·卷二》）

方证解释：本案症见下利，呕逆，身痛，四肢厥冷。脉沉微。是典型的四逆汤证，故用四逆汤原方回阳救逆。

王，右脉已伏，左小紧。四肢冰冷，干呕烦渴。厥阴浊泛，胃阳欲绝，此属痛厥。姑以辛热泄浊通阳。泡淡吴萸、制附子、川楝子、延胡索、淡干姜、茯苓。又，脉微为无阳。下利冷汗，呕逆不食，肢厥不肯回阳。一团浊阴阻蔽，却有闭脘之危。议四逆之属，护阳驱浊。人参、淡附子、枳实、茯苓、生淡干姜。又，肢厥，恶心，吞酸，胸满，大便不通有六日。川连、淡干姜、人参、枳实、陈皮、半夏、茯苓。（《临证指南医案·痉厥》）

方证解释：本案症见四肢冰冷，干呕烦渴。右脉已伏，左小紧。从"此属痛厥"以及处方用药分析，其症当有胃脘痛或腹痛。治拟辛热泄浊通阳法，方用四逆汤、吴茱萸汤、金铃子散合方化裁。其中制附子、淡干姜，为四逆汤去甘草，辛热通阳、逐阴泄浊；泡淡吴萸、茯苓，为变通吴茱萸汤，温胃散寒止呕；川楝子、延胡索，为金铃子散，理气止痛。二诊症见脉微，下利冷汗，呕逆不食，肢厥。其中脉微，下利冷汗，肢厥为四逆汤证，呕逆不食为胃脘痞证。方用淡附子、生淡干姜、人参，为四逆加人参汤去甘草法，回阳救逆泄浊；用枳实、茯苓，合人参、干姜，为变通大半夏汤法，通补胃阳，开胃脘痞结。三诊症见肢厥，恶心，吞酸，胸满，大便不通六日等，出现了胃脘痞结不通的半夏泻心汤证，故用半夏泻心汤去甘草、黄芩，加枳实、陈皮、茯苓苦辛开泄痞结，兼以通补胃阳。

3. 用于治疗寒浊凝聚的疝瘕痛

脉沉而微，沉为里寒，微为无阳，舌白似粉，泻起口渴，身体卧著其痛甚，厉交夏，阴气在内，其病日加，寅辰少阳升动少缓，少腹至阴部位，浊阴凝聚，是为疝瘕。若读书明理之医，凡阴邪盘踞，必以阳药通之，归、地列于四物汤，护持血液，虽佐热剂，反与阴邪树帜，当以纯刚药，直走浊阴凝结之处，调摄非片言可尽也。川附子、黑川乌、吴茱萸、干姜、猪胆汁。再诊，阴寒盘踞少腹，非纯阳刚剂，直入坚冰之地，阴凝不解，此如亚夫之师，从天而降也。医易肾气汤，阴多阳少，立见病加，反至不食，药不对症。仿通脉四逆汤法。附子、干姜、猪胆汁。（《三家医案合刻·叶天士医案》）

方证解释：本案症见泻起口渴，身体卧着其痛甚，少腹至阴部位，浊阴凝聚而痛，状似疝瘕。脉沉而微，舌苔白似粉。脉沉为里寒，脉微为无阳。此阳衰阴寒凝聚之证。方用川附子、干姜、猪胆汁，为通脉四逆加猪胆汁汤法温通真阳，另取治疗寒疝的大乌头煎法加黑川乌破阴寒凝结；取当归四逆加吴茱萸生姜汤法加吴茱萸，散寒止痛。从"阴寒盘踞少腹"，"阴凝不解"分析，二诊时仍有少腹

冷痛等症，故守用通脉四逆加猪胆汁汤通阳逐阴。

4. 用于治疗腹胀

瘅胀腹皮反热，下体怯冷，是阴盛格阳之象，饮必沸汤才适，稍温则腹中不适矣，大小便不利，正属阳气不得通行之义，阴邪弥满之势，症非轻小，其勿忽视。泡淡川附子五钱、泡淡生干姜一钱五分、公猪胆汁一个冲入调服。（《未刻本叶天士医案》）

方证解释：本案症见瘅腹胀，腹皮反热，下体怯冷，饮必沸汤，稍温则腹中不适，大小便不利。此为阴盛格阳，阳气不得通行，阴邪弥漫之证。方用通脉四逆加猪胆汁汤法，以泡淡川附子、泡淡生干姜、公猪胆汁回阳救逆、通阳逐阴。

5. 用于治疗呕吐反胃

高七一，老年逆气右升，脘阻妨食，涎沫上涌，此属反胃。夫阳气结闭，为无形之伤，前药小效，未几反复，以老人生阳不至耳。人参、生淡干姜、炒黑附子、猪胆汁。（《种福堂公选医案》）

方证解释：本案为反胃，症见脘阻妨食，涎沫上涌。此由胃阳大虚，阴浊聚结，肝之逆气夹阴浊上升所致。方用通脉四逆加猪胆汁汤，去甘草，加人参温阳逐阴，并通补胃阳以降阴浊。

中篇

6. 用于治疗中风欲脱

杨，中后不复，交至节四日，寒战汗泄，遂神昏不醒，是阴阳失于交恋，真气欲绝，有暴脱之虑。拟进回阳摄阴法。人参、干姜、淡附子、五味、猪胆汁。又，人参三钱、附子三钱。又，人参、附子、五味、龙骨、牡蛎。（《临证指南医案·中风》）

方证解释：本案中风尚未恢复，症见寒战汗泄，遂神昏不醒。此阴阳失于交恋，真气欲绝，有暴脱之虑。拟回阳摄阴法。方用人参、干姜、淡附子、猪胆汁，为四逆加人参汤合通脉四逆加猪胆汁汤法，回阳救逆；用五味子合人参，为生脉散法，益气固脱。二诊用参附汤回阳固脱。三诊用参附龙牡汤救逆固脱。

🔺 合方化裁

1. 合芍药甘草汤法治疗寒湿腹痛

黄江西六十三岁，病是劳倦内伤，客途舟中往来，复受时令暑湿。病已过月，不饥不大便，脉微小属阴。暑湿皆属阴浊，气分为浊阴蔽塞，仲景谓阴结湿结，肠胃无阳气运行，强通大便，浊反逆致。此入夜阴用事而痛甚矣。淡干姜、生炒黑附子、炙黑甘草、生大白芍。（《叶天士先生方案真本》）

方证解释：本案症见不饥不大便，腹痛，入夜痛甚。脉微小。由于劳倦内伤之体，夏暑之季感受暑湿，湿郁日久，转为寒湿伤阳之证，阳微阴浊凝聚，腑气不通则不饥、不大便，阴寒湿浊阻结则腹痛。方用四逆汤以干姜、附子通阳逐阴，另合芍药甘草汤法用生白芍、炙甘草缓挛急、止腹痛。

本方可命名为"四逆合芍药甘草汤"，以期在临床上推广应用。

2. 合大乌头煎与导气汤治疗寒疝痛

谢，形神劳烦，阳伤，腑气不通，疝瘕阴浊，从厥阴乘犯阳明，胃为阴浊蒙闭，肠中气窒日甚。年前邪势颇缓，宣络可效，今闭钢全是浊阴，若非辛雄刚剂，何以直突重围？胀满日增，人力难施矣。生炮川乌头、生淡川附子、淡干姜、淡

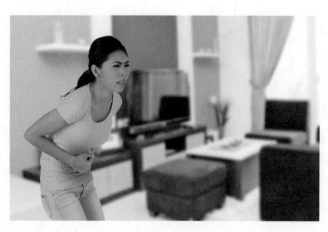

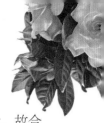

吴萸、川楝子、小茴香、猪胆汁。(《临证指南医案·肿胀》)

方证解释：本案症见胀满日增，疝瘕痛，形神劳烦。从"腑气不通"，"肠中气窒日甚"分析，可能兼有大便闭塞不通。此中阳真阳虚损，寒气凝结，又厥阴乘犯阳明，胃为阴浊蒙闭，肠中气窒日甚。治疗拟辛雄刚剂，通阳逐阴。方用生淡川附子、淡干姜、猪胆汁，为通脉四逆加猪胆汁汤法温通真阳，另取大乌头煎法加生炮川乌头散寒止痛，取导气汤法加淡吴萸、川楝子、小茴香止疝痛、除胀满。

此方可命名为"四逆合乌头导气汤"，以期在临床上推广应用。

3. 合变通理中汤法通阳逐湿治疗腹胀

汪介臣，鼻冷涕泪，腹胀仍空，形色衰夺，脉微而涩，阳气已惫，浊阴日聚，为胀满不食，危期至速。勉议通阳方法。人参、茯苓、淡附子、淡干姜。(《叶氏医案存真·卷二》)

方证解释：本案病情危重，症见腹胀满不食，鼻冷涕泪，形色衰夺。脉微而涩。叶氏诊断为阳气已惫，浊阴日聚之危证。方用四逆加人参汤去甘草回阳救逆；因腹胀满不食，故合理中汤法以茯苓代替白术，合人参、干姜通补中阳，除湿散满。

4. 合变通附子汤法治疗旦食不能暮食而周身掣痛

陆，脉沉微，阳气大伤，阴浊僭踞。旦食不能暮食，周身掣痛，背胀，病状著难愈之症。人参、附子、干姜、茯苓、泽泻。(《临证指南医案·噎膈反胃》)

方证解释：本案症见旦食不能暮食，周身掣痛，背胀。脉沉微。此阳气大伤，水湿阴浊聚结。方用附子、干姜、人参，为四逆加人参汤去甘草法温补阳气，通阳逐阴；另用茯苓、泽泻，合附子、人参，为变通附子汤法温阳逐湿以治周身掣痛。

5. 合大建中汤与大乌头煎或乌头赤石脂丸法治疗胃痛

张四八，阳微浊凝，胃下疼。炒黑川椒(去目)一钱、炮黑川乌三钱、炮黑川附子三钱、炮淡干姜一钱半。(《临证指南医案·胃脘痛》)

方证解释：本案症见胃下疼，叶氏诊断为阳微浊凝。方用炮黑川附子、炮淡干姜，为四逆汤去甘草法，温补真阳，通阳逐阴；用炒黑川椒，合干姜，为变通大建中汤法，温中散寒；用炮黑川乌，为大乌头煎法，散寒止痛。仲景《金匮要略·胸痹心痛短气病脉证治》治疗"心痛彻背，背痛彻心"的乌头赤石脂丸以乌头、附子、干姜、蜀椒并用，散寒破阴止痛，叶氏此方似含有乌头赤石脂丸法，有待研究。

本方可命名为"四逆合乌头大建中汤"，以期在临床上推广应用。

6. 合丁香柿蒂汤治疗阳微呃逆

王，脉微弱，面亮戴阳，呃逆胁痛，自利。先曾寒热下利，加以劳烦伤阳，高年岂宜反复，乃欲脱之象，三焦俱有见症。议从中治。人参、附子、丁香皮、柿蒂、茯苓、生干姜。（《临证指南医案·呃》）

方证解释：本案症见呃逆，胁痛，自利，面亮。脉微弱。此真阳中阳衰微欲脱，胃气上逆，为戴阳证。方用茯苓、附子、生干姜、人参，为茯苓四逆汤去甘草法，回阳救逆。其中人参、茯苓相配，为变通大半夏汤法，可通补胃阳。另加丁香皮、柿蒂，为《济生方》柿蒂汤，合人参、生干姜为《症因脉治》丁香柿蒂汤，以降气止呃。

陈，食伤脾胃复病，呕吐，发呃，下利，诊两脉微涩，是阳气欲尽，浊阴冲逆。阅方虽有姜、附之理阳，反杂入芪、归呆钝牵掣。后方代赭重坠，又混表药，总属不解。今事危至急，

舍理阳驱阴无别法。人参、茯苓、丁香、柿蒂、炮附子、干姜、吴萸。（《临证指南医案·呃》）

方证解释：本案症见呕吐，发呃，下利。两脉微涩。此阳气欲尽，浊阴冲逆。方用茯苓、炮附子、干姜、人参，为茯苓四逆汤去甘草法，回阳救逆；另取柿蒂汤、丁香柿蒂汤法，加丁香、柿蒂，降气止呃逆；取吴茱萸汤法，加吴萸通补胃阳以止呕。

黄，脉小舌白，气逆呃忒，畏寒微战。胃阳虚，肝木上犯。议用镇肝安胃理阳。人参、代赭石、丁香皮、茯苓、炒半夏、淡干姜。又，舌白苔厚，胃阳未醒，厥逆，浊阴上干为呃，仍用通法。人参、淡附子、丁香皮、淡干姜、茯苓。又，照方加姜汁、柿蒂。又，人参、炒川椒、附子、茯苓、淡干姜、炒粳米。（《临证指南医案·呃》）

方证解释：本案初诊症见气逆呃忒，畏寒微战。脉小，舌苔白。叶氏从胃阳虚弱，肝木上犯立论，用镇肝安胃理阳法，以旋覆代赭汤加减处方。二诊仍呃逆，舌苔白厚，改用茯苓四逆汤加减，以人参、淡附子、淡干姜、茯苓，通补真阳胃阳，另加丁香皮降气止呃逆。三诊合入丁香柿蒂汤，加姜汁、柿蒂以降胃气、止呃逆。四诊守法合大建中汤、附子粳米汤法继续调治。

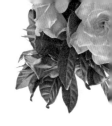

白通汤

● 仲景原方证述要 ●

白通汤出自《伤寒论》第314条，组成为：葱白四茎，干姜一两，附子一枚（生，去皮，破八片）。右三味，以水三升，煮取一升，去滓。分温再服。仲景原条文谓："少阴病，下利，白通汤主之。"

白通加猪胆汁汤出自《伤寒论》第315条，组成为：葱白四茎，干姜一两，附子一枚（生，去皮，破八片），人尿五合，猪胆汁一合。右五味，以水三升，煮取一升，去滓，内胆汁、人尿，和令相得。分温再服。若无胆，亦可用。仲景原条文谓："少阴病，下利，脉微者，与白通汤。利不止，厥逆无脉，干呕烦者，白通汤加猪胆汁汤主之。服汤，脉暴出者死，微续者生。"

白通汤以四逆汤去甘壅守缓的甘草，用干姜、附子辛热温补真阳、通阳逐阴，另加葱白辛温升散、通阳散寒。本方的特点是在破阴回阳之中，寓有通阳之法。白通加猪胆汁汤在白通汤中加入咸降的人尿、苦寒的猪胆汁，一方面反佐姜附辛热温燥，另一方面用其引阳入阴，使上越之虚阳回复下焦。

白通汤证：少阴病，下利，脉微。白通加猪胆汁汤证：少阴病，下利不止，厥逆无脉，干呕烦者。

● 叶天士奇方妙治 ●

加减变化

1. 用于治疗下利厥逆

脉微，下利厥逆，烦躁面赤，戴阳显然，少阴证，格阳于上也。用白通去猪胆汁，以胆汁亦损真阳也。泡生附子、干姜、葱白。煎好冲入人尿一杯。（《叶氏医案存真·卷二》）

方证解释：本案症见下利厥逆，烦躁面赤，是典型的白通加猪胆汁汤证，故用此方化裁。去猪胆汁者，叶氏认为"胆汁亦损真阳也"。这是叶

中篇

氏用此方的心法。

2. 用于治疗呕吐

金，参药不受，皆浊阴在上，阻塞气机，几无法矣。勉与白通汤加人尿猪胆汁，急进以通阳泄浊。附子、生淡姜、葱白五寸、人尿、猪胆汁。（《临证指南医案·呕吐》）

方证解释：从"参药不受"分析，本案为呕吐，用甘补益胃的人参则呕吐更甚。叶氏从真阳虚衰，阴浊上泛考虑，拟通阳泄浊法，用白通加猪胆汁汤化裁，以附子、生淡干姜、葱白、人尿、猪胆汁温补真阳，逐阴泄浊。

五日前胀满已在脘间，兼中下寒冷不暖，议参、附、川乌，驱阴寒之气凝结，非补虚方也。十九日阴雨天冷，正阳气不生之象，况日久冒气已疲，腥浊入胃即吐，确是阳微见症。王先生主通阳极妙，若得阳气通调，何患水湿不去。人参、熟川附子、大茴香、生淡干姜、茯苓、川楝子、川椒、和入童便杯许。（《三家医案合刻·叶天士医案》）

方证解释：本案五日前脘间胀满，脘腹中下寒冷不暖，前医王先生曾用参、附、川乌，驱阴寒凝结予以治疗。随后阴雨天冷，腥浊入胃即吐，叶氏诊断为真阳衰微之证，方用人参、熟川附子、生淡干姜、童便，为白通加猪胆汁汤合四逆加人参汤法，温阳通阳，另用茯苓，合干姜、人参，为变通理中汤法，通补胃阳，温中止呕；用川椒，合干姜、人参，为大建中汤法，辛甘理阳散寒；用大茴香、川楝

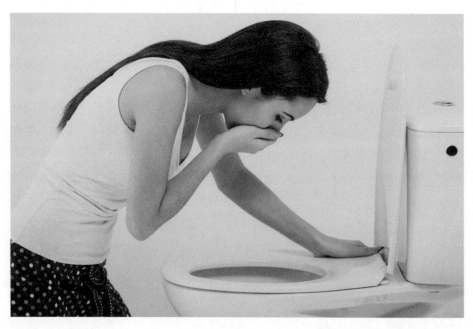

子，为治疝法以理气止腹痛。从方用大茴香、川楝子来看，其证中应该有类似于疝瘕痛的下腹、少腹疼痛。

本案"况日久冒气已疲"中的"冒气"，可能是"胃气"之误，有待考证。

3. 用于治疗脘腹胀痛

苏，老年阳气日微，浊阴自下上干，由少腹痛胀及于胃脘，渐妨饮食，痞散成鼓矣。法当通阳以驱浊阴，倘昧此旨，徒以豆蔻、沉香破泄，耗其真气，斯胀满立至。熟附子、生干姜。水煎，滤茶盏内七分，调入生猪胆汁一枚，以极苦为度。（《叶天士先生方案真本》）

方证解释：本案症见少腹痛胀及于胃脘，渐妨饮食等，此属痞散成臌，由阳衰阴浊聚结所致，治当温真阳，驱浊阴，禁用辛香理气消胀，以防再耗真阳。方用白通加猪胆汁汤化裁，以熟附子、生干姜、生猪胆汁温阳逐阴、散寒止痛。

4. 用于治疗臌胀或重症胀满

汪，脉右涩，左弱。面黄瘦，露筋，乃积劳忧思伤阳，浊阴起于少腹，渐至盘踞中宫，甚则妨食呕吐，皆单鼓胀之象大著。调治最难，欲驱阴浊，急急通阳。干姜、附子、猪苓、泽泻、椒目。又，通太阳之里，驱其浊阴，已得胀减呕缓。知身中真阳，向为群药大伤，议以护阳，

兼以泄浊法。人参、块茯苓、生干姜、淡附子、泽泻。又，阴浊盘踞中土，清阳蒙闭，腹满膜胀，气逆腹痛，皆阳气不得宣通，浊阴不能下走，拟进白通法。生干姜、生炮附子，冲猪胆汁。（《临证指南医案·肿胀》）

方证解释：本案症见臌胀，面黄瘦，露筋，呕吐。脉右涩，左弱。此为单臌胀，由积劳忧思伤阳，浊阴起于少腹所致，治拟温阳通阳，驱逐阴浊法，一诊用四逆汤去甘草之壅以温通里阳，另取五苓散、己椒苈黄丸法，加猪苓、泽泻、椒目利水逐阴，通太阳膀胱。二诊已得胀减呕缓之效，继续用四逆加人参汤去甘草加茯苓、泽泻守法论治。三诊见腹满膜胀，气逆腹痛等，阳气不得宣通，浊阴不能下走，改用白通加猪胆汁汤法，破阴通阳。

由夏季目黄神倦，渐至中焦胀满，延至霜降，上吐瘀血，下便污浊，按脉弱细不调，视色神采不振，兼以呼吸带喘。素有寒痰气逆，其宿饮之蓄，已非一日。当夏三月，脾胃主令，天气热，地气升，人身气泄，加以饥饱劳役，而遂减食胀满，是皆病于中绵延上下矣。夫六腑以通为用，不但腑不用其间，经脉络脉中，气血皆令不行，气壅血瘀，胀势愈加。古人以胀病以宣通为法，而有阴阳

之殊，后之攻劫宣通，如神佑、舟车、禹功等方，值此久病淹淹，何敢轻试，议以专通三焦之阳气，驱其锢蔽之浊阴，温补兼进，若不阳气渐苏，难以拟投。引用仲景白通汤。去须葱白四枚、干姜（切片，盐水泡二十余次，去辣味）三钱、猪胆汁十匙、淡附子（去皮脐，再用包火煨）一钱。再诊，脉神如昨，胸满胀更急，不思纳食，鼻尖冷甚，热汗出，自吐瘀便垢，至今神衰吸短。古人谓上下交征，当理其中，但阳微浊僭，格拒不通，理中守剂，不能理烦治剧，此护阳通阳，仍参苦寒，俾浊阴泄得一分，其阳复得一分，安谷之理在焉，不及缕述。前方去葱白，加人参三钱。（《三家医案合刻·叶天士医案》）

方证解释：本案病情复杂而深重，夏季目黄神倦，渐至中焦胀满，延至霜降，上吐瘀血，下便污浊，诊脉弱细不调，视色神采不振，兼呼吸带喘。此中下真阳虚衰，阴浊锢蔽为胀，必须专通三焦之阳气，驱其锢蔽之浊阴，温补兼进，令阳气渐苏，方为正治。一诊用白通加猪胆汁汤。再诊时，脉神仍如昨，胸满胀更急，不思纳食，鼻尖冷甚，热汗出，自吐瘀便垢，至今神衰吸短。不仅阳衰，气也欲脱不固，故守用前方，去辛散易耗气之葱白，合四

逆加人参汤法加人参，兼补元气。

5. 用于治疗少阴阳衰阴聚大病重证

背痛，得按摩愈痛。吐涎沫，短气，腹满，小腹坚，小便不通，大便自利，下体麻木，不得移动，不食不寐，烦则汗出。病机多端，无缕治成法，思冷浊窃踞，阳微不行，为痞塞之象。二气既乖，岂可忽略。引仲景少阴例，急进通阳为要。议用白通加人尿、猪胆汁汤。去须葱白、生淡干姜、生炮附子。右药用水一盏，煎至四分，滤清，加人尿一小杯，猪胆汁一枚，频频调和，勿令其沉于药底。再诊，浊阴蔽塞，舍通阳再无别法。服白通加人尿、猪胆汁汤，脉不微续，仍三五参差，尚非稳保。议用四逆通脉方。人参、淡干姜、人尿、炮附子、猪胆汁。三诊，症象稍减，但少腹浊阴尚踞，胃气不苏，犹虑反复。人参、生淡干姜、炮附子、茯苓、泽泻。四诊，误用攻表伤阳，致阴邪浊气结闭于下，少腹坚痛，二便阻涩，浊上干逆则呕，非温热佐以成苦寒，何以直达下焦。炮附子、淡干姜、人尿、猪胆汁、葱白头。（《三家医案合刻·叶天士医案》）

方证解释：本案症见背痛，得按摩愈痛，吐涎沫，短气，腹满，小腹坚，小便不通，大便自利，下

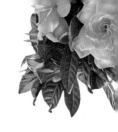

体麻木，不得移动，不食不寐，烦则汗出等。病情复杂，病机多端，叶氏从"冷浊窃踞，阳微不行，为痞塞"考虑，用白通加猪胆汁汤通阳逐阴。二诊时，脉仍不微续，脉律三五参差不整，叶氏强调"浊阴蔽塞，舍通阳再无别法"，继用前方合通脉四逆加猪胆汁汤与四逆加人参汤法论治。三诊症象稍减，但少腹浊阴尚踞而坚满，胃气不苏而不食。守用四逆加人参汤法温阳逐阴，加茯苓、泽泻利湿通阳。四诊前患者曾转请他医治疗，其医误用攻表法，更伤阳气，致阴邪浊气结闭于下，少腹坚痛，二便阻涩，浊上干逆而呕等，叶氏抓住阳衰阴结的根本，继续用白通加猪胆汁汤温通真阳，破阴浊聚结。

6. 用于治疗腹痛大便闭结

沈三十四岁，六腑阳气不行，浊凝便艰，浊结则痛。半硫丸，热药中最滑，入肠泄浊阴沉滞，胃阳当未醒复，薄味相宜。炒生川附、生淡干姜，葱白汁泛丸。（《叶天士先生方案真本》）

方证解释：本案症见便秘腹痛。用半硫丸未效。此真阳虚弱，阴浊聚结，腑气不通。方用白通汤法，以炒生川附子、生淡干姜，葱白汁为丸，温通真阳，逐阴寒凝结。

7. 用于治疗尿闭

陈六七，昨用五苓通膀胱见效，治从气分，继而乱治，溲溺不通，粪溏，急当通阳。生干姜、爆黑川附子，调入猪胆汁。（《临证指南医案·便闭》）

方证解释：本案初见小便不利，曾用五苓散见效。随后被误治，出现溲尿不通，粪溏等。此真阳之火虚衰，阴浊之邪聚结而小便不通。方用白通加猪胆汁汤法，去葱白、人尿，以生干姜、黑川附子、猪胆汁通阳逐阴，破阴浊凝聚。本方也是通脉四逆加猪胆汁汤去甘草法，用药精简，可法可师。

钱四十岁，情志郁结，是内因生胀，自投攻泻，胀加溺闭，已属痼疾难治，议通下焦之阳。生附子（去皮脐，切小块，炒极黑色）三钱，水一盏，煎至四分，入童便一小杯，猪胆汁一个。（《叶天士先生方案真本》）

方证解释：本案原为腹胀，因自投攻泻，误用寒凉致腹胀加重，尿闭不通。此真阳大虚，阴寒凝聚，水气不行。方用白通加猪胆汁汤，去葱白、干姜，以生附子一味单刀直入，通阳破阴，以童便、猪胆汁降泄阴浊。

8. 用于治疗宿疝阴囊足跗胀大

方七七，高年宿疝不愈，入夏阴

中篇

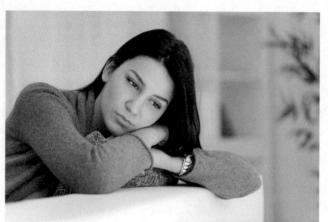

温病学家叶天士 奇方妙治

囊足跗胀大，乃阴脏之真渐竭，腑中阳气不行，一派浊阴迷漫。述二便皆不通，明知老弱久虚，然呆补必助浊壅塞，议通阳一法。白通汤去葱白。（《种福堂公选医案》）

方证解释：本案为高年浮肿、宿疝，症见阴囊胀大，足跗肿胀，二便不通等。此真阳渐竭，浊阴弥漫壅塞。方用白通汤去葱白，温通真阳，逐阴浊聚结。

9. 用于治疗痰饮喘逆

陈，脉虚微，春阳地升，浊阴上干。喘不得卧，治在少阴。人参、淡熟附子、猪胆汁。又，照前方加淡干姜一钱半。又，脉弦，暮夜浊阴冲逆，通阳得效。议真武法，以撤其饮。人参、淡附子、生白芍、茯苓、姜汁。又，真武泄浊，脘通思食，能寐，昨宵已有渴欲饮水之状。考《金匮》云：渴者饮邪欲去也。当健补中阳，以资纳谷。人参、生

于术、淡附子、茯苓、泽泻。又，早服肾气丸四五钱，晚用大半夏汤。人参、半夏、茯苓、姜汁。（《临证指南医案·痰饮》）

方证解释：本案喘不得卧，脉虚微。从脉辨为真阳大虚，寒饮上逆之喘。方用白通加猪胆汁汤法通阳逐饮；二诊守法加干姜温阳化饮；三诊脉弦，饮浊变为主要矛盾，改用真武汤以撤饮邪；四诊脘通思食，有渴欲饮水之状，为饮邪欲去之征兆，方用附子理中汤去干姜、甘草加茯苓、泽泻以温阳逐饮，扶胃治本；五诊用肾气丸与大半夏汤早晚交替，一面补肾纳气，治喘之本，一面通补胃阳，化饮治标。

10. 用于治疗产后昏冒

某，脉无神，神倦欲昏，汗出，乃阳气走泄，泻利系阴气不守，产后见症，是属重虚，深恐节间暴脱，而寒热、胸痞、腹痛，岂遑论及标末。人参、制附子、人尿、猪胆汁。（《临证指南医案·产后》）

方证解释：本案为产后，症见神倦欲昏，汗出，泻利。脉无神。叶氏抓住阳虚欲脱这一根本，用白

通加猪胆汁汤去干姜，加人参，温阳益气固脱。

11. 用于治疗产后欲脱

浊气上逆，恶心不食，冷汗烦躁，最防暴脱，不可但执恶露滞满，而专泄气攻血。人参、淡干姜、淡附子、泽泻、冲入童便。（《叶氏医案存真·卷一》）

浊气上逆，恶心不食，冷汗烦躁，最防暴脱，不可但执恶露滞满，而专泄气攻血。人参、干姜、泽兰、附子、童便。（《眉寿堂方案选存·女科》）

方证解释：以上两案可能是同一个医案，其中仅一味药之差，究竟是泽泻还是泽兰，有待考证。此案症见恶心不食，冷汗烦躁，恶露滞满等。叶氏认为产后恶露滞满已非紧急之证，而冷汗烦躁提示有阳微欲脱的危险，因此，治疗先用人参、淡干姜、淡附子、童便，为白通加猪胆汁汤合四逆加人参汤法，回阳救逆；另加泽兰，活血行瘀，兼治恶露滞满。若是泽泻，则意在通阳泄浊。

合方化裁

1. 合变通理中汤治疗肿胀

本质最虚，多忧积郁。春深入夏，阳气发泄，脾弱失运，纳谷渐减，土中阳渐，湿生气钝，肝木来克，肿胀日著。血败化水凝结，小便日加短涩；湿坠注肠，大便鹜溏。阳气不交于下，膝下寒冷不温。脉涩经闭，显然血蛊。浊气上干，必有喘急，夜坐不卧，见症险笃已极，勿得小视。以通阳腑理虚，冀阴浊不致闭锢。人参、淡干姜、茯苓、淡附子、猪胆汁、泽泻。（《眉寿堂方案选存》）

方证解释：本案症见肿胀日著，纳谷渐减，小便日加短涩，大便鹜溏，膝下寒冷不温，喘急，夜坐不能平卧，经闭。脉涩。此险笃已极之证，由阳气虚衰，阴浊水湿闭锢所致。方用白通加猪胆汁汤，去辛散之葱白，温通真阳，逐阴浊凝聚；另合理中汤法，加人参、茯苓、泽泻，通补胃阳，益气生津，利水消肿。

2. 合大建中汤与许叔微椒附散治疗腹痛大便窒痹

方四四，形质颓然，脉迟小涩，不食不寐，腹痛，大便窒痹。平昔嗜酒，少谷中虚，湿结阳伤，寒湿浊阴鸠聚为痛。炒黑生附子、炒黑川椒、生淡干姜、葱白，调入猪胆汁一枚。（《临证指南医案·湿》）

方证解释：本案症见不食不寐，腹痛，大便窒痹。脉迟小涩。据平素嗜酒少谷，辨为湿饮停聚，胃阳大伤，寒湿浊阴鸠聚为痛为闭之证。方用白通加猪胆汁汤合大建中汤法，以炒黑川椒、干姜、附子、葱白并用，大辛大热，温阳破阴以止痛开闭；以猪胆汁苦泄阴浊。其中花椒、附子合用，为许叔微椒附汤法，可治疗阳虚冲气上逆证。

吴瑭采辑此案，制定出《温病条辨·中焦篇》寒湿第48条椒附白通汤方证。

3. 合导气汤法治疗寒疝

吴六十，味酸，食不化，涌吐。述少腹厥气上冲，下有宿疝。以肝浊攻胃。《经》云：食出完谷，是

无阳也。生炮黑附子、生淡干姜、猪胆汁、吴萸、川楝子。（《临证指南医案·疝》）

方证解释：本案上见涌吐，味酸，吐出未消化食物，下见宿疝。此胃阳大虚，肝气冲逆攻胃而呕吐，肝气积聚于下而宿疝。方用白通加猪胆汁汤去葱白、人尿温通胃阳以治疗呕吐，合入导气汤法用吴茱萸、川楝子温肝理气以治疗宿疝。

真武汤

● 仲景原方证述要 ●

真武汤出自《伤寒论》第316条，组成为：茯苓三两，芍药三两，白术二两，生姜（切）三两，附子一枚（炮，去皮，破八片）。右五味，以水八升，煮取三升，去滓。温服七合，日三服。若咳者，加五味子半升，细辛一两，干姜一两；若小便利者，去茯苓；若下利者，去芍药，加干姜二两；若呕者，去附子，加生姜，足前为半斤。仲景原条文谓：

"少阴病，二三日不已，至四五日，腹痛，小便不利，四肢沉重疼痛，自下利者，此为有水气，其人或咳，或小便利，或下利，或呕者，真武汤主之。"真武汤还见于《伤寒论》第82条："太阳病发汗，汗出不解，其人仍发热，心下悸，头眩，身瞤动，振振欲擗地者，真武汤主之。"

本方以附子温阳驱寒；茯苓、白术利水逐湿；生姜辛温，合附子通阳散寒，配苓、术发散水气；芍药止腹痛，配茯苓利小便，又兼制附子之刚

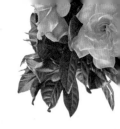

燥。全方重在温阳散寒制水，主治阳虚寒水泛逆证。

真武汤证：心下悸，头眩，身𥆧动，振振欲擗地者；或腹痛，小便不利，四肢沉重疼痛，自下利者。

●叶天士奇方妙治●

加减变化

1. 用于治疗呕吐

潘十八，食后吐出水液，及不化米粒，二便自通，并不渴饮，五年不愈。宜理胃阳，用仲景法。熟附子、半夏、姜汁、白粳米。又，泄浊阴，劫水饮，以安胃阳，服四日，腹胀吐水已减，知阳腑之阳，非通不阖。再宗仲景法。真武汤加人参。（《临证指南医案·呕吐》）

方证解释：本案食后呕吐，呕吐物为水液与不消化米粒。叶氏从"并不渴饮"辨为胃阳大虚、水饮上逆的附子粳米汤证。方用变通附子粳米汤法以熟附子、半夏、姜汁、白粳米通胃阳，泄浊阴，劫水饮。二诊腹胀吐水已减。呕吐减，故不再用附子粳米汤。改用真武汤加人参通补胃阳，降泄水浊。

秦五十一岁，脉沉微，少腹冲气，两胁胀痛呕逆。真武汤。（《叶天士先生方案真本》）

方证解释：本案症见呕吐，自觉少腹气冲，两胁胀痛。脉沉微。从脉沉微而呕吐、少腹气冲辨为胃阳大虚，水饮冲逆的真武汤证，方用真武汤法。

2. 用于治疗脘不知饥

脉渐阴浊上僭，与真武法，减术换参。真武法两日，脘中有知饥感，与阳渐结痞无疑。阴浊得泄，即当温养太阴，使脾阳鼓动健运，冀其纳谷安然，用治中法。人参、益智仁、淡干姜、茯苓、广皮白、木瓜。（《眉寿堂方案选存》）

方证解释：本案有商榷之处，如"脉渐阴浊上僭"一句。从全案分析，症有胃脘痞满，不饥不食等，病机为中下阳虚，阴浊痞塞。方用真武汤去甘壅之白术，加人参合附子、茯苓通补胃阳，逐阴泄浊。二诊阳渐温通，脘中有知饥感，故改用温阳通补太阴法，以理中汤去白术甘草加茯苓、广皮白、益智仁温中燥湿，通阳利水，另加木瓜化湿之中兼以柔肝。

3. 用于治疗泄泻

某，脾肾虚寒多泻。由秋冬不愈，春木已动，势必克土。腹满，小便不利，乃肿病之根。若不益火生土，日吃疲药，焉能却病。人参、白术、附子、生益智、菟丝子、茯苓。（《临证指南医案·肿胀》）

方证解释：本案泄泻近三季，伴有腹满，小便不利等，叶氏辨为脾肾虚寒之泄泻，拟益火生土法，用真武汤去白芍、生姜温补真阳，加人参通补阳明，另仿缪仲淳脾肾双补丸法加炒菟丝、生益智仁温补脾肾，固摄止泻。

邹妪，湿伤泄泻，小便全少，腹满欲胀，舌白不饥。病在足太阴脾，宜温中佐以分利。生茅术、厚朴、草果、广皮、茯苓、猪苓、泽泻、炒砂仁。又，早服真武丸，姜汤送二钱五分。一两。夜服针砂丸，开水送一钱五分。六钱。又，人参、附子、枳实、茯苓、干姜、生白芍。（《临证指南医案·泄泻》）

方证解释：本案症见泄泻，小便少，腹满欲胀，不饥。苔白。此寒湿泄泻。一诊方用平胃散去甘草加草果、炒砂仁温燥寒湿，兼以除满，合四苓散去白术法分利水湿，利小便以实大便。二诊见寒湿伤阳，故早用姜汤送真武丸扶阳逐湿，夜用针砂丸"暖其水脏以泄浊"（《临证指南医案·肿胀》黄三八案）。三诊继用真武汤法，以附子、茯苓、生白芍，温阳逐湿；合理中汤法以人参、干姜、茯苓通补胃阳，另用枳实行气消痞除满。

脉歇，阳伤阴干，便泄腹膨，宜节食物。真武汤。（《未刻本叶天士医案》）

方证解释：本案便泄腹膨，脉间歇不齐。叶氏从阳伤阴浊干逆立论，用真武汤温真阳，逐阴浊。

4. 用于治疗痢疾

某氏，休息痢，经二年，明是下焦阴阳皆虚，不能收摄。经期不来，小腹抚摩有形上行，似乎癥瘕，其实气结，若不急进温补，恐滋扰肿胀之累也。人参、附子、茯苓、炙草、五味、白芍。（《临证指南医案·痢》）

方证解释：本案休息痢二年不愈，又经闭不来，小腹有形上行，状如癥瘕而实为气痞。此真阳大虚，真阴也伤，胃气虚损。方用真武汤去白术、生姜温补真阳，仿生脉散法加人参、五味子，合白芍益气滋阴，兼收敛止痢，另加甘草合白芍为芍药甘草汤法缓急治痢。

吴瑭根据此案，制定出《温病条辨·下焦篇》第73条参芍汤方证。

5. 用于治疗腹痛便血

朱，入暮腹痛鸣响，睾丸久已偏坠，春正下血经月，颜色鲜明，此痛决非伤瘀积聚，乃营损寒乘，木来侮土，致十四载之缠绵。调营培土，以甘泄木，散郁宜辛。节口戒欲，百天可效。人参、炒当归、炒白芍、肉桂、炮姜、茯苓、炙草、南枣。又，细推病情，不但营气不振，而清阳亦伤。

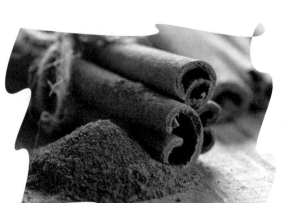

洞泄不已，而辛润宜减，甘温宜加。从桂枝加桂汤立法。人参、桂枝、茯苓、生白芍、炙草、肉桂、煨姜、南枣。又，仍议理营。人参、于术、茯苓、炮姜、桂心、白芍，真武丸二钱。（《临证指南医案·便血》）

方证解释：本案症见人暮腹痛鸣响，便血一月之久，面色鲜明。叶氏从营损寒乘，木来侮土立论，拟调营培土，以甘泄木，以辛散郁法，方用变通参归桂枝汤法加减，以肉桂代桂枝，以炮姜代生姜。二诊见洞泻不已，不但营气不振，而且清阳亦伤，改用变通桂枝加桂汤法，减当归，加桂枝，二桂并用，偏重温阳。三诊汤方用桂枝汤合理中汤化裁，丸方用真武丸，汤丸并用，温阳理营。

6. 用于治疗腹胀

某，食下膜胀，舌黄，当治脾阳。生白术一钱半、广皮一钱、茯苓三钱、厚朴一钱、木瓜五分、淡附子七分。（《临

证指南医案·肿胀》）

方证解释：本案症见食下膜胀，舌苔黄。此中下阳虚，湿浊聚结。方用真武汤去辛散的生姜、阴敛的白芍以温通中阳；合平胃散法加广皮、厚朴理气化湿消胀；另加木瓜代替白芍，一可制肝以防肝气横逆犯脾；二可制约附子刚烈之性，三可化湿醒脾以助运化。

李，积劳伤阳，腹膨乃奥，脉弦无胃气，形衰废食，理中宫阳气之转旋，望其进食。延久无能却病矣。人参、淡附子、谷芽、茯苓、益智、广皮。（《叶天士先生方案真本》）

方证解释：本案症见腹膨按之柔软，形衰废食。脉弦无胃气。此积劳伤阳，中阳虚弱，中焦气机不能转旋。方用变通真武汤法，去白术、白芍、生姜，以附子、茯苓温阳逐湿；因脉无胃气，故加人参合茯苓通补胃气。另加益智仁、广皮、谷芽燥湿升清助运。

7. 用于治疗浮肿

杨，脉沉小弦，中年以后，阳气不足，痰饮水寒，皆令逆趋，致运纳失和，渐有胀满浮肿。法以辛温宣通，以本病属脾胃耳。人参一钱、茯苓三钱、白芍一钱半、淡附子一钱、姜汁三分调。（《临证指南医案·肿胀》）

中篇

方证解释：本案症见胀满浮肿。脉沉小弦。此阳气不足，痰饮水湿损伤脾胃。方用真武汤去白术加人参，温阳利水，通补胃气。

某三七，肿胀由足入腹，诊脉细软，不能运谷，当治少阴太阴。生白术、厚朴、茯苓、淡附子、淡干姜、荜茇。（《临证指南医案·肿胀》）

方证解释："肿胀由足入腹"指先有下肢足部浮肿，进而出现腹胀；"不能运谷"，指纳差不能进食；脉细软，为阳虚虚寒之脉。此少阴太阴阳虚证。方用真武汤合理中汤化裁，以生白术、茯苓、淡附子为简化真武汤温阳逐湿利水；以淡干姜合附子、白术为简化附子理中汤温中助运；厚朴合生白术为变通枳术汤以消痞除满；另加荜茇温中散寒消胀。

湿积，温中不应，据述腿浮行动气逆，少阴之阳式微，阴湿亦为僭逆矣，即脾阳亦顿命门真火煨之。真武汤。（《未刻本叶天士医案》）

方证解释：本案症见下肢浮肿，行动气逆似喘。此少阴真阳衰微，湿浊内聚上逆。方用真武汤温阳逐湿利水。案中"顿"当是"赖"字之误。

8. 用于治疗哮喘

马三二，宿哮痰喘频发。真武丸。（《临证指南医案·哮》）

方证解释：本案宿哮痰喘频发，用真武汤为丸，温肾阳、逐痰饮以治其本。

吴，气不归元，喘急跗肿，冷汗，足寒面赤，中焦痞结。先议通阳。熟附子、茯苓、生姜汁、生白芍。（《临证指南医案·喘》）

方证解释：本案症见喘急，跗肿，冷汗，足寒面赤等。此肾阳虚衰，肾不纳气，水饮上泛，中焦痞结。方用真武汤去甘守的白术，温补肾阳，纳气归元，兼通阳逐阴利水。

戴徽州三十九岁，仲景论痰饮分二要，外饮治脾，内饮治肾。又云凡饮邪必以温药和之。阅方是温养肾藏，不为背谬。考痰饮有形。原其始也，阳气微弱，浊阴固聚，自下逆行，喘不着枕。附子走而通阳，极为合理，然其余一派滋柔护阴，束缚附子之剽疾矣。真武汤。（《叶天士先生方案真本》）

方证解释：本案症见喘不着枕。由肾阳虚损，痰饮上逆所致。方用真武汤通阳逐饮。

哮喘遇劳即发，发则大便溏泄，责在少阴阳虚。真武丸。（《未刻本叶天士医案》）

方证解释：本案哮喘遇劳即发，发则大便溏泄。此少阴阳虚，肾不纳气则喘，火不暖土则泻。方用真武丸温阳逐饮。

9. 用于治疗咳嗽

戴，十二月间，诊得阳微，浊饮上干为咳，不能卧，曾用小青龙汤，减去麻黄、细辛，服后已得着枕而卧。想更医接用不明治饮方法。交惊蛰阳气发泄，病势再炽。顷诊脉来濡弱无神，痰饮咳逆未已。谅非前法可效，宗仲景真武汤法，以熟附配生姜，通阳逐饮立法。真武汤去白术，加人参。（《临证指南医案·痰饮》）

方证解释：本案咳嗽，诊脉濡弱无神，是典型的阳虚痰饮上逆证，故用真武汤化裁温阳逐饮。因咳嗽气逆，白术甘壅守补，故去之；因脉软弱无神，胃阳大虚，故加人参合生姜通补胃阳胃气。

董，脉弦右濡，阳微恶寒，饮浊上干，咳吐涎沫，且食减胃衰，寒疝窃踞，阴浊见症，岂止一端。喻嘉言谓，浊阴上加于天，非离照当空，氛雾焉得退避。反以地黄、五味阴药附和其阴，阴霾冲逆肆虐，饮邪滔天莫制。议以仲景熟附配生姜法，扫群阴以驱饮邪，维阳气以立基本，况尊年尤宜急护真阳为主。人参、茯苓、熟附子、生姜汁、南枣。（《临证指南医案·痰饮》）

方证解释：本案症见咳吐涎沫，恶寒，食减，寒疝。脉弦右濡。此阳微饮浊上干。方用真武汤去甘守酸敛的甘草、白芍以温阳逐饮，加人参合生姜汁、茯苓通补胃阳，另用南枣合生姜汁调和营卫以治恶寒。

阳伤饮逆，咳嗽腹膨。真武汤。（《未刻本叶天士医案》）

方证解释：本案症见咳嗽、腹膨胀，由阳虚饮浊上逆所致，方用真武汤温阳逐饮。

阳微饮逆，咳嗽呕恶。真武汤。（《未刻本叶天士医案》）

方证解释：本案咳嗽、呕恶，为阳虚阴浊冲逆，方用真武汤温阳逐饮降逆。

高年二气交衰，水泛嗽逆，腹膨腿浮。真武汤。（《未刻本叶天士医案》）

方证解释：本案咳嗽、腹膨胀、腿浮肿，为阳虚水泛之证，故用真武汤温阳利水。

10. 用于治疗痰饮

徐，清阳未展，浊阴欲踞，久延必结痰饮。议用真武丸二钱五分，人参一钱煎汤送。胃阳得震，浊当退避矣。十服。（《临证指南医案·痰饮》）

方证解释：本案为痰饮，方用真武丸通阳逐饮，加人参合茯苓通补胃阳。

陈，痛久气乱，阳微，水谷不运，蕴酿聚湿。胃中之阳日薄，痰饮水湿，必倾囊上涌，而新进水谷之气，与宿

中篇

邪再聚复出，致永无痊期。仲景云：饮邪当以温药和之。又云：不渴者，此为饮邪未去故也。则知理阳通阳，诚有合于圣训，断断然矣。真武汤。（《临证指南医案·痰饮》）

方证解释：本案症见呕吐，倾囊上涌。所谓"痛久气乱"，应是指胃痛日久，气机逆乱。此胃阳大虚，痰饮水湿聚结上逆。方用真武汤温阳逐饮。

王，秋深天气收肃，背寒喘咳，饮浊上泛。缘体中阳气少振，不耐风露所致，最宜暖护背部，进通阳以治饮。茯苓、桂枝、半夏、姜汁、苡仁、炙草。又，早肾气丸，夜真武丸。（《临证指南医案·痰饮》）

方证解释：本案症见背寒，喘咳，是典型的痰饮证，初诊用苓桂术甘汤去白术合小半夏汤加苡仁以通阳治饮；二诊用肾气丸、真武丸早晚交替以通补肾阳，温化痰饮。

冯，阳虚则形寒汗出，痰饮痞聚，都是阴浊成形，乘阳气衰微，致上干窍跸。古人法则，必通其阳以扫阴氛，但宿病无急攻方，况平素忧郁，气滞血涩，久耗之体，不敢纯刚，防劫液耳。人参、熟附子、淡干姜、炒川椒、川桂枝、乌梅肉、生白芍。另真武丸三两。（《临证指南医案·痰饮》）

方证解释：本案症见形寒汗出，胃脘痞满，呕吐等，病机为胃阳虚弱，痰饮痞聚，厥阴乘犯阳明。方用变通乌梅丸辛热通补阳明，酸辛疏泄厥阴，另用真武丸温阳逐饮。

11. 用于治疗动悸

孙五八，肉瞤筋惕，心悸汗出，头痛愈，畏风怕冷。阳虚失护，用真武汤。（《临证指南医案·汗》）〖HT〗

方证解释：本案症见肉瞤筋惕，心悸汗出，畏风怕冷。此阳虚水饮冲逆。方用真武汤温阳化饮利水。

12. 用于治疗寒湿

暑湿乃夏秋时令之病，其邪先着气分，氤氲蒙昧，有形无质，医投攻夺，乃有形治法，气伤阳损，至今肢冷溏泄，何一非阳微肿胀之征。此宜温补下中，莫治眼前。人参、白术、木瓜、淡附子、益智仁、炒广皮、厚朴。（《叶氏医案存真·卷一》）

方证解释：本案症见肢冷溏泄。此由暑湿寒化转为寒湿，寒湿损伤中阳真阳所致。方用真武汤合附子理中汤化裁：以淡附子、白术、木瓜为变通真武汤法温阳逐湿；以人参、广皮、厚朴配白术、附子为附子理中汤合平胃散法温中燥湿；另加益智仁辛香燥湿，兼温肾阳。

13. 用于治疗阴疟

某，疟后，脾肾阳虚，便溏畏寒，肢体疲倦，当防肿胀。附子、白术、

茯苓、泽泻、苡仁、生姜、大枣。(《临证指南医案·疟》)

方证解释:本案疟后见便溏畏寒,肢体疲倦等。此脾肾阳虚,湿饮留聚。方用真武汤合四苓汤化裁:以附子、白术、茯苓、生姜为真武汤去白芍法温阳逐湿;以泽泻、苡仁合茯苓、白术为变通四苓汤法渗利湿浊;另用大枣合生姜调和营卫以治畏寒。

脉微阳伤,三疟形浮。真武汤。(《未刻本叶天士医案》)

方证解释:本案疟病发为浮肿,脉微。据脉微辨为真阳大虚,水湿不行的真武汤证,方用真武汤温阳逐湿。

东垣谓,疟痢皆令脾伤,以为寒为热之邪,由四末蒸犯中焦也。盖头形象天,清阳不旷,故面目诸窍不和,形寒汗泄,将来浮肿腹大,已了然在目矣。人参、茯苓、熟附子、淡干姜、厚朴、泽泻。(《叶氏医案存真·卷一》)

方证解释:本案症见形寒汗泄,面目诸窍不和,已有浮肿、腹胀大的征兆。此疟伤太阴脾阳证。方用真武汤合附子理中汤化裁:以熟附子、茯苓、泽泻为变通真武汤温阳逐湿,以人参、淡干姜、厚朴为变通理中汤温通太阴。

吕二四,阴疟一年方。羸瘦妨食,食入不运,不饮汤水,四肢无力,诊脉微弱不鼓。屡进六君益气无效,当温里通阳,从火生土意。人参、熟附子、生益智、茯神、白芍、生姜。(《临证指南医案·疟》)

方证解释:本案阴疟一年,症见羸瘦妨食,不饮汤水,四肢无力。脉微弱不鼓。此一派阳虚阴浊聚结之象,方用真武汤去白术加人参补火生土,通补中阳;另加生益智辛香温阳燥湿。

合方化裁

1. 合冷香饮子治疗寒湿阴疟、霍乱、腹胀、足肿

(1)治阴疟

某,脉沉,舌白,呃忒,时时烦躁,向系阳虚痰饮,疟发三次即止,此邪室不能宣越,并非邪去病解。今已变病,阴浊痰浊阻塞于中,致上下气机不相维续,症势险笃。舍通阳一法,无方可拟,必得中阳流连,疟症复作,庶有愈机。淡附子一钱半、生草果仁二钱半、生白芍三钱、茯苓三钱、生厚朴一钱、姜汁五分。一剂。此冷香、真武合剂。(《临证指南医案·疟》)

方证解释:本案疟发三次即内伏而止,症见呃忒,时时烦躁。舌苔白,脉沉。此中阳大虚,湿饮停聚。方用真武汤与冷香饮子合法化裁:以淡附子、生白芍、茯苓、姜汁为化简真武汤法温阳逐湿;以生草果仁、生厚朴

中篇

合附子、姜汁为冷香饮子法温燥寒湿。

寒起四末，舌白脘闷，温其脾阳。草果仁、制附子、生姜、白茯苓、乌梅肉、广皮。(《未刻本叶天士医案》)

方证解释：本案症见寒起四末，脘闷。苔白。此疟伤太阴，寒湿内聚，脾阳损伤。方用真武汤合冷香饮子化裁，其制附子、生姜、白茯苓为化简真武汤以通阳逐湿；草果仁、广皮合附子为冷香饮子去甘草法以温燥寒湿；另加乌梅肉酸制厥阴，合草果又治太阴湿疟。

（2）治霍乱胀泻

邹三九，深秋霍乱转筋，必有暴冷伤及脾胃。病机一十九条，河间皆谓热，亦属偏见。愈泻愈胀，岂是实症。夫酒客之湿，皆脾胃阳微不运，致湿邪凝聚，气壅成胀。见胀满辄投攻下，不究致病之因，故曰难调之症。生白术、草果、熟附子、厚朴、广皮、茯苓。(《临证指南医案·肿胀》)

方证解释：本案症见泄泻，腹胀。寒湿损伤中阳，清阳不升则腹泻；脾胃阳微不运，湿邪凝聚，气壅成胀。方用真武汤合冷香饮子化裁。其熟附子、生白术、茯苓为化简真武汤以温阳逐湿；草果、广

皮合附子、白术为冷香饮子去甘草生姜法以温燥寒湿；另加厚朴合广皮为平胃散法以燥湿醒脾。

（3）治单腹胀

杨五十，饮酒聚湿，太阴脾阳受伤。单单腹胀，是浊阴之气锢结不宣通，二便不爽。治以健阳运湿。生茅术、草果、附子、广皮、厚朴、茯苓、荜茇、猪苓。(《临证指南医案·肿胀》)

方证解释：本案症见单腹胀，二便不爽。此酒湿内聚，重伤脾阳。方用真武汤加减温阳逐湿。因湿甚，故去白芍之阴敛；因非水饮，故去生姜之辛散；为加强祛湿，故取平胃散法以苍术代替白术，加广皮、厚朴燥湿理气，取冷香饮子法加草果温燥寒湿，仿四苓散法加猪苓合茯苓淡渗利湿；另加荜茇温中散寒除胀。

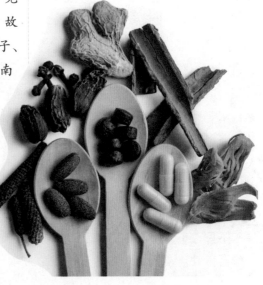

194

（4）治腹软膨

倪二十，腹奥膨，便不爽，腑阳不行。生益智、茯苓、生谷芽、广皮、砂仁壳、厚朴。又，六腑不通爽，凡浊味食物宜忌。鸡肫皮、麦芽、山楂、砂仁、陈香橼。又，脉沉小缓，早食难化，晚食夜胀，大便不爽。此腑阳久伤，不司流行，必以温药疏通，忌食闭气黏荤。生白术、附子、厚朴、草果、茯苓、广皮白、槟榔汁。（《临证指南医案·肿胀》）

方证解释：本案症见腹软膨，大便不爽等，一、二诊纯用祛湿理气、开畅中焦法通胃腑之阳，三诊症见早食难化，晚食夜胀，大便不爽。脉沉小缓。从脉沉小缓辨为中下阳虚，水湿不运证。方用真武汤去芍、姜温阳逐湿，另合平胃散法加厚朴、广皮，合冷香饮子法加草果温燥脾湿；因大便不爽，故加槟榔汁以行气导滞。

（5）治肿胀

陈五十，积劳，脾阳伤，食下胀，足肿。生白术、茯苓、熟附子、草果仁、厚朴、广皮。（《临证指南医案·肿胀》）

方证解释：本案症见食下胀，足肿。由积劳损伤脾阳所致。方用真武汤去芍、姜，以术、附、苓温阳逐湿，另合平胃散法加厚朴、广皮，合冷香饮子法加草果仁燥湿助运。

本案处方可命名为"真武去芍药生姜加厚朴草果陈皮汤"，以期在临床上推广应用。

2. 合理中汤治疗寒凝中焦的中满、腹鸣、气逆、湿疟

（1）治中满

寒湿损伤脾阳，遂成中满之症，乃淡泊不堪所致。附子、干姜、茯苓、白芍、胡芦巴。（《叶氏医案存真·卷二》）

方证解释：本案症见脘腹胀满，由寒湿损伤脾阳所致。方用真武汤合理中汤化裁，以附子、茯苓、白芍为真武汤法补火生土以除寒湿，以干姜合附子为附子理中汤法以温通脾阳；另加胡芦巴温肾阳、散寒湿。

本案处方可命名为"真武去白术生姜加干姜胡芦巴汤"，以期在临床上推广应用。

（2）治腹鸣濯濯如有水状

腹中如有水状，行则腹鸣濯濯，《经》言，肺移寒于肾，水气客于大肠，如囊裹浆，按之不坚，属火衰阳虚，不得转输于膀胱，谓之涌水。人参、附子、茯苓、干姜、炙草。（《叶氏医案存真·卷一》）

方证解释：本案比较特殊，症见腹中如有水状，活动则腹鸣濯濯。此为《素问·气厥论》中的涌水，由肺移寒于肾，水气客于大肠，火衰阳虚，不得转输于膀胱所致。方用真武汤合理中汤化裁，以附子、茯苓，为减味

真武汤法以温阳利水；以人参、干姜、炙草，合茯苓为变通理中汤法以温中通阳。

（3）治肿胀

秦，老年肿胀，四肢俱冷，皆阳气衰惫，浊阴僭踞。盖脾阳主运，肾阳司纳，今食入愈胀，二便不爽，中下之阳消乏，岂可小视此病。炮黑附子、淡干姜、生白术、生厚朴、茯苓、泽泻。（《种福堂公选医案》）

方证解释：本案症见肿胀，四肢俱冷，食入愈胀，二便不爽。此中下之阳消乏，阳气衰惫，浊阴聚结。方用炮黑附子、生白术、茯苓、泽泻，为加减真武汤法以温阳逐湿；用淡干姜合附子、白术、茯苓，为变通附子理中汤法以温中健脾利湿；用生厚朴合白术，为变通枳术汤法以运脾逐湿消胀。

（4）治气冲逆不得安卧

吴，浊饮自夜上干填塞，故阳不旋降，冲逆不得安卧。用仲景真武法。人参、淡熟附子、生淡干姜、茯苓块、猪苓、泽泻。（《临证指南医案·喘》）

方证解释：从"浊饮自夜上干填塞""冲逆不得安卧"分析，其证或为喘，或为自觉气冲。病机为阳虚饮浊冲逆。方用真武汤去壅敛的甘草、白芍以通阳逐饮；合理中汤法以干姜易生姜，加人参以通补胃阳，温中化

饮；另用猪苓、泽泻合茯苓为四苓汤法以渗利水湿。

（5）治寒湿疟

疟发六七十候，寒热邪聚，必交会于中宫。脾胃阳气消乏，致痞胀不能纳食运化，三年不愈，正气未复。诊脉沉微，阳伤必浊阴盘踞，但以泄气宽胀，中州愈困愈剧，必温通，浊走阳回，是久病治法。生淡干姜、生益智、厚朴、茯苓、人参、泡淡附子。（《叶氏医案存真·卷一》）

方证解释：本案疟发六七十候，寒热，痞胀不能纳食，三年不愈。脉沉微。此脾胃阳虚，湿浊聚结。方用真武汤合理中汤化裁，以泡淡附子、茯苓为简化真武汤通阳逐湿；以生淡干姜、人参合附子为简化附子理中汤通补胃阳，另加生益智、厚朴燥湿醒脾。

3. 合大建中汤治疗腹胀食少

肾阳虚则乏纳气之权，浊阴凝痞少腹，渐觉有形为胀，脾阳虚则健运失司，食少易滞，受病既属内伤，固以理脏真为最要，益火暖土，使中下之阳得安，迄今图治，至冬至一阳来复，必获全效。川椒、附子、白芍、茯苓、甘草。（《叶氏医案存真·卷二》）

方证解释：本案症见少腹胀大，自觉有形，食少易滞。此脾肾阳虚，阴浊凝痞。方用真武汤去白术、生

姜益火暖土，温阳逐湿；另仿大建中汤法加川椒、甘草温中散寒，辛甘养营。

4. 合己椒苈黄丸治疗胀满

永隆号，屡通大便，胀势不减，是阳气愈伤，阴浊益壅矣，进通阳法，真武汤去白芍加泽泻、椒目。（《叶氏医案存真·卷二》）

方证解释：本案腹胀，曾屡通大便，而胀势不减，此阳虚阴浊聚结。方用真武汤去酸敛的白芍以补火生土，通阳破阴浊凝聚；另仿己椒苈黄丸法加椒目，仿牡蛎泽泻散法加泽泻以祛湿利水。

5. 合厚朴温中汤治疗泻痢后跗肿腹满

某，躬耕南亩，曝于烈日，渍于水土，暑湿内蒸为泻痢，邪去正伤，临晚跗肿腹满，乃脾阳已困，诸气不司运行，浊阴渐尔窃据。《内经》病机，诸湿肿满，皆属于脾。生白术、草蔻、茯苓、厚朴、附子、泽泻。（《临证指南医案·肿胀》）

方证解释：本案始为暑湿痢，邪去正伤，出现跗肿腹满。此脾阳损伤，水湿停聚。方用真武汤去芍姜加草蔻、厚朴、泽泻温阳逐湿利水。其中厚朴、草蔻、茯苓，为东垣厚朴温中汤法可行气燥湿除满；生白术、厚朴并用，为变通枳术汤法可健脾助运、消胀逐湿。

6. 合肾气丸法治疗浮肿

顾四三，脉微而迟，色衰萎黄。蟹为介属，成寒沉降，凡阳气不足者，食之损阳，其致病之由，自试二次矣。久利久泄，古云无不伤肾。今浮肿渐起自下，是水失火而败。若非暖下，徒见泄泻有红，为脾胃湿热，必致中满败坏。生茅术、熟地炭、熟附子、

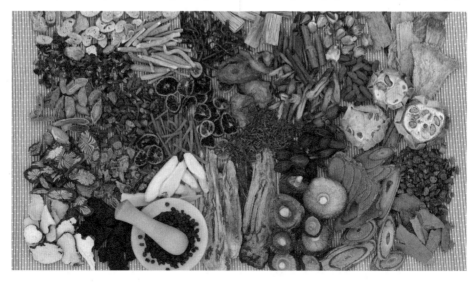

中篇

淡干姜、茯苓、车前。(《临证指南医案·肿胀》)

方证解释：本案素有久利，今浮肿渐从下肢而起，色衰萎黄，脉微而迟。叶氏据脉色辨为真火脾阳衰败之证，一改前医之误，用真武汤合理中汤与肾气丸化裁处方。其中生茅术、熟附子、茯苓为变通真武汤法可温阳除湿利水；淡干姜合术、附为附子理中汤法可温中暖土止泻。此案浮肿，叶氏认为"是水失火而败"，故合入简化济生肾气丸法，用熟地炭、车前子合茯苓、附子以阴中求阳、水中生火。

7. 合牡蛎泽泻散治疗浮肿呕泻

韩三一，冷酒水湿伤中，上呕食，下泄脂液，阳气伤极，再加浮肿作胀则危。人参、茯苓、熟附子、生于术、生白芍、生姜。又，酒湿类聚，例以分利。诊脉微，阳气已败，湿壅生热，至胃痛脓。清热则阳亡即死，术、苓运中祛湿，佐附迅走气分，亦治湿一法。茯苓、熟附子、生白术、左牡蛎、泽泻、车前子。(《临证指南医案·湿》)

方证解释：本案症见上呕食，下泄脂液，浮肿作胀。由冷酒水湿损伤中阳所致，方用真武汤加人参温阳逐湿、通补胃阳。二诊脉微，阳气已败。方用真武汤合牡蛎泽泻散为法，其茯苓、熟附子、生白术为真武汤去姜芍法以温阳逐湿；左牡蛎、泽泻、车前子为化简牡蛎泽泻散以渗利水湿。

8. 合通补奇经法治疗虚里跳跃如梭

吕氏，季胁之傍，是虚里穴，今跳跃如梭，乃阳明络空也，况冲脉即血海，亦属阳明所管。经行后而病忽变，前案申说已著，兹不复赘。大凡络虚，通补最宜。身前冲气欲胀，冲脉所主病，《内经》所谓男子内结七疝，女子带下瘕聚。今也痛无形象，谅无结聚，只以冷汗踯寒，食入恶心，鼻准明，环口色青。肝胃相对，一胜必一负。今日议理阳明之阳，佐以宣通奇脉。仲景于动气一篇，都从阳微起见，仿以为法。人参、茯苓、淡熟附子、生蕲艾、桂枝木、炒黑大茴、紫石英、生杜仲。(《临证指南医案·木乘土》)

方证解释：本案症见虚里穴部位跳跃如梭，下腹痛无形象，冷汗踯寒，食入恶心，鼻准明，环口色青。此阳明络脉空虚，阳气不足，累及奇经。治拟理阳明之阳，佐以宣通奇脉法。方用人参、茯苓、淡熟附子为变通真武汤法以温补肾阳，通补阳明；用生蕲艾、桂枝木、炒黑大茴、紫石英、生杜仲为通补奇经法以温补奇经、散

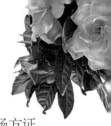

寒镇冲。

9. 合通补奇经法治疗寒湿足跗浮肿

某三八，舌白身痛，足跗浮肿，从太溪穴水流如注。此湿邪伏于足少阴，当用温蒸阳气为主。鹿茸、淡附子、草果、菟丝子、茯苓。（《临证指南医案·湿》）

方证解释：本案寒湿伏郁少阴，损伤真阳，累及奇经，发为苔白身痛，足跗浮肿，从太溪穴水流如注等。方用淡附子、茯苓为减味真武汤以温阳逐湿；用草果合茯苓、附子，为冷香饮子法以温燥寒湿；用菟丝子、鹿茸合茯苓，为通补奇经法以温升奇经督脉。

吴瑭采辑此案，制定出《温病条辨·下焦篇》寒湿第43条鹿附汤方证。

10. 合安肾丸治疗寒湿伤阳中年未育

庞四四，湿久脾阳消乏，中年未育子，肾真亦惫。安肾丸法。鹿茸、胡芦巴、附子、韭子、赤石脂、补骨脂、真苍术、茯苓、菟丝子、大茴香。（《临证指南医案·湿》）

方证解释：本案中年未育子，由寒湿损伤脾肾之阳，累及奇经所致。方用三因安肾丸合真武汤化裁，以附子、茯苓、真苍术为真武汤法温阳逐湿；以鹿茸、胡芦巴、韭子、赤石脂、补骨脂、菟丝子、大茴香为安肾丸法温补脾肾，通补奇经。

吴瑭采辑此案，制定出《温病条辨·下焦篇》寒湿第44条安肾汤方证。

桂 枝 附 子 汤

● 仲景原方证述要 ●

桂枝附子汤与桂枝附子去桂加白术汤出自《伤寒论》第174条。桂枝附子汤组成为：桂枝四两（去皮），附子三枚（炮，去皮，破），生姜三两（切），大枣十二枚（擘），甘草二两（炙）。右五味，以水六升，煮取二升，去滓。分温三服。去桂加白术汤组成为：附子三枚（炮，去皮，破），白术四两，生姜三两（切），甘草二两（炙），大枣十二枚（擘）。

右五味，以水六升，煮取二升，去滓。分温三服。初一服，其人身如痹，半日许复服之；三服都尽，其人如冒状，勿怪。此以附子、术，并走皮内，逐水气未得除，故使之耳。法当加桂四两，此本一方二法，以大便鞕，小便自利，去桂也；以大便不鞕，小便不利，当加桂。附子三枚恐多也，虚弱家及产妇，宜减服之。仲景原条文谓："伤寒八九日，风湿相搏，身体疼烦，不能自转侧，不呕，不渴，脉浮虚而涩者，桂枝附子汤主之。若其人大便粳，小便自利者，去桂加白术汤主之。"

桂枝附子汤是桂枝汤去芍药加附子三枚，并增桂枝量为四两而成。以桂、附合用，温阳散寒除湿，偏于温通经络之湿而止痛。去桂加白术汤以术、附合用，温阳逐湿，而偏于祛除皮内肌肉之湿而除痹。

桂枝附子汤证：风湿相搏，身体疼烦，不能自转侧，脉浮虚而涩者。

◉ 叶天士奇方妙治 ◉

🔺 桂枝附子汤

1. 加减变化

（1）用于治疗身重疼痛

身重，汗出，疼痛，脉浮缓，此风湿相搏于太阳之表。阳虚邪客，当通营卫以固表，拟桂枝附子汤。制川附、桂枝、甘草、生姜、大枣。（《叶氏医案存真·卷二》）

方证解释：本案身重、疼痛，但汗出，脉浮缓，是典型的桂枝附子汤证，故用此方通营卫以固表止汗，祛风湿以止身重疼痛。

（2）用于治疗经络拘束

王二五，冷湿损阳，经络拘束，形寒。酒客少谷，劳力所致。桂枝、淡干姜、熟附子、生白术。（《临证指南医案·湿》）

方证解释：所谓"经络拘束"，是指身痛，兼见形寒。因酒客少谷，化冷湿伤阳，加之劳力损伤阳气所致。方用简化桂枝附子汤，以桂、附温阳通络，另仿去桂加白术汤与理中汤法，加干姜、白术温阳逐湿。

吴瑭采辑此案，制定出《温病条辨·上焦篇》湿温寒湿第49条桂枝姜附汤方证。

（3）用于治疗胃脘痛

张，阳微不司外卫，脉络牵掣不和，胃痛，夏秋不发，阴内阳外也。当冬寒骤加，宜急护其阳，用桂枝附子汤。桂枝、附子、炙草、煨姜、南枣。（《临证指南医案·胃脘痛》）

方证解释：本案症见胃痛，冬寒加重。因冬寒加重，夏秋不发，故从"阳微不司外卫，脉络牵掣不和"论

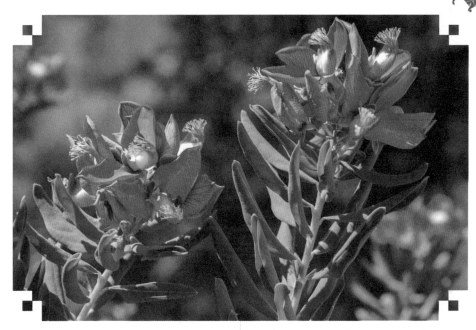

述病机，方用桂枝附子汤温阳通络，散寒止痛。

某，味淡短气，脘中微痛。人参、淡附子、桂枝、炒远志、煨姜。（《临证指南医案·胃脘痛》）

方证解释：本案症见脘中微痛，口中味淡，短气。此中阳不足，寒气凝结。方用桂枝附子汤去草、枣加人参，通补胃阳胃气，甘辛养营止痛；加炒远志，提示有惊悸、不眠等心神不宁的表现。

（4）用于治疗湿疟

吴四一，三疟愈后反复，寒多有汗。劳则阳泄致疟，议护阳却邪。川桂枝、熟附子、生于术、炙草、生姜、南枣肉。（《临证指南医案·疟》）

方证解释：本案三疟愈后反复，

症见寒多有汗等。此劳伤真阳，营卫不和。方用桂枝附子汤化裁，以川桂枝、熟附子、炙草、生姜、南枣温阳通阳，调和营卫，兼祛疟邪；疟多兼湿，故合入桂枝附子去桂加白术汤法加白术逐湿。

2. 合方化裁

（1）合达原饮治疗寒湿疟

吴六一，背寒，舌白粉胎，知饥食无味。此为无阳，温中、下以托邪。生白术、厚朴、桂枝、附子、草果仁、茯苓。又，照方去茯苓，加人参、炙草、生姜。（《临证指南医案·疟》）

方证解释：本案症见背寒，知饥食无味。舌苔白如粉。寒湿伤阳则背寒，湿浊内聚则苔白如粉。方用桂枝附子汤去姜、草、枣，以桂枝、附子

中篇

温阳散寒祛邪，仿去桂加白术汤法加白术；仿真武汤法加茯苓，以苓、术、附温阳逐湿；因苔白如积粉为吴有性达原饮证，故取达原饮法加草果，合厚朴辛香燥湿。

（2）合五苓散治疗浮肿

倪六七，阳伤湿聚，便溏足肿。粗桂枝、生白术、木防己、茯苓、泽泻。又，脉紧，足肿便溏。阳微湿聚，气不流畅，怕成单胀。照前方加茵陈。又，晨泄肢肿。生白术、桂枝木、淡附子、茯苓、泽泻。（《临证指南医案·泄泻》）

方证解释：本案症见便溏足肿，为寒湿伤阳证。一诊方用变通木防己汤合五苓散通阳祛湿利水；二诊仍足肿便溏。脉紧。叶氏已经认识到"阳微湿聚"，但却没有用附子温阳，而守方加茵陈利湿；三诊由便溏转为晨泻，由足肿转为肢肿，阳微之症更加突出，故改用桂枝附子汤去姜、草、枣合五苓散温阳逐湿利水。

（3）合真武汤治疗䐜胀便溏

吴四三，食下䐜胀，便溏不爽，肢木不仁，此脾阳困顿，不能默运使然，温通中阳为主。白术三钱、附子一钱、炮姜一钱半、桂枝木一钱、茯苓三钱、荜茇一钱。（《临证指南医案·肿胀》）

方证解释：本案症见食下䐜胀，

便溏不爽，肢木不仁。此脾阳虚损，水湿不运，湿困脾阳。方用简化真武汤法，以附、术、苓温阳逐湿；因便溏不爽，故仿理中汤法改生姜为炮姜温中止泻；因肢木不仁，故用桂枝附子汤法，加桂枝温通经脉；另加荜茇温中散寒除满。

（4）合升补奇经法治疗少阴三疟

某三八，少阴三疟已久，当升阳温经。鹿茸、熟附子、人参、桂枝、当归、炒黑蜀漆。（《临证指南医案·疟》）

方证解释：本案未述脉证，从治法处方来看，寒湿不仅损伤脾肾之阳，而且累及奇经督脉。方用鹿茸升提督脉之阳，合人参、桂枝、当归，为升补奇经法以通补奇经；用熟附子、桂枝，为桂枝附子汤法以温阳通经；另用炒黑蜀漆祛除疟邪。

吴瑭根据此案，制定出《温病条辨·下焦篇》寒湿第61条扶阳汤方证。

桂枝附子去桂加白术汤

1. 加减变化

（1）用于治疗肢麻

脉小肢麻，属阳微失护，痰饮内阻，日久有类中之患。术附汤。（《未刻本叶天士医案》）

方证解释：本案症见肢麻。脉小。

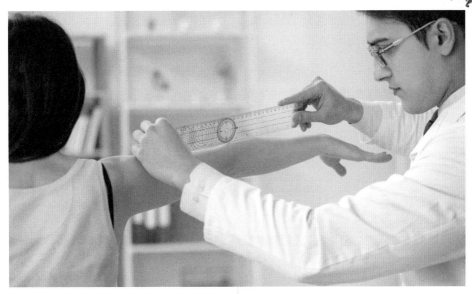

此由真阳微弱，痰饮内阻经络所致。方用术附汤温阳逐湿。此术附汤应是桂枝附子去桂加白术汤的化简方。

（2）用于治疗自痢周身痹痛

李五十，自痢五六年，即周身痛痹。盖肠胃病，致经络筋骨藩篱疏撤，阳失卫。药难效灵，书此代煎。冬于术、苁蓉、熟附子。河水煎。（《临证指南医案·痢》）

方证解释：本案自痢五六年，周身痛痹。痢为肠胃病，肠胃久病，湿伤真阳，则致经络筋骨藩篱疏撤，阳失卫外而周身痛痹。方用去桂加白术汤法，以术、附温阳逐湿，加肉苁蓉温摄肾阳。

（3）用于治疗风湿痹痛

某，左脉如刃，右脉缓涩。阴亏本质，暑热为疟。水谷湿气下坠，肢

末遂成挛痹，今已便泻，减食畏冷，阳明气衰极矣。当缓调，勿使成痼。生白术、狗脊、独活、茯苓、木防己、仙灵脾、防风、威灵仙。又，湿痹，脉络不通，用苦温渗湿小效，但汗出形寒泄泻，阳气大伤，难以湿甚生热例治。通阳宣行，以通脉络。生气周流，亦却病之义也。生于术、附子、狗脊、苡仁、茯苓、萆薢。（《临证指南医案·痹》）

方证解释：本案症见四肢挛痹，腹泻，减食畏冷。左脉如刃，右脉缓涩。此暑湿内伏，损伤脾阳。一诊方用仙灵脾补肾阳；用生白术、茯苓健脾逐湿；用狗脊、独活、木防己、防风、威灵仙祛风胜湿通痹。获小效。二诊症见汗出、形寒、泄泻。此阳气大伤，改用术附汤法以生白术、附子、

茯苓温阳逐湿；另用狗脊、苡仁、萆薢强筋祛湿除痹。

（4）用于治疗自汗汗泄

阳微，湿阻，汗泄。术附汤。（《未刻本叶天士医案》）

方证解释：本案症见汗泄。从"阳微，湿阻"分析，此由真阳虚弱，湿浊内阻所致。方用术附汤温阳逐湿。

（5）用于治疗腹胀便溏

周五五，久嗽四年，后失血，乃久积劳伤。酒肉不忌，湿郁脾阳为胀，问小溲仅通，大便仍溏，浊阴乘阳，午后夜分尤剧。生于术、熟附子。（《临证指南医案·肿胀》）

方证解释：本案症见腹胀，便溏，午后夜分腹胀尤剧，曾久嗽、咳血四年。此酒肉酿湿，湿伤脾肾之阳。方用化简去桂加白术汤法，以生白术、附子温阳逐湿。本方颇精，是叶氏所谓术附汤的基本用药。

2. 合方化裁

（1）合玉屏风散治疗自汗

某二一，脉细自汗，下体怯冷，卫阳式微使然。黄芪三钱、熟附子七分、熟于术一钱半、炙草五分、煨姜一钱、南枣三钱。（《临证指南医案·汗》）

方证解释：本案症见自汗，下体怯冷。脉细。此真阳大伤，脾胃气虚。肾阳虚则下体冷，卫阳微则自汗出。方用熟附子、熟白术、炙草、煨姜、

南枣，为桂枝附子去桂加白术汤法以温肾阳、固卫阳；用黄芪合白术为玉屏风散法以固表止汗。

另外，合玉屏风散的医案还有下述"合参附汤与芪附汤治疗汗淋"中介绍的《临证指南医案》汗门朱三六案、中风门周案。可互参。

（2）合参附汤与芪附汤治疗汗淋

朱三六，脉微汗淋，右胁高突而奥，色瘁足冷，不食易饥，食入即饱，此阳气大伤，卫不拥护，法当封固。人参、黄芪、制川附子、熟于术。（《临证指南医案·汗》）

方证解释：本案症见汗淋，面色萎黄足冷。脉微。兼见不食易饥，食入即饱，右胁高突而软。此真阳大伤，脾胃气虚，湿浊内聚，卫表不固。方用制川附子、熟白术，为术附汤法以温补真阳，健脾逐湿；用黄芪、人参合附子为参附汤与芪附汤法温阳益气固脱。其中黄芪、白术并用，为玉屏风散法可固表止汗。

周，大寒土旺节候。中年劳倦，阳气不藏，内风动越，令人麻痹。肉瞤心悸，汗泄烦躁，乃里虚欲暴中之象。议用封固护阳为主，无暇论及痰饮他歧。人参、黄芪、附子、熟术。（《临证指南医案·中风》）

方证解释：本案症见麻痹，肉瞤心悸，汗泄烦躁。此劳倦损伤中

气肾阳，阳气大虚，湿浊内聚，内风动越。烦躁为里虚有暴中之象。方用附子、熟白术为术附汤法温补真阳，兼逐内湿；用人参、黄芪合附子，为参附汤、芪附汤法以温阳益气固脱。其中黄芪与白术配伍，为玉屏风散法可固表止汗。

（3）合真武汤法治疗寒湿伤阳

王陆家浜三十六岁，纯阳气分药见效，则知病患酒肉冷物乱食，湿内聚伤阳。若不慎口必危。生白术、炒黑生附子、茯苓、泽泻。（《叶天士先生方案真本》）

方证解释：本案未述脉证，从"知病患酒肉冷物乱食，湿内聚伤阳"分析，其证当有便溏、腹胀、浮肿等寒湿伤阳的表现。方用桂枝附子去桂加白术汤法，以术、附温阳逐湿；合真武汤法，加茯苓、泽泻渗利湿浊。

（4）合附子理中汤法治疗寒湿麻痹

张四五，阳伤萎弱，有湿麻痹，痔血。生白术、附子、干姜、茯苓。（《临证指南医案·湿》）

方证解释：本案为寒湿，湿阻经脉而麻痹；寒湿伤阳则痿弱；寒湿下注，阳虚失统则痔血。方用去桂加白术汤合变通附子理中汤法温阳逐湿。

吴瑭根据此案，制定出《温病条辨·下焦篇》寒湿第45条术附姜苓汤方证。

（5）合牡蛎泽泻散治疗腹痛辘辘水声

杨三十三岁，阳气为烦劳久伤，腹痛漉漉水声，重按痛缓，非水积聚。盖阳乏少运，必阴浊凝滞，理阳为宜，大忌逐水攻滞。生白术、熟附子、泽泻、左牡蛎。水泛丸。（《叶天士先生方案真本》）

方证解释：本案症见腹痛，腹中辘辘有水声，重按腹痛可缓。此阳虚阳乏少运，水湿阴浊凝滞。方用生白术、熟附子，为化简桂枝附子去桂加白术汤以温阳逐湿；另加泽泻、牡蛎，为简化牡蛎泽泻散以驱逐水湿。

（6）合导气汤法治疗腹痛

郑，脉沉微，腹痛欲大便，阴浊内凝，乃阳气积衰。通阳必以辛热。生白术、吴萸、良姜、川熟附、茯苓、小茴。（《临证指南医案·湿》）

方证解释：本案腹痛欲大便，脉沉微。此阳虚寒湿下注，阴浊凝聚之证。方用生白术、川熟附、茯苓，为术附汤法以温阳逐湿；用吴茱萸、小茴香，为治疗寒疝的导气汤法以温经止痛；另加高良姜温中散寒。

附子汤

温病学家叶天士奇方妙治

●仲景原方证述要●

附子汤出自《伤寒论》第304条，组成为：附子二枚（炮，去皮，破八片），茯苓三两，人参二两，白术四两，芍药三两。右五味，以水八升，煮取三升，去滓。温服一升，日三服。仲景原条文谓："少阴病，得之一二日，口中和，其背恶寒者，当灸之，附子汤主之。"附子汤还见于《伤寒论》第305条："少阴病，身体痛，手足寒，骨节痛，脉沉者，附子汤主之。"

本方用附子、白术并走皮内以逐水气，加茯苓则利水通阳，三药配合，可温阳散寒、逐湿除痹；另用人参补胃气，芍药益阴缓挛急以止痛。

附子汤证：阳虚寒饮，背恶寒，身体痛，手足寒，骨节痛，脉沉者。

●叶天士奇方妙治●

加减变化

1. 用于治疗痰饮咳嗽吐涎

贺四十八岁，肾水脂液，变化痰饮。每遇寒冷劳动身心，喘嗽吐涎即至。相沿既久，肾愈怯，里气散漫不收，此皆下元无根也。人参、茯苓、于术、白芍、熟附子、五味子。《金匮》附子汤加五味子以收里气，使下元归根，盖肾为纳气总司也。（《叶天士先生方案真本》）

方证解释：本案每遇寒冷或劳动身心，则喘嗽吐涎。此肾阳大虚，痰饮内聚，下元无根，真气散漫不收。方用附子汤法，以熟附子、白术、茯苓温阳逐饮，用人参，合茯苓通补阳明；用白芍缓急益阴；另仿小青龙汤、都气丸法，加五味子祛痰止咳，收敛肺气，纳元气归根。

本方可命名为"附子加五味子汤"，以期在临床上推广应用。

2. 用于治疗阳虚饮逆的心悸如坠

王三四，脉沉，背寒，心悸如坠，形盛气衰，渐有痰饮内聚。当温通补，阳方复辟，斯饮浊自解。人参、淡附子、干姜、茯苓、生于术、生白芍。（《临证指南医案·痰饮》）

方证解释：本案脉沉、背寒，是典型的附子汤证；心悸如坠，是水饮上逆的表现。方用附子汤温肾阳，镇水饮；另加干姜合人参、白术、茯苓，为变通理中汤法以温中散寒、通阳化饮。

本方可命名为"附子加干姜汤"，以期在临床上推广应用。

🔹 **合方化裁**

1. 合理中汤法治疗寒伤太阴吐利腹痛

暴冷从口鼻入，直犯太阴，上呕下利腹痛，为中寒阴症，脉细涩欲绝，急急温暖中下之阳。人参、淡干姜、生芍、焦术、淡附子、茯苓。因脘中痞闷，去术之缓中，再加桂枝以理阳。人参、桂枝、干姜、附子、茯苓、白芍。又，人参、白芍、附子、茯苓、甘草。（《眉寿堂方案选存·寒病》）

方证解释：本案症见上呕下利腹痛。脉细涩欲绝。此暴冷直犯太阴，中下之阳大伤。方用附子汤与理中汤合法，以人参、生白芍、焦白术、淡附子、茯苓为附子汤补中扶阳散寒；以淡干姜合人参、白术、附子为附子理中汤法温中止呕、温阳止利。二诊因脘中痞闷，故去甘守的白术，温阳补中散寒；另仿小建中汤法，加桂枝甘辛通阳。三诊继用附子汤去白术加甘草以温阳和阴。

2. 合《外台》茯苓饮治疗痰饮

某，形体似乎壮实，阳气外泄，畏风怯冷，脾阳消乏，不司健运，水谷悍气，蒸变痰饮，隧道日壅，上实下虚。仲景谓，饮邪当以温药和之。苓桂术甘得效，从外饮立方。人参、淡附子、生于术、枳实、茯苓、泽泻，荆沥、姜汁法丸。（《临证指南医案·痰饮》）

方证解释：本案症见畏风怯冷。从"水谷悍气，蒸变痰饮，隧道日壅"分析，其症应有痰饮苓桂术甘汤证。一诊用苓桂术甘法，得效。二诊用人参、淡附子、生于术、茯苓，为附子汤法温阳逐饮；用枳实，合人参、茯苓、白术，为《外台》茯苓饮法以祛痰饮；另加泽泻，合白术、茯苓为四苓散法以利水祛湿。

瓜蒌薤白白酒汤

温病学家叶天士奇方妙治

● 仲景原方证述要 ●

栝蒌薤白白酒汤（瓜蒌薤白白酒汤）出自《金匮要略·胸痹心痛短气病脉证治》第3条，组成为：栝蒌实一枚（捣），薤白半斤，白酒七升。右三味，同煮，取二升，分温再服。仲景原条文谓："胸痹之病，喘息咳唾，胸背痛，短气，寸口脉沉而迟，关上小紧数，栝蒌薤白白酒汤主之。"

栝蒌薤白半夏汤（瓜蒌薤白半夏汤）出自《金匮要略·胸痹心痛短气病脉证治》第4条，组成为：栝蒌实一枚（捣），薤白三两，半夏半升，白酒一斗。右四味，同煮，取四升，温服一升，日三服。仲景原条文谓："胸痹不得卧，心痛彻背者，栝蒌薤白半夏汤主之。"

枳实薤白桂枝汤出自《金匮要略·胸痹心痛短气病脉证治》第5条，组成为：枳实四枚，厚朴四两，薤白半斤，桂枝一两，栝蒌一枚（捣）。右五味，以水五升，先煮枳实、厚朴，取二升，去滓，内诸药，煮数沸，分温三服。仲景原条文谓："胸痹心中痞，留气结在胸，胸满，胁下逆抢心，枳实薤白桂

枝汤主之；人参汤亦主之。"

瓜蒌薤白白酒汤以全瓜蒌开胸消痰下水，用薤白辛温滑利，行气散结，两药相合，善于开胸中痰气痹结。再加白酒辛温透散，以助药力。瓜蒌薤白半夏汤于瓜蒌薤白白酒汤内减薤白量，加半夏半升以下气降逆，消痰开结；又增白酒量以辛散通阳。枳实薤白桂枝汤是在瓜蒌薤白白酒汤内去白酒，加枳实消心中痞气，加厚朴除胸满，加桂枝治胁下逆抢心。后两方是瓜蒌薤白白酒汤的加减方，三方均是仲景治疗胸痹的专方。

瓜蒌薤白白酒汤证：胸痹痰气互结，喘息咳唾，胸背痛，短气者。瓜蒌薤白半夏汤证：胸痹痰结较甚，胸痹不得卧，心痛彻背者。枳实薤白桂枝汤证：胸痹，心中痞气，气结在胸，胸满胁下逆抢心者。

● 叶天士奇方妙治 ●

🏺 瓜蒌薤白白酒汤

1. 用于治疗胸痹

华四六，因劳，胸痹，阳伤，清气不运，仲景每以辛滑微通其阳。薤

白、瓜蒌皮、茯苓、桂枝、生姜。(《临证指南医案·胸痹》)

方证解释:本案胸痹,因劳伤阳所致。方用瓜蒌薤白白酒汤去白酒,加桂枝、茯苓、生姜温通心阳,化饮开结。其中茯苓、桂枝、生姜,为苓桂术甘汤去白术加生姜法,可通阳化饮。

此方可命名为"瓜蒌薤白白酒去酒加苓桂生姜汤",以期在临床上推广应用。

汪五十七岁,胸痹是上焦清阳不为舒展,仲景以轻剂通阳。桂枝瓜蒌薤白汤。(《叶天士先生方案真本》)

方证解释:本案为胸痹,叶氏未述脉证。方用瓜蒌薤白白酒汤加桂枝,温通胸阳,开畅痹结。

王五七,气逆自左升,胸脘阻痹,仅饮米汤,形质不得下咽,此属胸痹。宗仲景法。瓜蒌薤白汤。又,脉沉如伏,痞胀格拒,在脘膈上部,病人述气壅,自左觉热。凡木郁达之,火郁发之,患在上宜吐之。巴豆霜一分(制)、川贝母三分、桔梗二分。为细末服,吐后,服凉水即止之。(《临证指南医案·胸痹》)

方证解释:本案为胸痹,症见气逆自左升逆,胸脘阻痹,仅饮米汤,食物不得下咽等。一诊宗仲景法,用瓜蒌薤白汤化裁。二诊见脉沉如伏,痞胀格拒,在脘膈上部,病人述气壅,自左觉热。改用《伤寒论》治寒实结胸的白散涌泻胸中痰饮以开痹结。

2. 用于治疗胃痛

谢,冲气至脘则痛,散漫高突,气聚如瘕,由乎过劳伤阳。薤白、桂枝、茯苓、甘草,临服冲入白酒一小杯。(《临证指南医案·胸痹》)

方证解释:本案冲气至脘则痛,散漫高突,气聚如瘕。此过劳伤阳,痰饮聚结。方用瓜蒌薤白白酒汤去苦寒降泄的瓜蒌,以薤白、白酒行气通阳;另用苓桂术甘汤去守补的白术,以茯苓桂枝甘草通阳化饮,

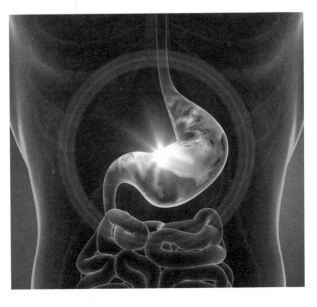

制冲逆之气。

此方可命名为"瓜蒌薤白白酒去瓜蒌加苓桂甘草汤"，以期在临床上推广应用。

3. 用于治疗胃肠结痹

刘淮安二十六岁，有物有形之滞，从胃入肠，当心胸之下，皆阳气游行之所，因初起停食，几年疑惑，其实阳不旋转，而致结痹。薤白白酒汤。（《叶天士先生方案真本》）

方证解释：从"有物有形之滞，从胃入肠"分析，其症当有胃肠痞结不通的表现，如不食，大便闭等。此痰湿内聚，清阳不得旋转。方用瓜蒌薤白白酒汤化裁，行气化痰，开胃肠结痹。

瓜蒌薤白半夏汤

1. 用于治疗胸痹

（1）去瓜蒌加桂枝生姜或茯苓桂枝生姜通阳化饮

王，胸前附骨板痛，甚至呼吸不通，必捶背稍缓。病来迅速，莫晓其因。议从仲景胸痹症，乃清阳失展，主以辛滑。薤白、川桂枝尖、半夏、生姜，加白酒一杯同煎。（《临证指南医案·胸痹》）

方证解释：本案突然胸前附骨板痛，甚至呼吸不通，必捶背稍缓。此痰饮痹结于胸，清阳失于舒展。

仿仲景胸痹治法。方用薤白、白酒、半夏，为瓜蒌薤白半夏汤去瓜蒌法以通阳化饮开结；另加桂枝、生姜温通心阳。

孙二十二岁，胸中乃清阳游行之所，少年气弱操持经营，皆扰动神机，病名胸痹，仲景轻剂通上焦之阳。薤白、桂枝、半夏、生姜、茯苓、白酒。（《叶天士先生方案真本》）

方证解释：本案诊为胸痹，但未述脉证。方用瓜蒌薤白半夏汤去苦寒降泄的瓜蒌，以薤白、半夏、白酒辛滑行气开结、化痰通痹；另加茯苓、桂枝、生姜，为苓桂术甘汤去白术法以温通胸阳，化痰除饮。

以上两案方可命名为"瓜蒌薤白半夏去瓜蒌加苓桂生姜汤"以期在临床上推广应用。

浦，中阳困顿，浊阴凝泣，胃痛彻背，午后为甚，即不嗜饮食，亦是阳伤。温通阳气，在所必施。薤白三钱、半夏三钱、茯苓五钱、干姜一钱、桂枝五分。（《临证指南医案·胸痹》）

方证解释：本案究竟是胃痛还是胸痹心痛尚难分辨，从疼痛彻背看，诊为胸痹比较合适。痛发午后为甚，兼不嗜饮食。此中阳胸阳困顿，浊阴凝泣。方用瓜蒌薤白半夏汤去苦寒的瓜蒌，以薤白、半夏辛滑行气散结、化痰开痹；另用苓桂术姜汤法，去守补的白术,以干姜易生姜温通胸脘清阳,开破阴浊凝结。

此方可命名为"瓜蒌薤白半夏去白酒瓜蒌加苓桂干姜汤",以期在临床上推广应用。

徐六一,胸痹因怒而致,痰气凝结。土瓜蒌、半夏、薤白、桂枝、茯苓、生姜。(《临证指南医案·胸痹》)

方证解释:本案诊为胸痹,病因与怒有关,病机为痰气凝结。方用瓜蒌薤白半夏汤去白酒化痰行气开结,另用苓、桂、生姜通阳化饮。

(2)去瓜蒌合茯苓杏仁甘草汤行气宣利饮浊

某二十,脉弦,色鲜明,吞酸胸痹,大便不爽,此痰饮凝泣,清阳失旷,气机不利。法当温通阳气为主。薤白、杏仁、茯苓、半夏、厚朴、姜汁。(《临证指南医案·胸痹》)

方证解释:本案诊为胸痹,兼见吞酸,大便不爽,面色鲜明。脉弦。此痰饮凝泣,清阳失旷,气机不利。方用瓜蒌薤白半夏汤去瓜蒌、白酒,以薤白、半夏辛滑化痰行气通阳;另用杏仁、茯苓、姜汁,为茯苓杏仁甘草汤去甘草加姜汁法以宣利水气;再加厚朴,助薤白、半夏行气宽胸。

胸痹。薤白、白茯苓、生姜汁、半夏、杏仁。(《未刻本叶天士医案》)

方证解释:本案为胸痹,方用薤白、半夏,为瓜蒌薤白半夏汤去瓜蒌白酒法以行气化痰开痹;用茯苓、杏仁、生姜汁,为茯苓杏仁甘草汤去甘草加姜汁法以宣利水饮。

劳伤阳气,胸背痹痛。瓜蒌薤白白酒汤加半夏、杏仁、茯苓。(《未刻本叶天士医案》)

方证解释:本案胸背痹痛,颇似胸痹。方用瓜蒌薤白半夏汤行气化痰、通阳散结。另外合仲景治胸痹的茯苓杏仁甘草汤法加杏仁、茯苓宣利水饮。

2. 用于治疗胃脘痛

姚,胃痛久而屡发,必有凝痰聚瘀。老年气衰,病发日重,乃邪正势不两立也。今纳物呕吐甚多,味带酸苦。脉得左大右小。盖肝木必侮胃土,胃阳虚,完谷而出。且呃逆沃以热汤不减,其胃气掀腾如沸,不嗜汤饮,饮浊弥留脘底。用药之理,远柔用刚,嘉言谓能变胃而不受胃变。开得上关,再商治法。紫金丹含化一丸,日三次。又,议以辛润苦滑,通胸中之阳,开涤浊涎结聚。古人谓通则不痛。胸中部位最高,治在气分。鲜薤白(去白衣)三钱、瓜蒌实三钱(炒焦)、熟半夏三钱、茯苓三钱、川桂枝一钱、生姜汁四分(调入)。古有薤露之歌,谓薤最滑,露不能留。其气辛则通,其体滑则降,仲景用以主胸痹不舒之痛。瓜蒌苦润豁痰，陷胸汤以之开结。半夏自阳以和阴，茯苓淡渗，桂枝辛甘轻扬，载之不急下走，以攻病所。姜汁生用，能通胸中痰沫，兼以通神明，去秽恶也。（《临证指南医案·胃脘痛》）

方证解释：本案老年胃痛久而屡发，纳物呕吐甚多，味带酸苦，不嗜汤饮。脉左大右小。此凝痰聚瘀，痹结胸脘。一诊用紫金丹（牛黄、冰片、狗宝、鸦片、广木香）开上关。二诊用瓜蒌薤白半夏汤去白酒合苓桂术姜去白术法以化痰通阳，开胸脘痞结。此案叶氏对处方用药的意义，作了精辟的阐发，颇有新意，值得重视。

此方可命名为"瓜蒌薤白半夏去白酒加苓桂生姜汤"，以期在临床中推广应用。

顾五十，清阳失职，脘中痹痛，得噫旷达。当辛以通之。薤白、半夏、桂枝、茯苓、干姜。（《临证指南医案·胃脘痛》）

方证解释：本案脘中痹痛，得噫气则舒。此痰饮聚结，清阳失于旋转。方用瓜蒌薤白半夏汤去瓜蒌、白酒，以薤白、半夏行气化痰、辛通痞结；用桂枝、茯苓、干姜，为苓桂术姜汤去白术，以干姜易生姜法温通胸脘清阳。

陈，壮盛年岁，形消色夺，诊脉右小促，左小弦劲。病起上年秋季，脘中卒痛，有形梗突，病后陡遇惊触，渐次食减不适，食入不运，停留上脘，腹形胀满，甚则胁肋皆胀，四肢不暖，暮夜渐温，大便旬日始通，便后必带血出，清早未食，自按脐上气海，有瘕形甚小，按之微痛，身动饮水，寂然无踪，天气稍冷，爪甲色紫。细推病属肝脾，气血不通，则为郁遏，久则阳微痹结，上下不行，有若否卦之义。阅医药或消或补，总不见效者，未知通阳之奥耳。薤白、桂枝、瓜蒌仁、生姜、半夏、茯苓。又，薤白汁、桂枝木、瓜蒌实、川楝子皮、半夏、茯苓、归须、桃仁、延胡、姜汁。二汁法丸。（《临证指南医案·肿胀》）

方证解释：本案症见脘中卒痛，有形梗突，病后陡遇惊触，渐次食减不适，食入不运，停留上脘，腹形胀满，甚则胁肋皆胀，四肢不暖，大便旬日始通，便后必带血出，按脐上有甚小瘕形，按之微痛。天气稍冷，爪甲色紫。形消色夺。脉右小促，左小弦劲。此肝脾失调，痰浊凝结，气血郁遏，阳微痹结。方用瓜蒌薤白半夏汤去白酒，合苓桂生姜法以行气化痰、通阳开结。二诊守法合金铃子散与辛润通络法制丸继续调治。

陈四十八岁，遇烦劳，必脘中气窒噎痛。望五年岁，不宜有此。桂

212

枝瓜蒌薤白汤。（《叶天士先生方案真本》）

方证解释：本案脘中气窒噎痛，遇烦劳必作。痰饮聚结胸脘，清阳失于旋转。方用瓜蒌薤白加桂枝法行气化痰、通阳开结。

3. 用于治疗脐上聚气便秘

席二三，脉右濡，脐上过寸有聚气横束，几年来食难用饱，每三、四日一更衣。夫九窍失和，都属胃病。上脘部位为气分，清阳失司。仿仲景微通阳气为法。薤白、瓜蒌汁、半夏、姜汁、川桂枝、鲜菖蒲。（《临证指南医案·脾胃》）

方证解释：本案脐上过寸处有聚气横束。"食难用饱"是指不能饱食，饱食则聚气不适。大便三四日一次。脉右濡。此痰气聚结，胃气不降。方用薤白、瓜蒌汁、半夏，为减味瓜蒌薤白半夏汤以降气化痰；另加桂枝、姜汁温通清阳；因谓"九窍失和，都属胃病"，故加鲜菖蒲宣下窍。

4. 用于治疗食入恶心欲胀腹鸣大便不爽

王四十二岁，舌白不饥不渴，气急痰多，食入恶心欲胀，腹鸣，大便不爽，此寒热恶心，为阳伤气痹。茯苓、半夏、桂枝、生姜、鲜薤白、炙草。（《叶天士先生方案真本》）

方证解释：本案不饥不渴，气急痰多，食入恶心欲胀，腹鸣，大便不爽，苔白。此痰湿郁结，清阳少旋，脾胃升降失司。方用鲜薤白、半夏，为减味瓜蒌薤白半夏汤以行气化痰；另合变通苓桂术甘汤法以茯苓、桂枝、生姜、炙草通阳化饮。

5. 用于治疗痰饮头中冷痛

杨，头中冷痛，食入不消，筋脉中常似掣痛，此皆阳微不主流行，痰饮日多，气隧日结，致四末时冷。先以微通胸中之阳。干薤白、桂枝、半夏、茯苓、瓜蒌皮、姜汁。又，微通其阳已效，痰饮阻气，用茯苓饮去广皮，加姜汁。（《临证指南医案·痰饮》）

方证解释：本案症见头中冷痛，筋脉中常似掣痛，食入不消，四末时冷等。此痰饮聚结，阳微不主流行。先以微通胸中之阳为法。方用薤白、瓜蒌皮、半夏，为减味瓜蒌薤白半夏汤以行气化痰；用桂枝、茯苓、姜汁，为苓桂术姜汤去白术法以温通胸阳、温化水饮。二诊已效。改用《外台》茯苓饮加减治疗痰饮。

6. 用于治疗支饮咳久不已

叶四十，脉右弦，舌黄不渴，当心似阻，昔形壮，今渐瘦，咳久不已，卧着则咳，痰出稍安。此清阳少旋，支脉结饮。议通上焦之阳。鲜薤白、瓜蒌皮、半夏、茯苓、川桂枝、姜汁。

（《临证指南医案·痰饮》）

方证解释：本案症见咳久不已，卧着则咳，痰出稍安。苔黄不渴，脉右弦。昔形壮，今渐瘦。遵仲景"素盛今瘦"，诊为痰饮；遵"咳逆倚息，短气不得卧"辨为支饮。拟通上焦之阳法。方用鲜薤白、瓜蒌皮、半夏，为减味瓜蒌薤白半夏汤以行气化痰；另用桂枝、茯苓、姜汁，为苓桂术姜汤去白术法以温化痰饮。

枳实薤白桂枝汤

某六五，脉弦，胸脘痹痛欲呕，便结，此清阳失旷，气机不降，久延怕成噎格。薤白三钱、杏仁三钱、半夏三钱、姜汁七分、厚朴一钱、枳实五分。（《临证指南医案·胸痹》）

方证解释：本案胸脘痹痛欲呕，便结，脉弦。此痰饮聚结，清阳失旷，气机不降。方用枳实薤白桂枝汤去瓜蒌、桂枝，以薤白、厚朴、枳实开胸脘痞结，加杏仁合枳实、厚朴开宣肺气，下气开肠中痹结；用半夏合薤白，为减味瓜蒌薤白半夏汤法以行气化痰；因欲呕，故加姜汁合半夏，为小半夏汤以降胃止呕。

桂枝救逆汤

仲景原方证述要

桂枝去芍药加蜀漆牡蛎龙骨救逆汤（下简称桂枝救逆汤）出自《伤寒论》第112条，组成为：桂枝三两（去皮），甘草二两（炙），生姜三两（切），大枣十二枚（擘），牡蛎五两（熬），蜀漆三两（洗去腥），龙骨四两。右七味，以水一斗二升，先煮蜀漆，减二升，内诸药，煮取三升，去滓。温服一升。仲景原条文谓："伤寒脉浮，医以火迫劫之，亡阳必惊狂，卧起不安者，桂枝去芍药加蜀漆牡蛎龙骨救

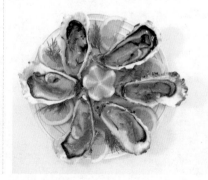

逆汤主之。"

本方用桂枝汤去阴敛的芍药，以桂枝甘草汤温心阳、定心悸；以姜枣合桂甘调和营卫；另加龙骨、牡蛎宁心神、敛心气、镇摄潜阳；加蜀漆逐痰水以定惊狂。仲景用此方治疗桂枝证误用火攻强迫发汗，损伤津液、心阳，致心阳浮越，神不守舍之证。

桂枝去芍药加蜀漆牡蛎龙骨救逆汤证：惊狂，卧起不安者。

叶天士奇方妙治

加减变化

1. 用于治疗疟久伤阳

阳虚阴亦伤损，疟转间日，虚邪渐入阴分最多，延入三日阴疟。从前频厥，专治厥阴肝藏而效，自遗泄至今，阴不自复。鄙见早服《金匮》肾气丸四五钱，淡盐汤送，午前进镇阳提邪方法，两路收拾阴阳，仍有泄邪功能，使托邪养正，两无妨碍。人参、生龙骨、生牡蛎、炒黑蜀漆、川桂枝、淡熟附子、炙草、南枣、生姜。此仲景救逆汤法也，龙属阳入肝，蛎属阴入肾。收涩重镇，脏真自固，然二者顽钝呆滞，藉桂枝以入表，附子以入里，蜀漆飞入经络，引其固涩之性，趋走护阳，使人参、甘草以补中阳，

姜、枣以和营卫也。（《叶氏医案存真·卷一》）

方证解释：本案三日阴疟，初发频厥，继自遗精。此阳虚阴损。治拟早服肾气丸，午进镇阳提邪法。午服汤方用桂枝救逆汤原方加人参、淡熟附子温补心肾之阳，益气镇逆固摄，兼调和营卫。此案叶氏详解方中各药配伍意义，颇有助于理解仲景原方的制方原理。

此方可命名为"桂枝去芍药加蜀漆牡蛎龙骨救逆加参附汤"，以期推广应用。

张茜泾三十七岁，三疟已十三个月，汗多不解，骨节痛极，气短嗳噫，四肢麻木，凡气伤日久，必固其阳。人参、炒蜀漆、生左牡蛎、桂枝、淡熟川附子、五花生龙骨、老生姜、南枣肉。（《叶天士先生方案真本》）

方证解释：本案疟已十三个月，症见汗多不解，骨节痛极，气短嗳噫，四肢麻木。此疟久伤阳。方用桂枝救逆汤去甘草，加人参、淡熟川附子温阳益气，固摄气津，兼调和营卫。

吴，体丰色白，阳气本虚。夏秋伏暑，夹痰饮为疟。寒热夜作，邪已入阴。冷汗频出，阳气益伤。今诊得脉小无力，舌白。虚象已著，恐延厥脱之虑，拟进救逆汤法。人参、龙骨、牡蛎、炙草、桂枝木、炒蜀漆、煨姜、

中篇

215

南枣。又，闽产，阳气偏泄。今年久热伤元。初疟发散，不能去病，便是再劫胃阳，致入厥阴，昏冒大汗。思肝肾同属下焦，厥阳夹内风冒厥，吐涎沫胶痰。阳明胃中，久寒热戕扰。空虚若谷，风自内生。阅医药不分经辨证，但以称虚道实，宜乎鲜有厥效。议用仲景安胃泄肝一法。人参、川椒、乌梅、附子、干姜、桂枝、川连、生牡蛎、生白芍。又，诸症略减，寒热未止。尚宜实阳明，泄厥阴为法。人参、炒半夏、淡干姜、桂枝木、茯苓、生牡蛎。又，天暴冷，阳伤泄泻，脉得左手似数而坚，口微渴，舌仍白。阴液既亏，饮水自救，非热炽也。议通塞两用，冀其寒热再缓。人参、淡附子、桂枝木、茯苓、生牡蛎、炒黑蜀漆。（《临证指南医案·疟》）

方证解释：本案一诊见寒热夜作，冷汗频出。脉小无力，舌苔白。

因阳虚之象显著，恐有厥脱之虑，故用桂枝救逆汤原方加人参温心阳，益心气，固摄防脱。二诊症见昏冒大汗，吐涎沫胶痰等，病机系胃阳受劫，邪入厥阴，厥阳夹内风冒厥、犯胃。治疗用乌梅丸加减安胃泄肝。三诊诸症略减，寒热未止。此阳明虚损，肝气尚逆，疟邪未解。方用实阳明、泄厥阴法，以人参、炒半夏、茯苓、淡干姜为变通大半夏汤通补阳明，用生牡蛎平肝镇逆，用桂枝木解肌表寒热。四诊天暴冷，阳伤泄泻，口微渴，苔仍白，脉左似数而坚。再用桂枝救逆汤去姜、枣、草、龙骨加茯苓、人参、淡附子通补阳明，温阳固摄。

曹，寒从背起，汗泄甚，面无淖泽，舌色仍白，邪未尽，正先怯，心虚痉震，恐亡阳厥脱。议用仲景救逆法加参。又，舌绛口渴，汗泄，疟来日晏。寒热过多，身中阴气大伤，刚补勿进，议以何人饮。人参、何首乌。（《临证指南医案·疟》）

方证解释：本案疟发寒从背起，汗泄甚，面无淖泽，心震悸，发痉，舌苔白。叶氏抓住心震悸、汗泄等症，认为有亡心阳致厥脱之虑。方用桂枝救逆法加人参急救心阳心气而镇摄固脱。二诊出现舌绛口渴，汗泄，疟来日晏，寒热过多等，又是阴气大伤之证，故改用何人饮以人参、何首乌截疟而救气阴。

陈，前方复疟昏迷，此皆阳气上冒。救逆汤去姜，加芍。又，镇逆厥止，议养心脾营阴，乃病后治法。人参、炙草、杞子、桂圆、炒白芍、枣仁、茯神、远志。（《临证指南医案·疟》）

方证解释：本案疟发神志昏迷，厥逆，此心阳亡失，虚阳上冒。方用桂枝救逆汤去生姜之辛散，加白芍，温摄心阳之中兼以救阴。此方得效，二诊厥止，改用归脾汤化裁补养心脾营阴。

阳气发泄，寒热脉大。蜀漆、龙骨、人参、桂木、牡蛎、生芍。（《眉寿堂方案选存·疟疾》）

方证解释：本案疟发寒热，脉大。此疟邪损伤阳气阴液。方用桂枝救逆汤去姜、枣、草加人参、白芍，温阳益气滋阴，兼镇逆固摄，辛甘透邪。

2. 用于治疗疟邪内陷的下痢

蔡，神气索然，腹中动气，舌红嗌干，寒热日迟，平素积劳致虚，邪伏厥阴，脉促细坚，温清难用。勉议复脉汤，存阴勿润，希图援救。复脉

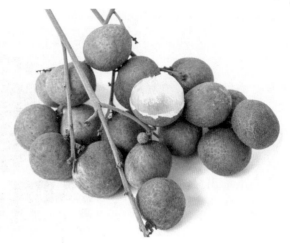

汤。又，两投复脉，色脉略转。所言平素积虚，不但疟邪内陷，阳结于上则胸痞，阴走于下则频利，非徒开泄攻邪也。救逆汤去姜。又，奔脉动气，皆是阳虚浊泛，当和营理阳。人参、茯苓、归身、炙草、桂心、牡蛎、煨姜、大枣。又，冲气填塞，邪陷下痢，势非轻小，用泻心法。人参、淡干姜、熟附子、川连、黄芩、枳实。又，人参、淡干姜、生地、炒桃仁。（《临证指南医案·痢》）

方证解释：本案疟邪伤阴，症见神气索然，腹中动气，嗌干，寒热日迟。舌红，脉促细坚。因病情复杂，阴阳俱伤，温清难用，故勉用加减复脉汤存阴。用两次加减复脉汤后，色脉略为好转，但因平素积虚，不但疟邪内陷，阳结于上而胸痞，阴走于下而频利，阳气损伤明显，故改用桂枝救逆汤去辛散的生姜，以温阳固摄。四诊

见奔脉动气，为阳虚浊泛，故用桂枝救逆汤去蜀漆、龙骨，用桂心代替桂枝，加人参、茯苓、当归，和营理阳。五诊见冲气填塞，邪陷下痢为重，故改用变通半夏泻心汤合附子泻心汤法，苦辛开泄，治疗下痢。六诊可能见下痢出血，故用简化理中汤以人参、淡干姜温补中阳；合理阴煎法，改用生地、炒桃仁滋阴和血。

3. 用于治疗暑疟中痞呕吐涎沫

暑热未退，胃气已虚，蛔逆中痞，呕吐涎沫，是厥阴犯胃，胃气有欲倒之象，进安胃法。进安胃法呕逆稍缓，夜寐神志不安，辰前寒战畏冷，是寒热反复，阴阳并伤，有散失之势，拟救逆法，镇摄阴阳，得安其位，然后病机可减。龙骨、桂枝木、人参、牡蛎、生白芍、蜀漆。（《眉寿堂方案选存·疟疾》）

方证解释：本案为暑疟，暑热未退，胃气已虚而中痞，呕吐涎沫，吐蛔。一诊辨为厥阴犯胃，胃气大虚，用安胃法。二诊见呕逆稍缓，夜寐神志不安，辰时前寒战畏冷，诊为寒热反复，阴阳并伤，并有阴阳散失之势。方用桂枝救逆汤去姜、草、枣加人参、生白芍益胃气，补摄阴阳。

4. 用于治疗虚脱

艾，自半月前，寒热两日，色脉愈弱，食减寝少，神不自持，皆虚脱之象。议固之、涩之，不及理病。人参、生龙骨、牡蛎、桂枝、炙草、南枣肉。又，脉神稍安，议足三阴补方。人参、砂仁末炒熟地、炒黑杞子、茯神、五味、牛膝炭。（《临证指南医案·脱》）

方证解释：本案自半月前，寒热两日，色脉愈弱，食减寝少，神不自持。此虚脱之证。方用桂枝救逆汤去生姜、蜀漆，加人参以温心阳，固心气，摄心神。二诊见脉神稍安，改用补足三阴方以治本。

诊脉百至，数促而芤。劳损数年不复，寒热，大汗泄越，将及半载，卧枕嗽甚，起坐少缓，谷食大减，大便不实，由下焦损伤，冲脉之气震动，诸脉皆逆。医投清热理肺，降气消痰，益令胃气戕害。昔越人有下损过脾不治之训，此寒热汗出，二气不交所致。秋半之气，不应天气，肃降乖离，已见一斑。生阳不发，入冬可虑，急固散越之阳，望其寒热汗出，稍缓再商。救逆汤去白术，加人参。（《三家医案合刻·叶天士医案》）

方证解释：本案劳损数年不复，症见寒热，大汗泄越，卧枕嗽甚，谷食大减，大便不实。脉数促而芤。从汗大泄、脉促而芤，诊为阴阳大虚欲脱之证。方用桂枝救逆汤加人参温阳补气，固摄防脱。其"救逆汤去白术"有误，可能是"救逆汤去白芍"。桂枝救逆汤虽然既无白术，也无白芍，但因其全名为"桂枝去芍药加蜀漆牡蛎龙骨救逆汤"，因此叶氏为强调去芍药之法，偶尔也说救逆汤去芍药。

5. 用于治疗热入血室的脱证

时令温邪内迫，经水不应期至，淋淋不断，二便不通，唇舌俱白，不喜冷冻饮料，神呆恍惚，言属危脱之象。拟用仲景救逆法，以扼其危。人参、龙骨、制附子、炙草、桂枝、牡蛎、蜀漆、南枣肉。（《三家医案合刻·叶天士医案》）

方证解释：本案温邪内迫，经水不应期至，淋淋不断，二便不通，唇舌俱白，不喜冷冻饮料，神呆恍惚。

此热入血室，阳气外脱。方用桂枝救逆汤去生姜之辛散，加人参、制附子温阳益气，镇摄固脱。

6. 用于治疗产后郁冒

产后血去阴伤，肝肾先亏，致奇经诸络不至内固，阴既不守，阳泄为汗，多惊多恐，神气欲撤。此摄阴固液，而有形岂易速旺？古人必曰封固、曰镇纳，皆为此而设。人参、桂枝、龙骨、炙草、附子、煨姜、牡蛎、蜀漆。（《眉寿堂方案选存·女科》）

方证解释：本案产后血去阴伤及阳，症见汗出，多惊多恐。此阳气受损，神气欲散。方用桂枝救逆汤去姜、枣加人参、附子益气温阳，摄阴固液。

7. 用于治疗产后寒邪内陷神昏

方，此血痹之症，产蓐百脉皆动，春寒凛冽，客气乘隙袭人经络，始而热胜，继则寒多。邪渐陷于阴络，致夜分偏剧汗多，神昏谵语，由邪过神明，岂是小病，正如仲景劫汗、亡阳、惊谵同例。议救逆汤减芍药方治。（《叶氏医案存真·卷三》）

方证解释：本案产后寒邪乘虚陷入阴络，症见发热恶寒，汗多，神昏谵语。从多汗、谵语辨为心阳亡失证，方用桂枝救逆汤化裁补心阳，镇摄固脱。桂枝救逆汤本无芍药，言"救逆汤减芍药方治"，是强调用本方守法不用芍药。

合方化裁

1. 合参附汤治疗亡阳

周，脉革无根，左尺如无，大汗后，寒痉，头巅痛，躁渴不寐，此属亡阳。平昔饮酒少谷，回阳辛甘，未得必达，有干呕格拒之状，真危如朝露矣。勉议仲景救逆汤，收摄溃散之阳，冀有小安，再议治病。救逆汤加参、附。（《临证指南医案·脱》）

方证解释：本案大汗后，寒痉，头巅痛，躁渴不寐，干呕格拒。脉革无根，左尺如无。此属亡阳。急则治标，方用桂枝救逆汤加参、附温阳益气，镇逆固脱，收摄溃散之阳。

2. 合桂枝加附子汤治疗卫阳大虚

朱氏，久损不复，真气失藏。交大寒节，初之气，厥阴风木主候，肝风乘虚上扰，气升则呕吐，气降则大便，寒则脊内更甚，热则神烦不宁，是中下之真气杳然，恐交春前后，有厥脱变幻。拟进镇逆法。人参、生牡蛎、龙骨、附子、桂枝木、生白芍、炙草。（《临证指南医案·脱》）

方证解释：本案症见呕吐，大便溏泄，背部脊内寒甚，神烦不宁等。此久损不复，真气失藏。拟镇逆法，方用桂枝救逆汤化裁，以桂枝木、炙草、生牡蛎、龙骨、人参温心阳，益心气，固摄心神；因脊内寒甚，提示

肾阳与卫阳大虚，故合入桂枝木、生白芍、炙草、附子，为桂枝加附子汤以温补肾阳与卫阳。

3. 合桂枝加龙骨牡蛎汤治疗精摇下泄

某，脉虚色白，陡然大瘦，平昔形神皆劳，冬至初阳动，精摇下泄，加以夜坐不静养，暴寒再折其阳，身不发热，时时惊惕烦躁。从仲景亡阳肉润例，用救逆汤法，必得神气凝静，不致昏痉瘛疭之变。救逆汤去芍。（《临证指南医案·遗精》）

方证解释：本案脉虚色白，陡然大瘦，平昔形神皆劳，冬至初阳动，精摇下泄，时时惊惕烦躁。遵仲景亡阳肉润治法，用桂枝救逆汤加减。救逆汤本无白芍，言"救逆汤去芍"，意在强调阳虚欲脱者，不能用阴寒的白芍。另外，用"救逆汤去芍"，也可能合入了《金匮要略·血痹虚劳病脉证并治》治疗男子失精的桂枝加龙骨牡蛎汤，以此治疗遗精，只是因阳虚有欲脱之兆，故减去了白芍。

4. 合黄芪建中汤法治疗遗精

阴疟三年不愈，下虚遗泄。蜀漆、牡蛎、炙黄芪、桂枝、龙骨、炙甘草。（《眉寿堂方案选存·疟疾》）

方证解释：本案久疟三年不愈，下虚不固，出现遗精。方用桂枝、炙甘草、龙骨、牡蛎、蜀漆，为桂枝救

逆汤去姜、枣以温心阳、固摄宁神涩精；加炙黄芪，合桂枝、甘草，为黄芪建中汤法以补虚建中。

5. 合甘麦大枣汤治疗新产郁冒

吴，新产阴气下泄，阳气上冒。日晡至戌亥，阳明胃衰，厥阴肝横。肝血无藏，气冲扰膈，致心下格拒，气干膻中，神乱昏谵。若恶露冲心则死矣，焉有天明再醒之理？回生丹酸苦直达下焦血分，用过不应，谅非瘀痹，想初由汗淋发热。凡外感风邪，邪滞汗解，此热昏乱，即仲景之新产郁冒也，倘失治，必四肢牵掣，如惊似风痛则危，议从亡阳汗出谵语例。用救逆法。生龙骨三钱、生牡蛎三钱、桂枝五分、怀小麦百粒、炙甘草三分、南枣二钱。又，气从涌泉、小腹中，直冲胸臆，而心下痛，巅晕神迷。此肝肾内怯，无以收纳自固。每假寐必魂魄飞越，惊恐畏惧，非止一端。救逆法镇阳颇应，但少补虚宁神，益之固之耳。人参二钱、龙齿三钱（捣）、枣仁三钱、茯神三钱、炒黑杞子二钱、黑壳建莲肉五钱、紫石英一两（捣碎，用水三盏，煎减半，用以煎药）。又，两法皆效，下元虚损无疑。八脉无气把握，带下淋漓不止。梦魂跌仆，正经旨下虚则梦坠也。议镇固奇脉方。人参二钱、龙齿三钱、枣仁三钱、茯神三钱、桑螵蛸（炙）二钱、炒黑远志五分。用紫石英煎汤。煎药。又，昨午忧悲嗔怒，大便后，陡然头晕，继以呕逆。胸痞止，心洞嘈杂，仍不能食。子夜寒战鼓栗，寅刻津津微热。神昏妄见，巅痛乳胀，腹鸣，短气呵欠，似乎叹息之声，此乃下元根蒂未坚，偶触心

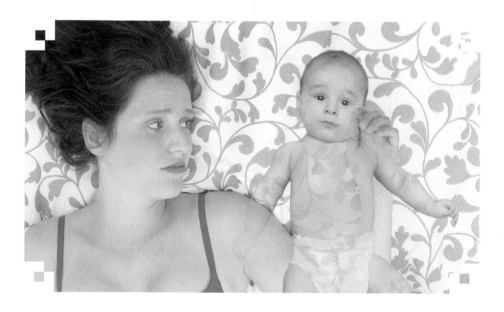

机，诸阳神飞旋动舞，仲景论先厥后热，知饥不能食，干呕，列于厥阴篇中。盖危病初效，未沾水谷精华，则胃土大虚，中无砥柱，俾厥阴风木之威横冲震荡，一如释典混沌劫于地水，火风卒来莫御矣。当此医药，全以护阳固阴。但血舍耗涸，刚猛及滋腻，总在难施之例。无暇理病，存体为要。人参五钱、熟附子一钱、川桂枝木一钱、炮姜炭一钱、炙黑甘草五分、茯苓三钱。（《临证指南医案·产后》）

方证解释：本案新产阴气下泄，阳气上冒，致气冲扰膈，心下格拒，神乱昏谵。一诊仿仲景治亡阳汗出谵语法，用桂枝、炙甘草、南枣、生龙骨、生牡蛎，为减味桂枝救逆汤以温心阳，镇摄心神；用怀小麦、炙甘草、南枣，为甘麦大枣汤以甘缓益心气，缓肝急。二诊见用镇逆法颇应，其症转见气从涌泉上小腹，直冲胸臆，而心下痛，巅晕神迷，每假寐必魂魄飞越，惊恐畏惧。此肝肾内怯，无以收纳自固。方用益胃气、补肝肾、镇逆气、宁心神法。也获效。三诊见带下淋漓不止，梦魂跌仆。下虚八脉不固，方用镇固奇脉法。四诊因忧悲嗔怒，大便后，陡然头晕，继以呕逆。胸痞止，心洞嘈杂，仍不能食。子夜寒战鼓栗，寅刻津津微热。神昏妄见，巅痛乳胀，腹鸣，短气呵欠。此乃下元

根蒂未坚，偶触心机，诸阳神飞旋动舞。方用桂枝救逆汤去枣、姜、龙、牡、蜀漆，加人参、附子、炮姜炭、茯苓，温补少阴真阳，大补元气，救逆固脱，兼通补阳明。

6.合当归生姜羊肉汤治产后郁冒

产后汗大出，目瞑神昏，此为郁冒欲脱，大危之象。勉拟镇固补虚一法。生龙骨、桂枝、人参、生牡蛎、炙草、归身。生羊肉煎汤。（《眉寿堂方案选存·女科》）

方证解释：本案产后汗大出，目瞑神昏。此为郁冒欲脱之证。方用桂枝救逆汤去姜枣，加人参益气温阳，镇摄固脱；另合当归生姜羊肉汤法用当归、羊肉温补奇经精血。

7.合乌梅丸法治疗暑病脘不知饥

形色脉证俱虚，寒热结耗胃津，脘中不知饥饿，二便皆觉不爽，徒进清热，消克中宫，更是坐困，考古暑病凡旬日不解，必当酸泄矫阳，以苏胃汁，元虚之体，恐滋变病。桂枝木、生牡蛎、炒乌梅、生白芍、炒蜀漆、大枣。又，去大枣，加龙骨。（《眉寿堂方案选存·疟疾》）

方证解释：本案症见脘中不知饥饿，二便皆觉不爽。形色脉证俱虚。从"寒热结耗胃津"与"徒进清热，消克中宫"分析，其症当有发热恶寒；从用方分析，症中应有神志异常。此

暑热疟病，耗伤胃气胃津，厥阴冲犯阳明。方用桂枝木、大枣、生牡蛎、炒蜀漆，为桂枝救逆汤法以补心阳，镇逆固摄；另加炒乌梅、生白芍，合桂枝为乌梅丸法以酸泄厥阴。二诊去大枣，加龙骨镇肝宁神。

变制新法

凌，脉大不敛，神迷呓语，阴阳不相交合，为欲脱之象。救阴无速功，急急镇固阴阳，冀其苏息。人参、茯神、阿胶、怀小麦、龙骨、牡蛎。又，阴液枯槁，阳气独升，心热惊惕，倏热汗泄。议用复脉汤，甘以缓热，充养五液。复脉去姜、桂加牡蛎。又，胃弱微呕，暂与养阳明胃津方。人参、炒麦冬、炒白粳米、茯神、鲜莲子肉、川斛。又，人参（秋石水拌烘）、熟地炭、天冬、麦冬、茯神、鲜生地。又，秋燥上薄，嗽甚微呕。宜调本，兼以清燥。人参（秋石水拌烘）、麦冬、玉竹、生甘草、南枣、白粳米。又，安胃丸二钱。秋石拌人参汤送。（《临证指南医案·脱》）

方证解释：本案脉大不敛，神迷呓语。此气津欲脱之证。方用变通桂枝救逆汤法，用人参、阿胶、怀小麦代替桂枝、甘草，生姜，不补心阳而补心气心阴；用龙骨、牡蛎加茯神宁心安神，固摄气阴。二诊心热惊惕，倏热汗泄，阴液大伤，改用复脉汤去姜、桂加牡蛎滋补心肾阴血。三、四、五诊用益胃汤法调治，六诊用安胃丸补胃制肝。

黄芪建中汤

仲景原方证述要

黄芪建中汤出自《金匮要略·血痹虚劳病脉证并治》第14条，组成为：于小建中汤内加黄芪一两半，余以上法。仲景原条文谓："虚劳里急，诸不足，黄芪建中汤主之。"

小建中汤虽甘温补虚，但补气作用不强，对于具有明显的气虚证，表现为气血阴阳俱虚或表里俱虚而"诸不足"者，显然力不胜任，因此，仲景另制黄芪建中汤，于小建中汤中加

中篇

黄芪，补脾肺之气，并走表以补益卫气。一味药之加，其黄芪合白芍，与当归补血汤有类似的作用，可以补气生血，治疗血虚证；黄芪合饴糖、大枣、甘草，可以补脾气、肺气，治疗脾肺气虚证；黄芪合桂枝、生姜，类似黄芪桂枝五物汤，可以走肌表，补益卫气，治汗出、肌肤不仁；加之桂枝、甘草辛甘化阳，芍药、甘草酸甘化阴，又并补阴阳，调和营卫。可见，本方是一首以补气为主，而能补益气血阴阳，调和营卫，甘缓止腹中急痛的有效良方。

黄芪建中汤证：小建中汤证兼脾肺气虚，或卫表虚者。

叶天士奇方妙治

加减变化

1. 用于治疗虚劳寒热

劳伤营卫，寒热咳嗽，自汗妨食。黄芪建中汤。（《未刻本叶天士医案》）

方证解释：本案症见寒热、自汗、咳嗽。劳伤营卫而寒热，卫气空疏则自汗，土不生金则咳嗽。方用黄芪建中汤调和营卫，扶卫固表，甘温补土生金。

某，由阴损及乎阳，寒热互起，当调营卫。参芪建中汤去姜、糖。（《临证指南医案·虚劳》）

方证解释：本案寒热互起，属阴损及阳，营卫不和的内伤发热。方用黄芪建中汤去生姜之辛散，饴糖之甘守，加人参，补胃气而调和营卫。

仲，久嗽，神衰肉消，是劳倦内伤，医不分自上自下损伤，但以苦寒沉降，气泄汗淋，液耗夜热，胃口得苦伤残，食物从此顿减，老劳缠绵，讵能易安，用建中法。黄芪建中汤去姜。又，照前方加五味子。又，平补足三阴法。人参、炒山药、熟地、五味、女贞子、炒黑杞子。（《临证指南医案·虚劳》）

某，久咳，神衰肉消，是因劳内伤，医投苦寒沉降，致气泄汗淋，液耗夜热，胃口伤残，食物顿减。黄芪建中去姜。（《临证指南医案·咳嗽》）

方证解释：以上两案应是同一个医案。因久嗽误治，出现夜热，汗淋，食减，神衰肉消等。此劳倦内伤脾胃而营卫不和。方用黄芪建中汤补脾胃、

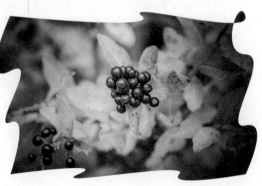

固卫气，因汗淋，故去生姜。

2. 用于治疗咳嗽

陈二七，脉细促，久嗽寒热，身痛汗出，由精伤及胃。黄芪建中汤去姜。(《临证指南医案·咳嗽》)

方证解释：本案久嗽寒热，身痛汗出，脉细促。营卫不和则寒热、汗出、身痛；土不生金则久嗽不已。方用黄芪建中汤调和营卫、补土生金，因汗出，故去生姜之辛散。

许二七，久嗽不已，则三焦受之。一年来病咳而气急，脉得虚数，不是外寒束肺，内热迫肺之喘急矣。盖馁弱无以自立，短气少气，皆气机不相接续。既曰虚症，虚则补其母。黄芪建中汤。(《临证指南医案·咳嗽》)

方证解释：本案久嗽一年不已，气急，短气少气，脉虚数。此脾肺两虚。用虚则补其母法，以黄芪建中汤治疗。

某，内损虚症，经年不复，色消夺，畏风怯冷，营卫二气已乏，纳谷不肯充长肌肉。法当建立中宫，大忌清寒理肺，希冀止嗽，嗽不能止，必致胃败减食致剧。黄芪建中汤去姜。(《临证指南医案·咳嗽》)

方证解释：本案症见咳嗽，色消夺，畏风怯冷，纳谷不肯充长肌肉等。营卫二气已乏则畏风怯冷，脾胃内损则纳谷不肯充长肌肉。大忌清寒理肺

止嗽。方用黄芪建中汤补土生金，调补营卫。

朱三九，五年咳嗽，遇风冷咳甚，是肌表卫阳疏豁，议固剂缓其急，黄芪建中汤。(《临证指南医案·咳嗽》)

方证解释：本案咳嗽五年，遇风冷咳甚。此脾胃内伤，肌表卫阳疏豁。方用黄芪建中汤补益脾胃，固护卫阳，调和营卫。

张二九，馆课诵读，动心耗气，凡心营肺卫受伤，上病延中，必渐减食。当世治咳，无非散邪清热，皆非内损主治法。黄芪建中汤去姜。(《临证指南医案·咳嗽》)

方证解释：本案症见咳嗽，食减。此诵读动心耗气，心营肺卫受伤，上病延中，脾胃受损。方用黄芪建中汤甘温补益脾胃心肺。因心气已有耗散，故去辛散之生姜以防耗气。

吕，脉左细，右空搏，久咳吸短如喘，肌热日瘦，为内损怯症。但食纳已少，大便亦溏，寒凉滋润，未能治嗽，徒令伤脾妨胃。昔越人谓：上损过脾，下损及胃，皆属难治之例。自云背寒忽热，且理心营肺卫，仲景所云元气受损，甘药调之，二十日议建中法。黄芪建中去姜。(《临证指南医案·咳嗽》)

方证解释：本案症见久咳，吸短如喘，肌热日瘦，食纳减少，大便溏，

自觉背寒忽热。脉左细，右空搏。此内损咳嗽。方用黄芪建中去生姜，甘温补养脾胃心肺。

汪三九，此劳力伤阳之劳，非酒色伤阳之劳也。胃口消惫，生气日夺，岂治嗽药可以奏功。黄芪建中汤去姜。（《临证指南医案·虚劳》）

方证解释：从"岂治嗽药可以奏功"分析，本案为咳嗽，兼见胃口消惫，食减。此脾肺气虚，土不生金。方用黄芪建中汤去生姜，温养脾胃，补土生金。

3.用于治疗咳血或吐血

许四八，劳倦伤阳，形寒，失血咳逆，中年，不比少壮火亢之嗽血。黄芪建中汤。（《临证指南医案·吐血》）

方证解释：本案症见嗽血，咳逆，形寒。此劳倦伤阳，肺金失养。方用黄芪建中汤温养脾胃，补土生金。

董三六，此内损症，久嗽不已，大便不实。夏三月，大气主泄。血吐后，肌肉麻木，骨痿酸疼，阳明脉络不用。治当益气，大忌肺药清润寒凉。黄芪、炙草、苡仁、白及、南枣、冰糖。（《临

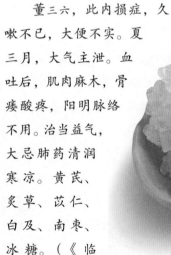

证指南医案·吐血》）

方证解释：本案吐血与咳嗽并见，应该是肺络不摄的咳血。症见久嗽不已，大便不实，肌肉麻木，骨痿酸疼。此脾胃内伤，阳明络虚。方用黄芪建中汤去桂枝、生姜、白芍，以冰糖代饴糖，益气补阳明；另加苡仁祛湿、白及止血。

任山西三十一岁，夏季吐血，深秋入冬频发，右脉弦实，左濡，是形神并劳，络血不得宁静，经营耗费气血，不比少壮矣。黄芪建中汤。（《叶天士先生方案真本》）

方证解释：本案夏季吐血，深秋入冬频发。右脉弦实，左濡。此脾胃内伤，形神并劳，络血不宁。方用黄芪建中汤甘温补虚，摄血宁络。

钱四一，形神积劳，气泄失血，

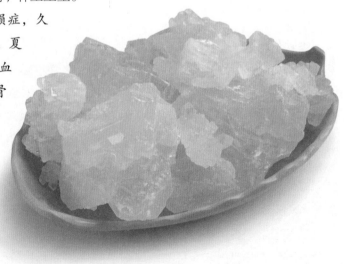

226

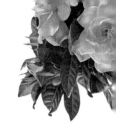

食减喘促，由气分阳分之伤，非酒色成劳之比。黄芪建中汤去姜、桂。（《临证指南医案·吐血》）

方证解释：本案失血与食减并见，可能是吐血，兼见喘促。此脾肺气阴俱虚。方用黄芪建中汤去辛温通阳的姜、桂，以益气补阴摄血。

4.用于治疗腹痛欲泄

何三一，脐流秽水，咳嗽，腹痛欲泻。询知劳动太过，阳气受伤，三年久恙，大忌清寒治嗽。黄芪建中汤去姜。（《种福堂公选医案》）

方证解释：本案腹痛欲泄，脐流秽水，咳嗽，三年不愈。此劳动太过，脾胃阳气受伤。方用黄芪建中汤去生姜，甘温益气扶阳。

5.用于治疗经迟或经少

姚二二，久嗽背寒，晨汗，右卧咳甚。经事日迟，脉如数而虚，谷减不欲食。此情志郁伤，延成损怯。非清寒肺药所宜。黄芪、桂枝、白芍、炙草、南枣、饴糖。肺为气出入之道，内有所伤，五脏之邪上逆于肺则咳嗽。此则久嗽背寒晨汗，全是肺气受伤。而经事日迟，不但气血不流行，血枯肝闭，可想而知。脉数虚火也，虚则不可以清寒，况谷减不欲食，中气之馁已甚，可复苦寒损胃乎？与黄芪建中，损其肺者益其气，而桂枝白芍，非敛阴和血之妙品乎。（《临证指南

医案·调经》）

方证解释：本案症见久嗽背寒，晨汗，右卧咳甚，经事日迟，谷减不欲食。脉如数而虚。此情志郁伤，延成损怯。方用黄芪建中汤去生姜，甘温补脾肺、养气血。

脉细弱，形寒久嗽，寒热频来，易于惊恐，经来色淡且少，不耐烦劳。此阴阳内损，营卫造偏。仲景凡元气有伤，当与甘药。知清凉治嗽等法，非醇正之道。黄芪建中汤去姜。（《眉寿堂方案选存·女科》）

方证解释：本案症见形寒久嗽，寒热频来，易于惊恐，经来色淡且少，不耐烦劳。脉细弱。此阴阳内损，营卫不和。方用黄芪建中汤去生姜，补益阴阳，温养气血，调和营卫。

合方化裁

1.合生脉散治久嗽

郑二七，脉来虚弱，久嗽，形瘦食减，汗出吸短。久虚不复谓之损，宗《内经》形不足，温养其气。黄芪建中汤去姜，加人参、五味。（《临证指南医案·咳嗽》）

方证解释：本案症见久嗽，形瘦食减，汗出吸短。脉虚弱。此肺气虚弱而久嗽，中气不足而食减，卫气虚损而汗出。肺脾俱损，表里俱伤，故用黄芪建中汤甘温补益脾

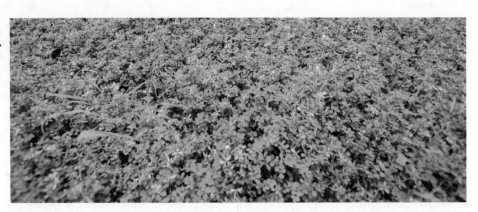

肺，固护卫气；因汗出，故去生姜；因吸气短，故合生脉散法加人参、五味子收摄肺肾之气。

2. 合补中益气汤治虚劳发热

严二八，脉小右弦，久嗽晡热，着左眠稍适，二气已偏，即是损怯。无逐邪方法，清泄莫进，当与甘缓。黄芪建中去姜。又，建中法颇安，理必益气以止寒热。人参、黄芪、焦术、炙草、归身、广皮白、煨升麻、煨柴胡。（《临证指南医案·虚劳》）

方证解释：本案症见久嗽，晡热，着左眠稍适。脉小右弦。此脾胃虚损，营卫二气不调则日晡热，土不生金则久嗽。治分两步，先用黄芪建中汤去生姜，补益脾肺，调和营卫；继用东垣补中益气汤甘温除热。

3. 合真武汤法治久嗽背寒足跗常冷

李三四，久嗽经年，背寒足跗常冷，汗多，色白，嗽甚不得卧，此阳微卫薄，外邪易触，而浊阴挟饮上犯。议和营卫，兼护其阳。黄芪建中汤去饴糖，加附子、茯苓。（《临证指南医案·咳嗽》）

方证解释：本案症见久嗽经年，嗽甚不得卧，背寒足跗常冷，汗多，面色白，易感冒。此阳微卫薄，浊阴夹饮上犯。方用黄芪建中汤补营卫，益脾胃。因兼阴浊，故去饴糖之甘守；因阳微饮逆，故合真武汤法加附子、茯苓温阳化饮。

本方可命名为"黄芪建中去饴糖加附子茯苓汤"，以期在临床上推广应用。

类方应用

归芪建中汤

归芪建中汤出自《外台秘要》卷十七引《必效方》，是仿照仲景在小建中汤中加黄芪的思路再加当归而成。主治气血阴阳俱虚者。

叶桂用此方的医案如下。

（1）用于治疗伏暑损伤元气证

叶无锡三十一岁，夏月带病经营，

228

暑热乘虚内伏，秋深天凉收肃，暴冷，引动宿邪，寒热数发，形奥减食汗出，与归芪建中汤。（《叶天士先生方案真本》）

方证解释：本案伏暑内伏，耗伤脾肺元气，深秋暴冷引动伏暑，症见寒热数发，形软，减食，汗出。叶氏不用东垣清暑益气汤，而用归芪建中汤补益脾肺元气，兼调和营卫以治寒热。

（2）用于治疗内伤寒热

某，形瘦色枯，脉濡寒热，失血心悸，是营伤。归芪建中去姜。（《临证指南医案·吐血》）

方证解释：本案症见寒热，心悸，形瘦色枯。脉濡。曾咳血或吐血。营卫损伤则寒热，脾胃内伤则形瘦色枯，心失温养则心悸。方用归芪建中去生姜，甘补心脾，温养气血，调和营卫。

（3）用于治疗咳嗽

任五六，劳力伤阳，自春至夏病加，烦倦神赢不食，岂是嗽药可医。《内经》有劳者温之之训，东垣有甘温益气之方，堪为定法。归芪建中汤。（《临证指南医案·咳嗽》）

方证解释：从"岂是嗽药可医"分析，本案主症为咳嗽。兼见烦倦神赢不食。此劳力伤阳，脾胃受损。方用归芪建中汤补益脾胃，温阳和阴。

（4）用于治疗咳血或便血

某，老弱虚咳，失血。生黄芪皮、归身、煨姜、大枣。（《临证指南医案·吐血》）

方证解释：本案失血与虚咳并见，其失血可能指咳血。方用简化归芪建中汤甘温补气摄血。此方颇为精妙，因老弱之体，不得大补，故去桂、芍、草、饴，仅用姜、枣调和营卫，取黄芪皮合当归补气摄血。

姚，劳伤下血，络脉空乏为痛。营卫不主循序流行，而为偏寒偏热。诊脉右空大，左小促。通补阳明，使开阖有序。归芪建中汤。（《临证指南医案·便血》）

方证解释：本案"下血"可能指便血，由劳伤脾气，气不摄血所致；其"痛"当为身痛，由营络空虚，不荣则痛；"偏寒偏热"指发热恶寒，由营卫不主循序流行而发。脉右空大，左小促，亦为虚损之脉。方用归芪建中汤补益脾气，调和营卫。

（5）用于治疗虚劳背痛而阴囊冰冷

赵，纳食不充肌肤，阳伤背痛，阴囊冰冷，经营作劳，劳则气乏。《经》言劳者温之，甘温益气以养之。归芪建中汤。（《种福堂公选医案》）

方证解释：本案症见背痛，阴囊冰冷，纳食不充肌肤。此经营劳伤脾

中篇

胃阳气。方用归芪建中汤甘温益气，温阳养血。其阴囊冰冷是阳虚寒滞肝脉的表现，但叶氏却用归芪建中汤，这颇能给人以启发。因方中有当归、桂枝、白芍、生姜、大枣、甘草，寓当归四逆汤法，故能治疗寒滞肝脉的阴囊冰冷之证。

（6）用于治疗经闭

尼十七，少年形色衰夺，侧眠咳血，天柱骨垂，经水已闭。皆不治见症。归芪建中汤去姜。（《临证指南医案·调经》）

方证解释：本案十七岁而形色衰夺，侧眠咳血，天柱骨垂，经闭不通。此脾肺内损，先天后天不足。方用归芪建中汤去生姜，甘温补益气血阴阳。

（7）用于治疗产后汗出身痛或下血腹痛泄泻

冯四二，产后两月，汗出身痛。归芪建中汤。（《临证指南医案·产后》）

方证解释：本案为产后虚损，症见汗出，身痛。产伤气血营卫而不荣则痛，卫气不固而汗出。方用归芪建中汤补养气血，调和营卫。

小产后经月，泄泻腹痛，下血不止，干咳呛逆。乃气血两虚，当以建中法。归芪建中，去姜。（《眉寿堂方案选存·女科》）

方证解释：本案小产损伤气血，症见下血不止，干咳呛逆，泄泻腹痛等。方用归芪建中汤去生姜，甘温补脾，益气摄血。

大建中汤

● 仲景原方证述要 ●

大建中汤出自《金匮要略·腹满寒疝宿食病脉证治》第14条，组成为：蜀椒二合（去汗），干姜四两，人参二两。右三味，以水四升，煮取二升，去滓，内胶饴一升，微火煎取一升半，分温再服；如一炊顷，可饮粥二升，后更服，当一日食糜，温覆之。仲景原条文谓："心胸中大寒痛，呕不能饮食，腹中寒，上冲皮起，出见有头足，上下痛而不可触近，大建中汤主之。"

本方用花椒辛热，温中散寒，

降逆止痛,《神农本草经》谓其"主邪气咳逆,温中,逐骨节皮肤死肌,寒湿痹痛,下气";用干姜辛热,温中散寒,补阳通脉,和胃止呕。两药配合,温中散寒止痛。另外,重用饴糖甘温,建中缓急补虚;用人参补益脾胃之气。两药配合,甘温补中缓急。全方辛热与甘温合用,甘补益脾胃,又辛热温中散寒止痛,故能治疗脾胃气虚,腹中寒气凝结的上下攻痛。

大建中汤证:心胸中大寒痛,呕不能饮食,腹中寒,上冲皮起,出见有头足,上下痛而不可触近者。

叶天士奇方妙治

加减变化

1.用于治疗呕吐

某,中焦火衰,食下不运,作酸呕出。炒黄干姜一钱、川椒(炒)三分、半夏(炒)一钱、茯苓块三钱、炒饴糖四钱。(《临证指南医案·呕吐》)

方证解释:本案症见作酸呕出,其"食下不运",似指食后自觉胃中食物难化,也指作酸呕吐的病机。此中焦火衰,脾不健运,胃气不降。方用大建中汤法,以炒干姜、炒川椒、炒饴糖通补中阳胃气,另加半夏、茯苓,为小半夏加茯苓汤法以和胃止呕。

2.用于治疗胁痛

脉弦,胁痛绕脘,得饮食则缓,营气困耳,治以辛甘。桂枝、川椒、白蜜、煨姜。(《未刻本叶天士医案》)

方证解释:本案症见胁痛绕脘,得饮食则缓。脉弦。此心胸之阳不足,寒凝营络不通。方用大建中汤加减。因病机重心不在中焦,故去干姜、人参;闲心阳不足,故加善走心胸的桂枝以辛甘理阳、兼通营络。非中气虚,故用白蜜易饴糖反佐椒、桂而缓急止痛。

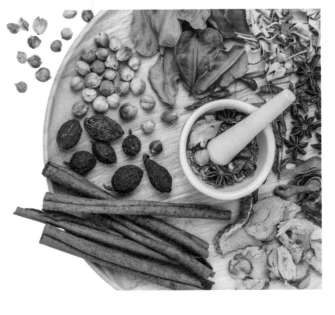

中篇

3. 用于治疗急心痛

朱，重按痛势稍衰。乃一派苦辛燥，劫伤营络，是急心痛症。若上引泥丸，则大危矣，议用《金匮》法。人参、桂枝尖、川椒、炙草、白蜜。（《临证指南医案·心痛》）

方证解释：本案为急心痛。从"重按痛势稍衰"分析，此"急心痛"可能不是真心痛，而是胸脘急痛。前医用一派苦辛温燥理气止痛药，不仅未效，且劫伤营络。叶氏用大建中汤化裁。因前医过用辛药，劫伤营络，故去干姜；因有上引泥丸之虑，故合桂枝甘草汤，再加花椒，平冲逆之气；另以白蜜易饴糖，合人参、桂枝温润通补胃阳，又辛甘通补营络。

4. 用于治疗心火衰阴气乘的悲惊不乐

悲惊不乐，神志伤也，心火之衰，阴气乘之则多惨戚。拟大建中汤。桂枝、人参、蜀椒、附子、饴糖。（《叶氏医案存真·卷二》）

方证解释：本案症见悲惊不乐。由心阳虚衰，阴气乘之所致。方用大建中汤加减。因中阳不虚，故去干姜；因心火虚衰，故加桂枝、附子温心阳、驱阴气。此案阐发了心阳虚致悲惊不乐的病机，为情志病的辨治开拓了新的思路，颇有临床价值。

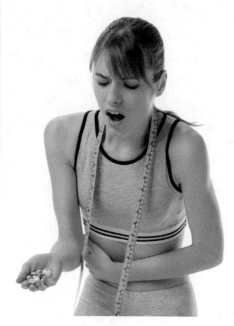

🔷 合方化裁

1. 合苓桂术甘汤法治痰饮味酸呕逆心痛或胃痛涌噫酸水

味过于酸，肝木乘胃，呕逆心痛，用大建中法。人参、淡干姜、茯苓、桂木、炒黑川椒、生白蜜。（《叶氏医案存真·卷一》）

方证解释：本案症见呕逆。"心痛"，当为胃脘痛；"味过于酸"或指饮食偏酸，或指呕出物带有酸味。此为肝木乘胃，胃阳大虚的大建中汤证。方用人参、淡干姜、炒黑川椒、生白蜜，为大建中汤法温中阳、补胃气；另加茯苓、桂枝木，为苓桂术甘汤法通阳化饮。

冯，悬饮流入胃中，令人酸痛，

涌噫酸水。当辛通其阳以驱饮。桂枝木、半夏、茯苓、炒黑川椒、姜汁。又，照前方加淡附子。（《临证指南医案·痰饮》）

方证解释：本案涌噫酸水，其"令人酸痛"，是指胃中作酸而胃脘痛。此中阳虚而寒饮内留，故仿大建中汤法用炒黑川椒辛热温通中阳，合苓术甘汤法用桂枝木、茯苓温化寒饮；再合小半夏汤用半夏、姜汁和胃止呕。二诊更加淡附子，合半夏、姜汁、茯苓，为附子粳米汤法以温通中阳，散寒逐饮。

2. 合理中汤治上吐下泻

王，诊脉右濡左弦，舌白不饥，瘀血上吐下泻。胃阳大伤，药饵下咽则涌。前医用大半夏汤不应，询知所吐皆系酸水痰沫，议以理阳方法。人参、茯苓、川椒、干姜。（《临证指南医案·呕吐》）

方证解释：本案症见上吐下泻，吐物为酸水痰沫，不知饥，药饵下咽则涌。苔白，脉右濡左弦。前医曾用大半夏汤未效。此中阳大伤。方用人参、川椒、干姜，为大建中汤法以温通中阳，散寒止吐泻；用茯苓，合人参、干姜，为变通理中汤法以通补胃阳胃气。

3. 合吴茱萸汤治脘痛呕吐

脉细，脘痛暮盛，吐出食物未化，此胃阳受戕，失宣降之司，所谓"痛则不通"是也。良由得之饥饱烦劳使然，以脉论之，日久恐有关格大患，未可不早为图之。人参、开花吴茱萸、淡附子、茯苓、真四川花椒、淡干姜。（《未刻本叶天士医案》）

方证解释：本案症见脘痛暮盛，呕吐，吐出物为未化食物。脉细。此胃阳大虚，失于和降，不通则痛。方用大建中汤去饴糖加茯苓以通补胃阳；合吴茱萸汤用吴茱萸、人参温胃止呕；另用淡附子，合干姜，为四逆汤法以扶阳破阴止痛。

4. 合大乌头煎治胃腹痛

张四八，阳微浊凝。胃下痛。炒黑川椒（去目）一钱、炮黑川乌三钱、炮黑川附子三钱、炮淡干姜一钱半。（《临证指南医案·胃脘痛》）

方证解释：本案症见胃下痛。从"阳微浊凝"及用药分析，为中阳大虚，寒浊凝结之冷痛。方用炒黑川椒、炮淡干姜，为减味大建中汤以温通中阳；合炮黑川乌、炮黑川附子，为《金匮要略》大乌头煎法以通阳破阴止痛。

5. 合白通加猪胆汁汤治阳衰湿结的腹痛

方四四，形质颇然，脉迟小涩，不食不寐，腹痛，大便窒痹。平昔嗜酒，少谷中虚，湿结阳伤，寒湿浊阴鸠聚为痛。炒黑生附子、炒黑川椒、

生淡干姜、葱白，调入猪胆汁一枚。（《临证指南医案·湿》）

方证解释：本案症见形质颓然，不食不寐，腹痛，大便窒痹。脉迟小涩。此中下之阳虚弱，寒湿阴浊聚结，发为腹痛闭结之证。方用大建中汤法以炒黑川椒、生淡干姜温通中阳、散寒止痛；合白通加猪胆汁汤用炒黑生附子、干姜、葱白、猪胆汁温通少阴真阳，逐散阴浊寒湿聚结。

6.合当归建中汤治虚劳

陆，劳伤阳气，不肯复元，秋冬之交，余宗东垣甘温为法，原得小效，众楚交咻，柴、葛、枳、朴是饵。二气散越，交纽失固。闪气疼痛，脘中痞结，皆清阳凋丧。无攻痛成法，唯以和补，使营卫之行，冀其少缓神苏而已。人参、当归、炒白芍、桂心、炙草、茯神。又，右脉濡，来去涩。辛甘化阳，用大建中汤。人参、桂心、归身、川椒、茯苓、炙草、白芍、饴糖、南枣。（《临证指南医案·虚劳》）

方证解释：本案症见闪气疼痛，脘中痞结等。叶氏据病史认为，此清阳凋丧，不得见痛攻痛，当用和补法。一诊方用小建中汤去姜、枣，加人参、当归、茯神和补气血阴阳。二诊见右脉濡，来去涩。方用大建中汤去干姜加茯苓通补胃气，合当归小建中汤用桂心、白芍、炙草、饴糖、南枣、当归身辛甘化阳，温养营阴，调和脾胃，缓急止痛。

🔴 变制新法

叶氏变制大建中汤为"通纳法"，治疗八脉久损的脘痛脐中动气，如下案。

张二四，脏阴久亏，八脉无力，是久损不复，况中脘微痛，脐中动气，决非滋腻凉药可服。仿大建中之制，

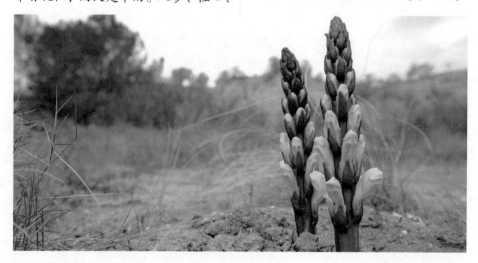

温养元真，壮其奇脉，为通纳方法。人参、生于术、炙草、茯苓、熟地、淡苁蓉、归身、白芍、真浮桂、枸杞、五味。（《临证指南医案·虚劳》）

方证解释：本案除中脘微痛，脐中动气外，当有久损不复的虚证。叶氏仿大建中汤之法，变制出温养元真，壮其奇脉，通纳八脉法。方用人参、真浮桂、白芍、归身、茯苓、炙草为变制大建中汤法以温养营血；仿地黄饮子法以人参、熟地、淡苁蓉、枸杞、真浮桂、五味子补摄奇经；因奇经与阳明有关，故用人参、生白术、茯苓、炙甘草补益阳明。

本案处方可命名为"通纳汤"，以期在临床上推广应用。

升麻鳖甲汤

仲景原方证述要

升麻鳖甲汤出自《金匮要略·百合狐惑阴阳毒病脉证治》第14条，组成为：升麻二两，当归一两，蜀椒（炒去汗）一两，甘草二两，雄黄半两（研），鳖甲手指大一片（炙）。右六味，以水四升，煮取一升，顿服之，老小再服，取汗。仲景原条文谓："阳毒之为病，面赤斑斑如锦纹，咽喉痛，唾脓血。五日可治，七日不可治，升麻鳖甲汤主之。"

本方用升麻解毒，合蜀椒解肌发汗，合甘草清热解毒，并治咽痛；用鳖甲、当归入络脉活血通络；用雄黄攻肿毒痈脓。全方活血逐瘀解毒透邪，故可治疗咽喉痛、发斑等。

升麻鳖甲汤证：阳毒病，面赤斑斑如锦纹，咽喉痛，唾脓血。

叶天士奇方妙治

营虚斑伏不透，咽痛呕恶，议《金匮》升麻鳖甲汤。升麻一钱、归身二钱、川椒三分、鳖甲四钱、赤芍一钱。（《眉寿堂方案选存·时疫湿温》）

方证解释："斑伏不透"，说明发斑病机有其特殊性，"营虚"，说明不仅血热，而且营血耗伤，营阴不足。这是斑伏不透的机理所在。热毒上壅则咽痛，热在阳明则呕恶。

中篇

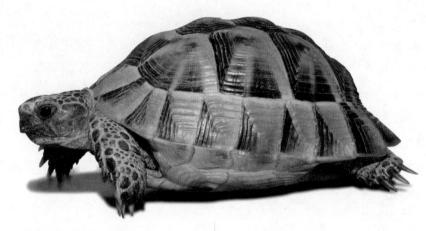

方用升麻鳖甲汤法化裁：无痛脓唾脓血，故去雄黄；斑伏不透，故去甘草之甘壅；斑属营血之热，故加赤芍凉血散血。

本方可命名为"升麻鳖甲去雄黄甘草加赤芍汤"，以期在临床上推广应用。

百合地黄汤

仲景原方证述要

百合地黄汤出自《金匮要略·百合狐惑阴阳毒病脉证治》第5条，组成为：百合七枚（擘），生地黄汁一升。上以水洗百合，渍一宿，当白沫出，去其水，更以泉水二升，煎取一升，去滓，内地黄汁，煎取一升五合，分温再服。中病，勿更服。大便当如漆。仲景原条文谓："百合病，不经吐、下、发汗，病形如初者，百合地黄汤主之。"所谓"病形如初"，是指同篇第1条描述的百合病："论曰：百合病者，百脉一宗，悉治其病也。意欲食复不能食，常默默，欲卧不能卧，欲行不能行，欲饮食，或有美时，或有不用闻食臭时，如寒无寒，如热无热，口苦，小便赤，诸药不能治，得药则剧吐利，如有神灵者，身形如和，其脉微数。"

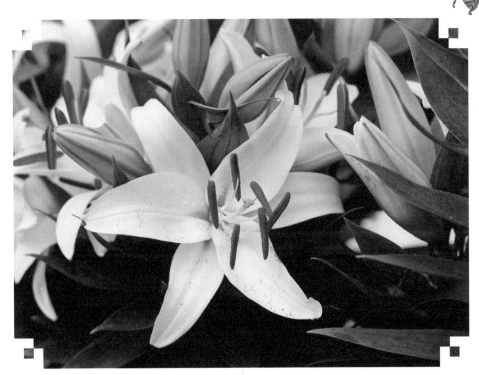

本方用百合甘微寒，补肺心之阴，清肺心之热，又祛痰，安神；用生地汁苦甘寒，清热凉血，滋阴生津；泉水清凉，可导热利小便。全方滋中兼清，在上可清滋心肺，在下可清滋肝肾；又气血同治，在肺可清气，在心可凉血，故可治疗百合病心肺阴虚，肺（气）心（血）有热者。

百合地黄汤证：百合病，意欲食复不能食，常默默，欲卧不能卧，欲行不能行，欲饮食，或有美时，或有不用闻食臭时，如寒无寒，如热无热，口苦，小便赤，诸药不能治，得药则剧吐利，如有神灵者，身形如和，其脉微数。

叶天士奇方妙治

1.用于治疗咳血后咳呛

失血后，脉涩咳呛，宜养肺胃之阴。北沙参、茯神、麦门冬、白扁豆、百合、霍石斛。(《未刻本叶天士医案》)

方证解释：本案失血见咳呛，说明此失血是指咳血。脉涩。此肺胃阴津亏损，络燥咳血咳呛。方用百合，为百合知母汤或百合地黄汤法，以滋肺阴；用北沙参、麦门冬、白扁豆、茯神，为麦门冬汤变通方沙参麦冬汤法以滋养胃阴；另加石斛滋胃阴、清虚热。

2.用于治疗咳嗽

章，自服八味鹿角胶以温补，反

中篇

咳嗽吐痰，形瘦减食，皆一偏之害。宜清营热，勿事苦寒。鲜生地、麦冬、元参心、甘草、苦百合、竹叶心。(《临证指南医案·咳嗽》)

方证解释：本案为咳嗽，自服八味鹿角胶温补，反咳嗽吐痰，形瘦减食。此肺阴损伤，营血郁热。方用苦百合、鲜生地，为百合地黄汤法以滋肺阴；用鲜生地、麦冬、元参心为增液汤清营热，滋营阴；另加竹叶心清心泄热，加甘草合麦、地、元参可甘守津还以助滋阴。

3. 用于治疗肺痿

顾三六，久咳神衰，气促汗出，此属肺痿。黄芪蜜炙八两、生苡仁二两、白百合四两、炙黑甘草二两、白及四两、南枣四两，水熬膏，米饮汤送。(《临证指南医案·肺痿》)

方证解释：本案为肺痿，症见久咳神衰，气促汗出。此肺气肺阴两虚。方用白百合，为百合地黄汤法以滋肺阴；用蜜炙黄芪、炙黑甘草、南枣，为变通黄芪建中汤法以补肺气、止汗出；另仿苇茎汤法加生苡仁止咳；再加白及收敛肺气。白及善于收敛止血，方用白及，其症可能有咳血。

4. 用于治疗偏痿

汤六三，有年偏痿，日瘦。色苍脉数，从《金匮》肺热叶焦则生痿躄论。玉竹、大沙参、地骨皮、麦冬、桑叶、苦百合、甜杏仁。(《临证指南医案·痿》)

方证解释：本案偏痿有年，日瘦，色苍，脉数。从"肺热叶焦则生痿躄论"论病机，方用苦百合，为百合知母汤或百合地黄汤法以滋肺阴；用大沙参、麦冬、桑叶，为麦门冬汤变通方沙参麦冬汤法以滋肺清肺；另加地骨皮泄肺热，甜杏仁开宣肺气。

5. 用于治疗温痘伤阴

诸十三朝，痘已收靥，然痂落太早，恐有余毒。今泻止溺短，宜进清凉，佐以分利。生苡仁、百合、茯苓、川斛、白沙参、炒麦冬。(《临证指南医案·痘》)

方证解释：本案为小儿温毒发痘后期，痘已收靥，但痂落太早，恐有余毒。又泻止溺短。此温毒夹湿，蕴郁气分，余邪未清。拟清凉佐以分利法。方用百合，为百合知母汤或百合地黄汤法以滋肺阴；用沙参、炒麦冬、川石斛，为沙参麦冬汤法以滋肺胃之阴，清肺胃余热；另加生苡仁、茯苓分利湿热。

徐十六朝，痦毒已发，咳呛未止。痂落如麸，肌色皖白，虽属气血交虚，但痘后余毒，未可骤补。议进和脾胃利湿方法。痦毒宜速调治，恐日久愈虚，致有慢惊之虑，苡仁、川斛、茯苓、百合、广皮、炒泽泻。(《临证

238

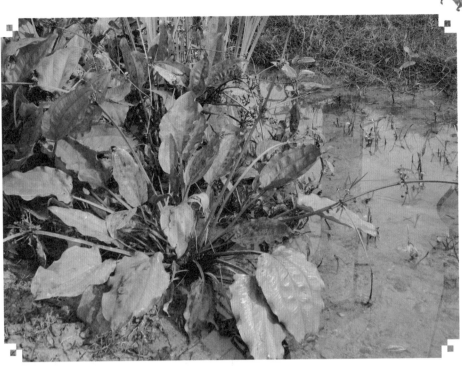

指南医案·痘》)

方证解释：本案为温毒发痘后期，又患疳症，症见咳呛未止，痂落如麸，肌色白。此虽气血交虚，但痘后余毒，未可骤补。拟和脾胃利湿法。方用百合，为百合知母汤或百合地黄汤法以滋肺阴；加川石斛滋胃阴，加广皮、炒泽泻、茯苓、苡仁燥湿利湿。

6.用于治疗温病暑风重症

暑风上受，首先犯肺，热蕴不解，逆传心包，肝阳化风，盘旋舞动，神昏谵语，脉虚，急宜辛凉开热疏痰，俾神魂复摄，斯无变幻。为今治法，须治上焦，苦降消克，是有形有质，非其治矣。犀角尖二钱、鲜生地一两、甘草五钱、廉珠末三分研细冲入、焦丹皮二钱、连翘一钱五分、赤芍二钱、卷心竹叶二钱、白灯心五分。煎成，化服牛黄丸二分，冰糖四两、乌梅一钱，煎汤代药。病久阴阳两伤，神迷微笑，厥逆便泄，正虚大著。若治病攻邪，头绪纷纭，何以顾其根本。莫如养正，以冀寇解。人参一钱五分、青花龙骨五钱、白芍药三钱、南枣去核三枚、淘净怀麦一合、炙黑草一钱。补正厥泄并止，邪少虚多彰明矣。清火、消痰、理气、辛开下乘方法，片瓣不得入口矣。急宜扶助肝阴，俾得阴阳交恋，不致离二，则厥逆自止，然非可旦夕图功，希其不增别症，

中篇

便是验处。细北沙参一两、青花龙骨八钱、南枣四枚、白芍五钱、炙黑甘草一钱五分、上清阿胶二钱、怀麦一两。黏痰咳呕外出，邪有外达之机，神识颇清，正有渐复之势矣。但筋惕脉虚，元气实馁，扶过秋分大节，得不变幻方可。大怀生地汁五钱（煎三十沸）、龙骨五钱、白芍三钱、天冬一钱、鲜白花百合汁五钱（煎三十沸）、人参一钱、怀麦五钱、南枣二枚、上清阿胶一钱五分、炙黑甘草一钱。将前四诊合参，颇有功成之望，然日就坦途乃佳。人参一钱（包举大气）、天冬一钱（清滋金水）、炙黑草五分（调和解毒）、麦冬一钱五分（滋金土）、川斛三钱（养胃口生真）、生地汁一两，捣同煎（培益先天阴气），鲜白花百合汁煎汤代水（清金降火生津化热）。夫用药如用兵，须投之必胜，非徒纪律已也。况强敌在前，未可轻战，戢民固守，则是可为。今观此症，本质素亏，时邪暑湿热三气，交蒸互郁，上犯清虚，都城震惊，匪朝伊夕矣。藏精真气神衰愈困穷，阳津阴液久为大伤，治惟保其胃口生真，培元固本，犹恐不及，何暇再顾其标之痰热耶！仍主前法。人参一钱、阿胶一钱五分（米粉炒）、稆豆皮三钱、茯神（去木）二钱、天冬一钱（炒松）、麦冬一钱（炒松）、大生地一两（炒

黑）、甜北沙参四钱，百合煎汤代水。神气渐复，生机勃然，但受伤已久，未易收功，缓以图之，静以待之。人参一钱、熟地炭四钱、炒松麦冬一钱五分、阿胶一钱五分、生地炭四钱、炒松天冬一钱五分，百合汤代水。痰中微带红色，此交节气代更，浮游之虚火上升，无足怪也。治宜清上益下。人参一钱、霍石斛三钱、生牡蛎四钱、绿豆壳三钱、麦冬一钱五分、白粳米三钱、白芍药三钱、清阿胶一钱五分、茯神三钱，百合汤代水。（《未刻本叶天士医案》）

方证解释：本案为温病重症，先后八诊。一诊暑风上受，逆传心包，引动肝风，症见神昏谵语。脉虚。方用牛黄丸清心开窍，兼以息风；用犀角尖（现已禁用）、鲜生地、赤芍、焦丹皮为犀角地黄汤（犀角已禁用，今称清热地黄汤）再加连翘、卷心竹叶、白灯心、珍珠末，凉血散血、清心开窍；因脉虚，故加甘草、冰糖、乌梅酸甘化阴以补气阴。二诊症见神迷微笑，厥逆便泻。病见气阴两伤，正虚显著，故改清邪为扶正，方用人参补气，白芍滋阴；用南枣、怀小麦、炙黑草，为甘麦大枣汤补心气、缓肝急；另加龙骨平肝宁心、镇摄浮阳。三诊已经见效，厥泻并止，守法用怀小麦、南枣、炙黑甘草为甘麦大枣汤

缓肝急、益心气；用白芍，加阿胶，改人参为北沙参，减少补气，加强滋阴；仍用龙骨平肝镇摄。四诊症见黏痰咳呕外出，神志颇清，但筋惕，脉虚。气阴虚损明显。守法方用怀小麦、南枣、炙黑甘草为甘麦大枣汤补心气，缓肝急；合入百合地黄汤法，用鲜白花百合汁、大怀生地汁滋阴清金；用人参、白芍、阿胶、天冬，为变通复脉汤法滋阴息风；仍用龙骨平肝镇摄。五诊见四次治疗，颇有功成之望。守法用百合地黄汤以生地汁、鲜白花百合汁滋阴清金，用炙黑草、人参、天冬、麦冬、川斛，为变通复脉汤以益气滋阴、补胃扶正。六诊守法用百合地黄汤以百合煎汤代水，合大生地滋阴清肺；用人参、阿胶、天冬、麦冬、甜北沙参，合生地，为变通复脉汤以滋补真阴，加茯神合人参通补胃气；另以稆豆皮替换龙骨平肝息风。七诊神气渐复，生机勃然。守法用人参、熟地炭、炒松麦冬、阿胶、生地炭、炒松天冬，为变通复脉汤法以滋补真阴、益气安胃；用百合汤代水、生地炭，为百合地黄汤法以滋阴清金。八诊痰中微带红色，叶氏认为此交节气

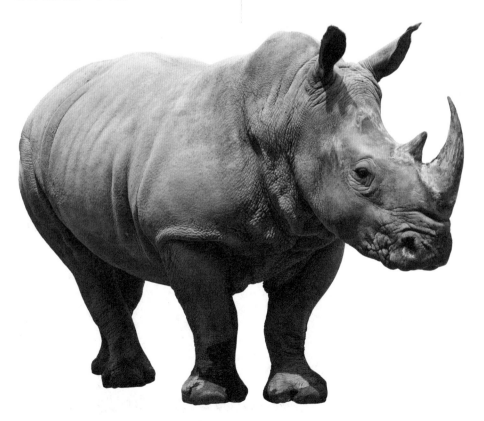

中篇

241

代更，浮游之虚火上升，无足怪也。守法用人参、麦冬、白芍、阿胶、茯神、生牡蛎，为变通复脉汤法以滋补真阴、通补胃气、平肝息风；用百合汤代水，为百合地黄汤法以滋阴清肺；另加石斛、白粳米养胃，绿豆壳清热。

程门雪先生在《学习〈金匮〉的点滴体会》一文中介绍：此案"是抄本，未经流传者，但极为可靠"。他尤其推崇此案，作有简要的评注。

当归生姜羊肉汤

● 仲景原方证述要 ●

当归生姜羊肉汤出自《金匮要略·腹满寒疝宿食病脉证治》第18条，组成为：当归三两，生姜五两，羊肉一斤。右三味，以水八升，煮取三升，温服七合，日三服。若寒多者，加生姜成一斤；痛多而呕者，加橘皮二两，白术一两。加生姜者，亦加水五升，煮取三升二合，服之。仲景原条文谓："寒疝腹中痛，及胁痛里急者，当归生姜羊肉汤主之。"本方证还见于《金匮要略·妇人产后病脉证治》第4条："产后腹中疗痛，当归生姜羊肉汤主之，并治腹中寒疝，虚劳不足。"

本方用当归养血活血定痛，生姜温中散寒，羊肉补虚温养气血。全方养血活血，散寒止痛，故可治疗血虚腹中痛。

当归生姜羊肉汤证：寒疝腹中痛，胁痛里急，或产后腹中痛者。

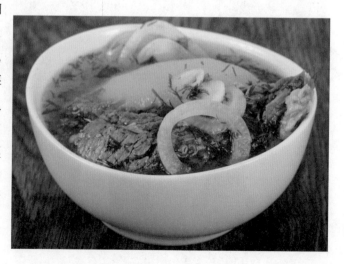

仲景原方证述要

加减变化

1. 用于治疗疝瘕少腹痛

薛奶奶，疝瘕痛在少腹左旁，病伤厥阴络脉，宗仲景法。当归三钱、生精雄羊肉切片漂去血水、生姜一钱、炒黑小茴香一钱。(《种福堂公选医案》)

方证解释：本案症见左侧少腹疝瘕疼痛。从疼痛部位辨为厥阴络伤。方用当归生姜羊肉汤辛润温养厥阴络脉，另加小茴香辛香理气止痛。

本案处方可命名为"当归生姜羊肉加小茴香汤"，以期推广应用。

钦，疝瘕，少腹痛。当归、生姜、羊肉、桂枝、小茴、茯苓。又，瘕痛已止，当和营理虚。归身、紫石英、白芍酒炒、小茴、淡苁蓉、肉桂。丸方用养营去桂，合杞圆膏。(《临证指南医案·瘕瘕》)

方证解释：本案症见疝瘕，少腹痛。此营络虚寒。方用当归生姜羊肉汤加桂枝、小茴香、茯苓温通养血、散寒止痛。二诊瘕痛已止，用和营理虚法通补奇经。

本案一诊方可命名为"当归生姜羊肉加桂茴茯苓汤"，以期推广应用。

2. 用于治疗闭经少腹痛胀下坠

周四十一岁，两三月经水不来，少腹痛胀下坠，寒疝属虚，当予《金匮》当归羊肉生姜汤。(《叶天士先生方案真本》)

方证解释：本案两三月经水不来，少腹痛胀下坠。根据少腹痛胀下坠一症，辨为肝脉寒凝，络血虚少的寒疝。方用当归羊肉生姜汤辛润温通胞脉、养血散寒止痛。

3. 用于治疗产后诸症

（1）治腹坚胀满

产后腹坚有形，气聚不通，渐成胀满，乃冲脉为病。其大便秘阻，血药润滑，不应柔腻，气愈凝滞。考徐之才云，肾恶燥，以辛润之。当归身、精羊肉、舶茴香、老生姜。(《叶氏医案存真·卷一》)

方证解释：本案症见产后腹坚有形，气聚不通，渐成胀满，大便秘阻等。此虽肝肾精血不足，但不能用阴柔滋补阴血药，以免气滞血凝。方用当归生姜羊肉汤加小茴香辛润通补精血，兼以散寒行气消胀。

（2）治腹中刺痛

产后下虚，腹中刺痛。虽因恶露未尽而起，然病经五十日，未可专以逐瘀为主。当归生姜羊肉汤。(《眉寿堂方案选存·女科》)

方证解释：本案产后五十日，恶

243

中篇

露未尽，腹中刺痛。因虚损明显，故不可专以逐瘀。方用当归生姜羊肉汤温养精血，散寒止痛。

（3）治恶露紫黑

程，脉濡。恶露紫黑，痛处紧按稍缓。此属络虚，治在冲任，以辛甘理阳。炒归身、炒白芍、肉桂、茯苓、小茴、杜仲。又，脉濡空大，营络虚冷。人参、炒归身、炒白芍、茯神、炙草、桂心。又，当归羊肉汤加茯苓、

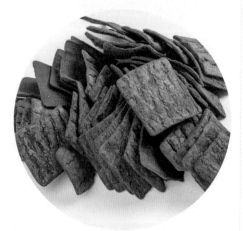

茴香。（《临证指南医案·产后》）

方证解释：本案产后恶露紫黑，腹痛，痛处紧按稍缓。脉濡。叶氏从络虚冲任不足论治，拟辛甘理阳法，方用当归桂枝汤加减，辛甘温养奇经。二诊见脉濡空大，诊为营络虚冷，守法用变通当归桂枝汤加人参温养奇经。三诊改用当归生姜羊肉汤加茯苓、小茴香温通奇经胞脉。

（4）治腰痛牵引少腹

陈四一，产后四月，腰痛牵引少腹，冷汗不食。当归、羊肉、小茴、桂枝木、茯苓、紫石英。（《临证指南医案·产后》）

方证解释：本案产后四月，仍腰痛牵引少腹，冷汗不食。证属络虚寒凝，奇经亏损。方用当归生姜羊肉汤去生姜加小茴香、桂枝、茯苓、紫石英温养奇经，通络止痛。

（5）治疟母瘕聚

唐常熟二十七，疟母瘕聚有形，治必宣通气血。所述症状，已是产虚八脉受损，不敢攻瘕。当归生姜羊肉汤。（《叶天士先生方案真本》）

方证解释：本案为产后，症见疟母瘕聚有形。因产后奇经受损，故不直接宣通气血攻治瘕聚，而用当归生姜羊肉汤辛润温通，补虚之中缓通瘕聚。

（6）治汗出惊悸肢体痿废

产后阴损下虚，孤阳泄越，汗出惊悸，百脉少气，肢体痿废，易饥消谷。阳常动烁，阴不内守，五液日枯，喉舌干涸。理进血肉有情，交阴阳，和气血，乃损症至治。羊肉、五味、紫衣胡桃、当归、牡蛎。（《眉寿堂方案选存·女科》）

方证解释：本案为产后，症见汗出惊悸，肢体痿废，易饥消谷，喉舌

温病学家叶天士 奇方妙治

244

干涸等。产损阴虚阳泄则汗出惊悸；脉络气血不荣则肢体痿废；津液日枯则易饥消谷、喉舌干涸。拟血肉有情，交阴阳，和气血法，以当归生姜羊肉汤加减，因阴损明显，故去生姜之辛燥，加五味子之酸收；另加胡桃润补、牡蛎潜阳。

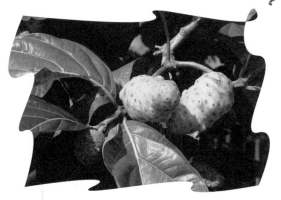

4.用于治疗惊恐心神不宁

鬼神亡灵，皆属阴魅，寡后独阴无阳。病起惊恐，必肾肝致脏损所致。经水仍至。以宁摄神魂，定议韩祗和法。当归身、羊肉、龙骨、肉桂心、生姜、牡蛎。（《眉寿堂方案选存·女科》）

方证解释：本案为寡居之妇，受鬼神亡灵惊恐而病。从治法"以宁摄神魂"分析，其证当有心神不宁，易惊恐等。方用当归生姜羊肉汤加肉桂心温养精血，另用龙骨、牡蛎镇摄宁神。

5.用于治疗咳血

袁三六，下虚，当春升之令，形软无力，嗽血复来。以甘温厚味，养其阴中之阳。枸杞、沙苑、归身炭、牛膝、巴戟、精羊肉。（《临证指南医案·吐血》）

方证解释：本案肝肾素虚，当春升之令，形软无力，嗽血复来。叶氏不专治血，而从下虚考虑，拟甘温厚味，养其阴中之阳法，方取当归生姜羊肉汤法，用归身炭、精羊肉加枸杞、沙苑、牛膝、巴戟温养肝肾。其中归身炭可以止血，牛膝可引血下行。

6.用于治疗四肢痿遗精

夏四四，自稚壮失血遗精。两交夏月，四肢痿癖，不得转动，指节亦不能屈曲。凡天地间，冬主收藏，夏主发泄。内损多年不复元，阳明脉衰所致。当归、羊肉胶、杞子、锁阳、菊花炭、茯苓、青盐。（《临证指南医案·痿》）

方证解释：本案从稚壮年开始失血、遗精，经过两个夏天，症见四肢

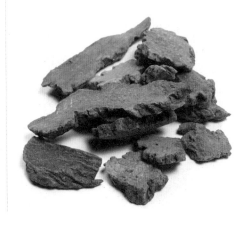

中篇

痿躄，不得转动，指节不能屈曲。证属内损不复，阳明脉衰。方用当归生姜羊肉汤法，以当归、羊肉胶加枸杞子、锁阳、菊花炭、茯苓、青盐温养肝肾、固摄下焦，兼以清肝。

🏺 合方化裁

1. 合桂枝去芍药加蜀漆牡蛎龙骨救逆汤治疗产后郁冒

产后汗大出，目瞑神昏，此为郁冒欲脱，大危之象。勉拟镇固补虚一法。生龙骨、桂枝、人参、生牡蛎、炙草、归身。生羊肉煎汤。（《眉寿堂方案选存·女科》）

方证解释：本案产后汗大出，目瞑神昏。此产后郁冒欲脱大危之证。勉拟镇固补虚法。方用当归生姜羊肉汤法，以当归身、生羊肉温养精血；合桂枝去芍药加蜀漆牡蛎龙骨救逆汤法，以桂枝、炙草、生龙骨、生牡蛎、人参温阳镇逆固脱。

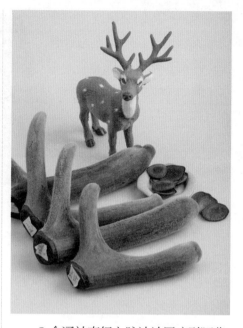

2. 合通补奇经入脉法治胃痛引腰背

某，胃痛欲呕，肢冷，痛引腰背，产后病发更甚。当归、炒沙苑、炒黑杞子、炒黑小茴、鹿角霜、生精羊肉。煎服。丸方：人参、鹿茸、生杜仲、炒杞子、当归、鹿角霜、茯苓、沙苑、小茴。羊腰子蒸熟捣丸。（《临证指南医案·产后》）

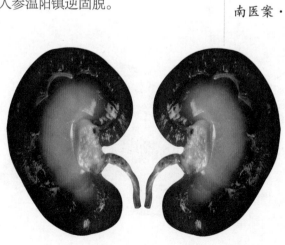

方证解释：本案为产后，素有胃痛欲呕，肢冷，痛引腰背。产后病发更甚。从产后营血奇经亏虚考虑，方用当归生姜羊肉汤去生姜温养精血，合通补奇经法，以炒沙苑、炒黑杞子、炒黑小茴香、鹿角霜通补奇经八脉。

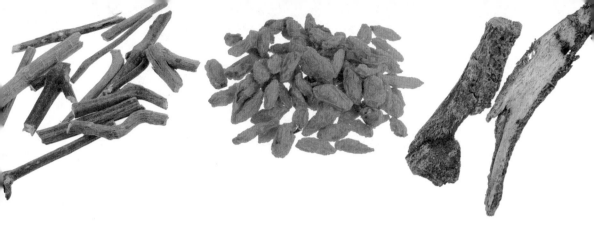

下篇

麻黄连轺赤小豆汤

麻黄连轺赤小豆汤（连轺，今用连翘代连轺）出自《伤寒论》第262条，组成为：麻黄二两（去节），连轺二两（连翘根是），杏仁四十个（去皮尖），赤小豆一升，大枣十二枚（擘），生梓白皮（切）一升，生姜二两（切），甘草二两（炙）。右八味，以潦水一斗，先煮麻黄再沸，去上沫，内诸药，煮取三升，去滓。分温三服，半日服尽。仲景原条文谓："伤寒，瘀热在里，身必黄，麻黄连轺赤小豆汤主之。"

本方用麻黄汤去桂枝加生姜发表透汗；用连翘（今用连翘代连轺）、生梓白皮、赤小豆清热解毒、利湿散瘀；其中麻黄、杏仁、生姜与连翘、生梓白皮、赤小豆配合，既可发越气分郁热，又可发散血分瘀热，故可治疗瘀热在里的发黄。另用大枣合甘草顾护脾胃，调和诸药。

麻黄连轺赤小豆汤证：表实无汗，瘀热在里，发黄者。

1. 用于治疗风湿郁表的瘀热发黄

脉浮缓，身热不止，汗出，不为汗衰，此风湿郁表，瘀热为黄。拟麻黄连轺赤小豆汤。麻黄、杏仁、生梓白皮、生姜、连翘、细赤豆、甘草、大枣。天雨水煎。（《叶氏医案存真·卷二》）

方证解释：本案症见身热不止，汗出，热不为汗衰。脉浮缓。从"此风湿郁表，瘀热为黄"分析，其症应有发黄。有汗不解，非风即湿，风湿郁表，里热不透，郁而发黄。方用麻黄连轺赤小豆汤原方，并遵照仲景煎药法，用"天雨水煎"药。

2.合栀子豉汤治疗黄疸

黄，一身面目发黄，不饥溺赤。积素劳倦，再感温湿之气，误以风寒发散消导，湿甚生热，所以致黄。连翘、山栀、通草、赤小豆、花粉、香豉。煎送保和丸。(《临证指南医案·疸》)

方证解释：本案症见一身面目发黄，不饥尿赤等。此积素劳倦，再感温湿之气，湿甚生热，所以发黄。方用麻黄连轺赤小豆汤合栀子豉汤化裁，以连翘、赤小豆、香豉，为变通麻黄连轺赤小豆汤以发越郁热；以栀子、香豉、通草、天花粉，为加味栀子豉汤以宣泄郁热，利湿退黄。另用保和丸化湿消积安中。

吴瑭采辑此案，制定出《温病条辨·中焦篇》湿温第73条连翘赤豆饮方证。

射干麻黄汤

仲景原方证述要

射干麻黄汤出自《金匮要略·肺痿肺痈咳嗽上气病脉证治》第6条，组成为：射干十三枚（一法三两），麻黄四两，生姜四两，细辛、紫菀、款冬花各三两，五味子半升，大枣七枚，半夏(大者，洗)八枚(一法半升)。右九味，以水一斗二升，先煮麻黄两沸，去上沫，内诸药，煮取三升。分温三服。仲景原条文谓："咳而上气，喉中水鸡声，射干麻黄汤主之。"

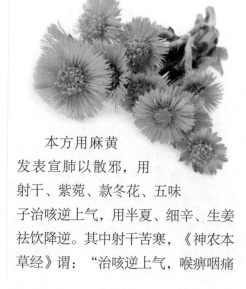

本方用麻黄发表宣肺以散邪，用射干、紫菀、款冬花、五味子治咳逆上气，用半夏、细辛、生姜祛饮降逆。其中射干苦寒，《神农本草经》谓："治咳逆上气，喉痹咽痛

不得消息。"此药与麻黄配伍，可发越肺与咽喉郁热，开散咽喉痹结。全方降肺祛痰，开结利咽，故可治疗咳喘气逆痰鸣之证。

射干麻黄汤证：咳而上气，喉中水鸡声，或咳喘上气痰鸣者。

● 叶天士奇方妙治 ●

加减变化

1. 用于治疗咳久咽痛

朱唐市三十一岁，农人冷雨淋身，在夏天暴冷暴热，原非大症，木鳖有毒，石膏清散，攻攒触之气闭塞，咳久咽痛，轻剂取气，开其上壅，若药味重，力不在肺。射干、生草、牛蒡、麻黄、米仁、嫩苏叶。（《叶天士先生方案真本》）

方证解释：本案因夏暑冷雨淋身所致，但误用寒凉清泄药致肺气遏闭，遂咳久咽痛不愈。拟轻剂开上焦肺气壅闭法。方用射干麻黄汤加减，以射干配麻黄清宣开肺利咽，另加嫩苏叶助麻黄宣透遏闭之邪，加牛蒡子辛凉疏散，并助射干利咽；其次，仿麻杏苡甘汤法加苡仁、生甘草，合麻黄宣散风湿之郁。

2. 用于治疗肺痹

曹二二，清邪在上，必用轻清气药，如苦寒治中下，上结更闭。兜铃、牛蒡子、桔梗、生甘草、杏仁、射干、麻黄。（《临证指南医案·肺痹》）

方证解释：本案未述脉证，从叶氏所论与用方分析，其症应有失音，咽痛，咳嗽等；从"如苦寒治中下"分析，当有中下焦见症。此风热清邪郁闭上焦，病机重心不在中下焦，故不得用苦寒治中治下。方用变通射干

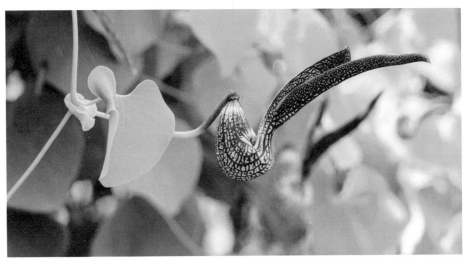

下篇

温病学家叶天士
奇方妙治

麻黄汤法,以射干配麻黄清宣开达肺郁,用杏仁宣肺,马兜铃、牛蒡子、桔梗、生甘草疏风散结利咽。

🏵 合方化裁

合葶苈大枣泻肺汤治疗喉痹失音

陈南城下五十岁,海风入喉侵肺,久着散之无用,议缓逐以通上窍。马勃、射干、蝉衣、麻黄。为末,以葶苈子五钱,大枣十个,煎水泛丸。(《叶天士先生方案真本》)

方证解释:本案由海风入喉侵肺,发为喉痹、失音。从"久着散之无用"分析,已用疏散风邪利咽法,但未效。叶氏拟缓逐以通上窍法。方用射干、麻黄、马勃、蝉衣,为变通射干麻黄汤法,疏宣肺郁,开咽喉痹结;另合葶苈大枣泻肺汤,以葶苈子、大枣清泄肺中痰水。两法合泛为丸,缓逐痰饮以宣通上窍。

葶苈大枣泻肺汤

🏵 仲景原方证述要

葶苈大枣泻肺汤出自《金匮要略·肺痿肺痈咳嗽上气病脉证治》第11条,组成为:葶苈(熬令黄色,捣丸如弹丸大),大枣十二枚。右先以水三升,煮枣取二升,去枣,内葶苈,煮取一升,顿服。仲景原条文谓:"肺痈,喘不得卧,葶苈大枣泻肺汤主之。"此方还见于《金匮要略·肺痿肺痈咳嗽上气病脉证治》第15条:"肺痈胸满胀,一身面目浮肿,鼻塞清涕出,不闻香臭酸辛,咳逆上气,喘鸣迫塞,葶苈大枣泻肺汤主之。"《金匮要略·痰饮咳嗽病脉证并治》第27条:"支饮不得息,葶苈大枣泻肺汤主之。"

本方主用葶苈子,《神农本草经》谓其"主癥瘕积聚,结气、饮食、寒热,破坚逐邪,通利水道"。此药苦寒性强,既长于消痰浊、泄肺火,用以治疗痰涎壅盛的喘咳痰多,胸胁胀满,喘息不得平卧等,又善于利水消肿,用于治疗胸水,腹水,全身浮肿。因其苦寒泄肺消痰利水作用较峻,故配以大枣,以甘缓和其性。大枣又能

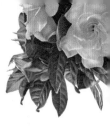

补脾胃，护胃气。

葶苈大枣泻肺汤证：肺痈或支饮痰涎壅盛者。

●叶天士奇方妙治●

🔱 加减变化

1. 用于治疗咳喘

某五二，脉右大弦。气喘，咳唾浊沫，不能着枕，喜饮汤水，遇寒病发。此属饮邪留于肺卫。如见咳投以清润，愈投愈剧矣。葶苈子、山东大枣。（《临证指南医案·痰饮》）

方证解释：本案症见气喘，咳唾浊沫，不能着枕，喜饮汤水，遇寒病发。脉右大弦。叶氏根据"咳唾浊沫，不能着枕"诊断为饮邪留于肺卫。方用葶苈大枣泻肺汤原方泄肺中痰饮。

2. 用于治疗失音咽喉不利

陈南城下五十岁，海风入喉侵肺，久着散之无用，议缓逐以通上窍。马勃、射干、蝉衣、麻黄。为末，以葶苈子五钱，大枣十个，煎水泛丸。（《叶天士先生方案真本》）

方证解释：从"海风入喉侵肺"及药用马勃、射干分析，本案为失音、咽喉不利。曾多用疏散利咽药未效。叶氏用马勃、射干、蝉衣、麻黄，为变通射干麻黄汤法以宣肺利咽，用葶

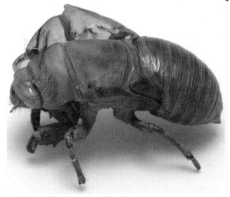

苈大枣泻肺汤清泄肺中痰饮。两法合用制丸，以"缓逐以通上窍"。

🔱 加减变化

1. 合苇茎汤治疗咳喘

（1）治外感风温或暑热壅肺的咳喘急症

朱，风温不解，邪结在肺，鼻窍干焦，喘急腹满，声音不出，此属上痹。急病之险笃者，急急开其闭塞。葶苈大枣合苇茎汤。又，风温喘急，是肺痹险症。未及周岁，脏腑柔嫩，故温邪内陷易结。前用苇茎汤，两通太阴气血颇验，仍以轻药入肺。昼夜竖抱，勿令横卧为要。用泻白散法。桑白皮、地骨皮、苡仁、冬瓜仁、芦根汁、竹沥。（《临证指南医案·肺痹》）

方证解释：本案为未满周岁的小儿，感受风温，热邪壅肺，症见鼻窍干焦，喘急腹满，声音不出。叶氏辨为肺痹急症，方用葶苈大枣泻肺汤合

下篇

葶苈汤急开肺痹。二诊时已有效验，守法改用泻白散合葶苈汤清泄肺热。

王，暑风热气入肺，上热，痰喘嗽。石膏、连翘、竹叶、杏仁、桑皮、苡仁、橘红、生甘草。又，肺气壅遏，身热喘咳溺少，葶苈合葶苈大枣汤。（《临证指南医案·痰饮》）

方证解释：本案暑风热气入肺，发为肺热喘嗽。方用麻杏甘石汤去麻黄加连翘、竹叶、桑皮、苡仁、橘红清泄肺热、宣透达邪。二诊仍肺气壅遏，见身热、喘咳、溺少，方用葶苈汤合葶苈大枣泻肺汤清肺消痰。

（2）治内伤咳逆或哮喘

陈妪，老年痰火咳逆，痰有秽气。芦根、苡仁、桃仁、丝瓜子、葶苈、大枣。又，下虚不纳，浊泛呕逆，痰秽气。熟地炭、紫衣胡桃肉、炒杞子、炒牛膝、川斛、茯神。（《临证指南医案·痰》）

方证解释：本案老年咳逆，从"痰有秽气"辨为痰火，方用葶苈汤合葶苈大枣泻肺汤清肺消痰。二诊症见浊泛呕逆，痰有秽浊气味。此下虚不纳。改用补肾纳气法调治。

陈四八，哮喘不卧，失血后，胸中略爽。葶苈汤加葶苈、大枣。（《临证指南医案·哮》）

方证解释：本案哮喘不卧，并曾咳血。方用《千金》葶苈汤合葶苈大

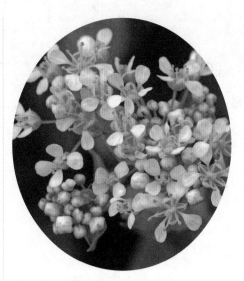

枣泻肺汤消痰平喘、泄肺通络。

2.与肾气丸交替使用治疗宿哮

徐四一，宿哮廿年，沉痼之病，无奏效之药。起病由于惊忧受寒。大凡忧必伤肺，寒入背俞，内合肺系，宿邪阻气阻痰，病发喘不得卧，譬之宵小，潜伏里闹，若不行动犯窃，难以强执。虽治当于病发，投以搜逐，而病去必当养正。今中年谅无大害，精神日衰，病加剧矣。肾气去桂、膝，病发时，葶苈大枣汤或皂荚丸。（《临证指南医案·哮》）

方证解释：本案宿哮廿年，病发喘不得卧。平时用济生肾气丸去肉桂、牛膝以温肾纳气治本；病发时用葶苈大枣泻肺汤或皂荚丸消痰平喘。

3.合中满分消汤治喘满

单，疮毒内攻，所进水谷不化，蒸变湿邪，渍于经隧之间，不能由肠

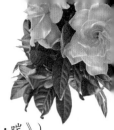

而下。膀胱不利，浊上壅遏，肺气不降，喘满不堪着枕。三焦闭塞，渐不可治。议用中满分消之法，必得小便通利，可以援救。葶苈、苦杏仁、桑皮、厚朴、猪苓、通草、大腹皮、茯苓皮、泽泻。（《临证指南医案·喘》）

方证解释：本案喘满不堪着枕，二便不利，伴发疮疡。叶氏取中满分消汤与葶苈大枣泻肺汤合法，泄肺利水，以开三焦之闭。

桂枝加黄芪汤

● 仲景原方证述要 ●

桂枝加黄芪汤出自《金匮要略·水气病脉证并治》第29条，组成为：桂枝三两，芍药三两，甘草二两，生姜三两，大枣十二枚，黄芪二两。右六味，以水八升，煮取三升，温服一升，须臾饮热稀粥一升余，以助药力，温服取微汗；若不汗，更服。仲景原条文谓："黄汗之病，两胫自冷；假令发热，此属历节。食已汗出，又身常暮盗汗出者，此劳气也。若汗出已反发热者，久久其身必甲错；发热不止者，必生恶疮。若身重，汗出已辄轻者，久久必身瞤，瞤即胸中痛，又从腰以上必汗出，下无汗，腰髋弛痛，如有物在皮中状，剧者不能食，身疼重，烦躁，小便不利，此为黄汗，桂枝加黄芪汤主之。"

本方用桂枝汤法服后饮热粥调和营卫，微发其汗；另加少量黄芪走肌表，固卫气，扶正祛邪。全方具有调和营卫，固卫祛邪的功效。

桂枝加黄芪汤证：黄汗，两胫自冷，身重，汗出已辄轻者，久久必身瞤，即胸中痛，又从腰以上必汗出，下无汗，腰髋弛痛，如有物在皮中状，剧者不能食，身疼重，烦躁，小便不利等。

● 叶天士奇方妙治 ●

1. 用于治疗自汗体冷

某二一，脉细弱，自汗体冷，形神疲瘁，知饥少纳，肢节酸楚。病在营卫，当以甘温。生黄芪、桂枝木、

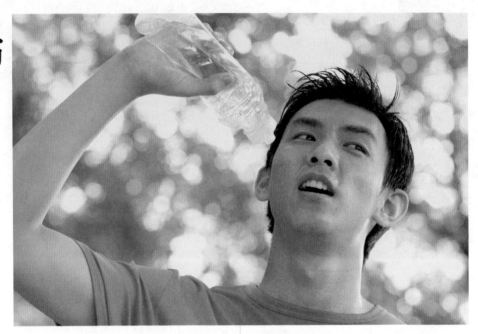

白芍、炙草、煨姜、南枣。（《临证指南医案·汗》）

方证解释：本案症见自汗体冷，形神疲瘁，知饥少纳，肢节酸楚。脉细弱。从自汗体冷辨为营卫失调的桂枝证；从知饥少纳、形神疲瘁、自汗、脉细弱等辨为黄芪证。方用桂枝加黄芪汤调和营卫，固卫止汗，甘温建中。

2. 用于治疗身热时作汗出

张五六，脉弦大，身热时作汗出，良由劳伤营卫所致。《经》云：劳者温之。嫩黄芪三钱、当归一钱半、桂枝木一钱、白芍一钱半、炙草五分、煨姜一钱、南枣三钱。（《临证指南医案·汗》）

方证解释：本案症见身热时作，汗出。脉弦大。桂枝汤证有"时发热汗出而不愈者"，故"身热时作汗出"，为桂枝汤证，方用桂枝汤调和营卫；因劳伤营卫，故加黄芪扶卫，加当归补营。

某，汗出寒凛，真气发泄，痰动风生。用辛甘化风法。生黄芪、桂枝、炙草、茯苓、防风根、煨姜、南枣。（《临证指南医案·汗》）

方证解释：本案症见汗出寒凛。真气发泄则汗出，痰动风生而寒凛。"辛甘化风法"是叶氏拟定的特殊的治法，方用桂枝加黄芪汤去酸敛寒凉的芍药，纯用辛甘温理阳和风，另仿苓桂术甘汤法加茯苓通胃阳，合桂、甘温化痰饮；再仿玉屏风散法加防风疏风。全方"辛甘化风"，颇有深意。

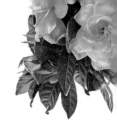

桂枝加大黄汤

仲景原方证述要

桂枝加大黄汤出自《伤寒论》第279条，组成为：桂枝三两（去皮），大黄二两，芍药六两，生姜三两（切），甘草二两（炙），大枣十二枚（擘）。右六味，以水七升，煮取三升，去滓。温服一升，日三服。仲景原条文谓："本太阳病，医反下之，因尔腹满时痛者，属太阴也，桂枝加芍药汤主之；大实痛者，桂枝加大黄汤主之。"

本方用桂枝汤调和营卫，温脾建中，另倍用芍药以破结滞、止腹痛，加大黄以攻实通腑。其中桂枝、生姜与大黄配伍，桂、姜得大黄能够温通行滞，大黄得桂、姜能行瘀活血。全方在建中温脾、调和营卫之中，增添了止腹痛、攻腑实的作用，故可治疗桂枝汤证而兼芍药大黄证者。

桂枝加大黄汤证：桂枝加芍药汤证见里实腹痛拒按，大便秘结者。

叶天士奇方妙治

1. 合厚朴三物汤治疗单腹胀

某，向有宿痞，夏至节一阴来复，连次梦遗，遂腹形坚大，二便或通或闭。是时右膝痛肿溃疡，未必非湿热留阻经络所致。诊脉左小弱，右缓大，面色青减，鼻准明亮，纳食必腹胀愈加，四肢恶冷，热自里升，甚则衄血牙宣，全是身中气血交结，固非积聚停水之胀。考古人于胀症，以分清气血为主，止痛务在宣通，要知攻下皆为通腑，温补乃护阳以宣通，今者单单腹胀，当以脾胃为病薮。太阴不运，阳明愈钝，议以缓攻一法。川桂枝一钱、熟大黄一钱、生白芍一钱半、厚朴一钱、枳实一钱、淡生干姜一钱。三帖……（《临证指南医案·肿胀》）

方证解释：本案向有宿痞，夏至后连次梦遗，遂腹形坚大，二便或通或闭，面色青减，鼻准明亮，纳食必腹胀愈加，四肢恶冷，衄血牙宣。脉左小弱，右缓大。此为单腹胀，由太阴不运，阳明愈钝，身中气血交结所致。方用桂枝加大黄汤法，去草、枣之甘壅，合《金匮》治疗"痛而闭"的厚朴三物汤法，加厚朴、枳实除胀满；另仿温脾汤、理中汤意，加干姜温通脾阳。

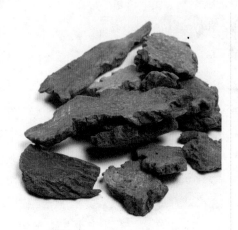

2.合桃仁承气汤治疗瘀血发黄

瘀浊久留，脾胃络中，黑粪自下，肌色变黄，纳食渐减，脘中时痛，不易运化，中宫阳气日伤，新血复为瘀阻。夫脾藏土统血，而喜温暖，逐瘀鲜效。读仲圣太阴九条，仅仅温下一法，但温后必以温补醒阳，否则防变中满。浮桂心、煨木香、生桃仁、制大黄。（《叶氏医案存真·卷一》）

方证解释：本案症见黑粪自下，肌色变黄，纳食渐减，脘中时痛，不易运化等。从大便出血、肌肤发黄辨为脾胃络中瘀血。从"读仲圣太阴九条，仅仅温下一法"分析，叶氏以《伤寒论》第278条、279条为依据辨证处方。《伤寒论》第278条谓："伤寒脉浮而缓，手足自温者，系在太阴。太阴当发身黄；若小便自利者，不能发黄。至七八日，虽暴烦下利，日十余行，必自止。以脾家实，腐秽当去

故也。"本案已见"肌色变黄"，故辨为太阴278条证；另外，根据案中"脘中时痛"，辨出279条桂枝加大黄汤证。另外，症见"黑粪自下"一证，为桃仁承气汤证，故用桂枝加大黄汤与桃仁承气汤合法化裁：因意在温下，故去芍药、芒硝，改桂枝为浮桂心；因脘中时痛，故去甘草、大枣、生姜，加煨木香行气温中止痛。案中"但温后"疑作"但温下后"，待考证。

3.合小建中汤治疗难治性发疹

徐四十，疹发五六年。形体畏寒，病发身不大热。每大便，腹痛里急。此皆气血凝滞，当以郁病推求。当归、酒制大黄、枳实、桂枝、炙草、白芍。（《临证指南医案·腹痛》）

方证解释：本案皮肤发疹五六年不愈，从"病发身不大热"分析，发疹为间歇性，时发时退。平时形体畏寒，每大便，腹痛里急等。从发疹，畏寒，身不大热，辨为桂枝汤证；从每大便，必腹痛，辨为桂枝加大黄汤证；从腹痛里急，辨为当归建中汤证。方用桂枝汤、桂枝加大黄汤、当归建中汤合法化裁：以桂枝、白芍、炙草，为简化桂枝汤，治疗发疹、形寒；以桂枝、白芍、炙草、酒制大黄、枳实，为桂枝加大黄汤去姜枣合小承气汤法，治疗每大便则腹痛里急；以当归、桂枝、白芍、

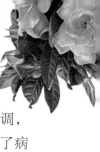

炙草，为当归小建中汤法，治疗久病虚劳腹痛里急。

本案叶氏指出："此皆气血凝滞，当以郁病推求"，旨在强调此病与情志抑郁，气血凝滞，营卫失调，脾胃不得通调有关，从而抓住了病机的要害。

桂枝人参汤

● 仲景原方证述要 ●

桂枝人参汤出自《伤寒论》第163条，组成为：桂枝四两（别切），甘草四两（炙），白术三两，人参三两，干姜三两。右五味，以水九升，先煮四味，取五升，内桂，更煮取三升，去滓，温服一升，日再，夜一服。仲景原条文谓："太阳病，外证未除而数下之，遂协热而利。利下不止，心下痞硬，表里不解者，桂枝人参汤主之。"

本方由理中汤加桂枝组成，也是理中汤与桂枝甘草汤的合方。用理中汤温中散寒，补益中气，消痞止利；用桂枝甘草汤辛甘轻扬，解未解之表邪。

桂枝人参汤证：协热而利，利下不止，心下痞硬，表里不解者。

● 叶天士奇方妙治 ●

叶桂用桂枝人参汤治疗产后外感风寒者，如下案。

脉左细右空。小产亡血未复，风邪外袭营卫孔隙，寒热汗出。视目紫晦，面色枯痿，其真气衰夺，最虑痉厥之变。此辛甘缓和补法，以护正托邪。人参、白术、干姜、桂枝、炙草。（《眉寿堂方案选存·疟疾》）

方证解释：本案小产亡血未复而外感风邪。风邪郁表，营卫不调则寒热汗出；小产亡血，真气衰夺则视目紫晦，面色枯萎，脉左细右空。治拟辛甘缓和补法，方用人参、白术、干姜、炙草，为理中汤温补脾胃阳气；加桂枝，合理中汤为桂枝人参汤，调和营卫而安中解表。

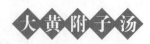

大黄附子汤

● 仲景原方证述要 ●

大黄附子汤出自《金匮要略·腹满寒疝宿食病脉证治》第15条，组成为：大黄三两，附子三枚（炮），细辛二两。右三味，以水五升，煮取二升，分温三服；若强人煮取二升半，分温三服。服后如人行四五里，进一服。仲景原条文谓："胁下偏痛，发热，其脉紧弦，此寒也，以温药下之，宜大黄附子汤。"

本方用附子、细辛通阳散寒，用大黄攻下。其中附子与大黄配伍温阳散寒之中具有通腑攻下的作用，由此构成温下之法。

大黄附子汤证：胁下偏痛，发热，其脉紧弦者。

● 叶天士奇方妙治 ●

加减变化

1. 用于治疗痢疾

王六二，平昔温补相投，是阳不足之体，闻患痢两月，不忌食物，脾胃滞壅，今加呕恶。夫六腑宜通，治痢之法，非通即涩。肛肠结闭，阳虚者，以温药通之。熟附子、制大黄、厚朴、木香、茯苓皮。（《临证指南医案·痢》）

方证解释：本案患痢两月，兼见呕恶。从"肛肠结闭，阳虚者，以温药通之"分析，其证当有脉沉微、腹痛、肛坠等阳虚痢下滞涩的表现。方用大黄附子汤去细辛温阳通腑；另加厚朴、木香理气行滞，加茯苓皮渗利湿浊。

李，痢将两月，目微黄，舌白口干，唇燥赤，腹满，按之软，竟日小便不通。病者自述肛门窒塞，努挣不已，仅得进出黏积点滴，若有稀粪，自必倾肠而多。思夏秋间暑湿内着为痢，轩岐称日滞下，谓滞着气血，不独食滞一因。凡六腑属阳，以通为用；五脏皆阴，藏蓄为体。先泻后痢，脾传肾则逆，即土克水意，然必究其何以传克之由，盖伏邪垢滞从中不清，因而下注矣。迁延日久，正气因虚。仲景论列三阴，至太阴篇中，始挈出"腹满"字样。脾为柔脏，惟刚药可以宣阳驱浊。但今二肠窒痹，气不流行，理中等法，决难通腑。考《内经》二虚一实者治其实，开其一面也。然必温其阳，佐以导气逐滞。欲图扭转机关，舍此更无他法。制附子、生厚朴、木香、制大黄、炒黑大茴。又，懈弛半月，脾肾复愈。脾败不主健运，纳食皆变痰沫；肾真失司纳气，水液上泛阻咽。皆痫伤浊壅，变胀末传。脉见弦劲，是无胃气。小愈变病，最属不宜。入冬为藏阳之令，今阳渐溃散，而阴液枯槁，渴不多饮，饮不解渴。治阳必用刚药，其阴更涸矣。转展无可借箸，勉与脾肾分调，脾阳动则冀运，肾阳静可望藏。王道固难速功，揆之体用，不可险药。早服炒焦肾气丸，午服参苓白术散加益智仁。（《临证指南医案·痫》）

方证解释：本案痫将两月，目微黄，苔白口干，唇燥赤，腹满，按之软，小便不通；肛门窒塞，努挣不已，仅得进出黏积点滴，若有稀粪，自必倾肠而多等。叶氏诊断为暑湿痫之脐阳虚弱，湿浊滞涩证，拟温阳导气逐滞法，方用大黄附子汤去细辛以温阳通脐；另加生厚朴祛湿除满，木香行气止腹痛，炒黑大茴香温中散寒。二诊改用肾气丸与参苓白术散早、午交替使用以分调脾、肾。

2.用于治疗泄泻

赵，晨泄难忍，临晚稍可宁耐，易饥善食，仍不易消磨，其故在乎脾胃阴阳不和也。读东垣《脾胃论》，谓脾宜升则健，胃宜降和。援引升降为法。人参、生于术、炮附子、炙草、炒归身、炒白芍、地榆炭、炮姜炭、煨葛根、煨升麻。又，肠风鸣震，泄利得缓，犹有微痛而下，都缘阳气受伤，垢滞永不清楚，必以温通之剂为法。茅术三钱、炙草五分、生炮附子一钱、厚朴一钱、广皮一钱、制大黄五分。（《临；证指南医案·泄泻》）

方证解释：本案症见晨泻难忍，临晚稍可宁耐，易饥善食，但不易消

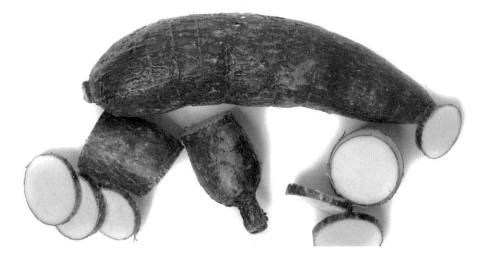

磨。此脾胃阴阳不和。叶氏遵东垣补脾升阳之法，以人参、生白术、炙草、炒归身、炒白芍、煨葛根、煨升麻补益脾胃气血，兼以升发清阳；另取附子理中汤意，加炮姜炭、炮附子，合参、术、草温中下之阳以止利；又仿平胃地榆汤法加地榆炭合归、芍和血止泻。二诊肠风鸣震，泄利得缓，犹有微痛而下利等，叶氏辨为阳气受伤，垢滞不清证，拟温通之法，以大黄附子汤去细辛温阳通腑；另加苍术、厚朴、广皮、炙草，为平胃散法燥湿除满。

本案处方可命名为"大黄附子去细辛合平胃散汤"，以期推广应用。

3. 用于治疗二便不通爽

朱湖州三十八岁，太阴腹胀，是久劳伤阳，不饥不饱，二便不通爽，温以通阳，苦温疏滞。制附子、熟大黄、草果、生厚朴、生姜、广皮。（《叶天士先生方案真本》）

方证解释：本案症见腹胀，不饥不饱，二便不通爽。此久劳伤阳，寒湿凝结。拟温以通阳，苦温疏滞法，方用大黄附子汤去细辛温阳通腑；另取平胃散、冷香饮子法以草果、生厚朴、广皮、生姜燥湿除满。

本案处方可命名为"大黄附子去细辛加草果厚朴陈皮生姜汤"，以期推广应用。

合方化裁

1. 合平胃散治疗痢疾

张五七，脉沉伏。久痢腹痛，畏寒少食，气弱肠滞，以温通方法。熟附子、生茅术、生大黄、茯苓、厚朴、木香。又，温下相投，肠滞不通，皆因腑阳微弱。古贤治痢，不离通涩二法。当归、肉桂心、茯苓、厚朴、南山楂、生麦芽。（《临证指南医案·痢》）

方证解释：本案症见久痢腹痛，畏寒少食。脉沉伏。此阳虚寒湿阻滞。方用大黄附子汤去细辛以温阳通腑；另加生苍术、厚朴、茯苓，为加减平胃散以燥湿利浊，加木香行气止腹痛。二诊已经见效，改用温阳活血、祛湿消导法继续调治。

本案处方可命名为"大黄附子去细辛加苍术厚朴茯苓木香汤"，以期推广应用。

2. 合冷香饮子或胃苓汤治疗滞下

范二七，痢称滞下，谓有滞必先

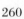

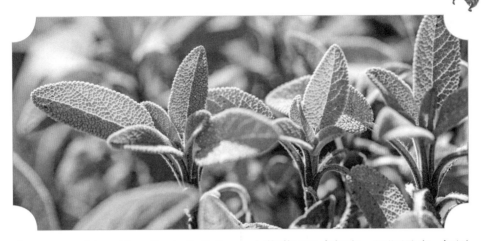

痛后下，况病起不慎口腹，阳气窒塞，积聚留着。试阅前方，宣通者有效，守补则病剧，六腑皆以宣通为用。附子、大黄、茯苓、厚朴、生草果、广皮。又，温下已效。肠胃留滞，都因阳不主运。再佐理气兼之。附子、制大黄、茯苓、广皮、厚朴、生益智、木香、猪苓。(《临证指南医案·痢》)

方证解释：本案为痢疾，一诊用大黄附子汤去细辛，温阳通腑，加厚朴、广皮、茯苓为加减平胃散祛湿除满，另加生草果合附子、橘皮为冷香饮子法以温阳燥湿。二诊继续用大黄附子汤去细辛温腑阳、通肠滞，加橘皮、厚朴、茯苓、猪苓，为加减平胃散与四苓散祛湿除满、渗利湿浊；另加生益智温阳燥湿，木香行气止腹痛。

桃核承气汤

● 仲景原方证述要 ●

桃核承气汤出自《伤寒论》第106条，组成为：桃仁五十个（去皮尖），大黄四两，桂枝二两（去皮），甘草二两（炙），芒硝二两。右五味，以水七升，煮取二升半，去滓，内芒硝，更上火，微沸下火。先食温服五合，日三服。当微利。仲景原条文谓："太阳病不解，热结膀胱，其人如狂，血自下，下者愈。其外不解者，尚未可攻，当先解其外；外解已，但少腹急结者，乃可攻之，宜桃核承气汤。"

本方用调胃承气汤攻逐里热，加桃仁祛瘀血，加桂枝平冲逆之气。其中桂枝与桃仁配合，可通络活血；桃仁与大黄配伍，可下瘀血，除血闭。全方泄热通瘀，故可治疗热瘀互结，瘀热上冲的神志如狂证。

桃核承气汤证：调胃承气汤证（阳明腑实，心烦，或谵语）兼见腹痛有定处，气上冲，神志如狂者。

● 叶天士奇方妙治 ●

🏺 加减变化

1. 用于治疗温病阳明蓄血

脉濡涩数，至暮昏乱，身热未尽，腹痛便黑，阳明蓄血。拟仲景桃仁承气，以逐其邪。桂枝木、大黄、甘草、芒硝、丹皮、桃仁。（《叶氏医案存真·卷二》）

方证解释：本案为温病，症见身热未尽，至暮昏乱，腹痛便黑。脉濡涩数。据神志昏乱与腹痛便黑辨为阳明蓄血的桃仁承气汤证。方用桃仁承气汤原方攻下瘀热，另加丹皮凉血散血。

本案处方可命名为"桃仁承气加丹皮汤"，以期推广应用。

2. 用于治疗妇人热入血室

吴氏，热病十七日，脉右长、左沉，舌痿，饮冷，心烦热，神气忽清忽乱，经来三日患病，血舍内之热气乘空内陷。当以瘀热在里论病，但病已至危，从蓄血如狂例。细生地、丹皮、制大黄、炒桃仁、泽兰、人中白。（《临证指南医案·热入血室》）

方证解释：患者经来三日患病，症见舌痿，饮冷，心烦热，神气忽清忽乱等，故属"血舍内之热气乘空内陷"的热入血室证。叶氏所谓"当以瘀热在里论病"，是引用了《伤寒论》第124条抵当汤方证"以太阳随经，瘀热在里故也"一句，以阐明本案的病机；《伤寒论》106条桃

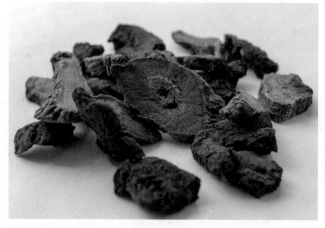

核承气汤证中有"其人如狂"；125条抵当汤证中有"其人如狂者，血证谛也"；237条抵当汤证有"其人喜忘者，必有蓄血"等，从叶氏"但病已至危，蓄血如狂论病"看，他采用了仲景桃仁承气汤，并参考了抵当汤法拟定了本案处方，即去原方之桂枝、甘草、芒硝，加入了细生地、丹皮、泽兰、人中白。在伤寒由于太阳之热，随经入里，故用桂枝温经通阳解肌；在温病为热伤阴津，随经入里，故用细生地清热凉血滋阴。这正是叶氏变通经方的微妙之处。因属于蓄血重证，故参照抵当汤将水蛭、虻虫易为丹皮、泽兰、人中白。叶氏此方寓桃核承气汤与抵当汤两方之长，既加强了桃核承气汤活血祛瘀的作用，又消减了抵当汤的峻猛之性，而且合入了温病凉血清营的治法。其中泽兰苦辛，微温，活血祛瘀，行水消肿，为妇科要药，用得十分巧妙。本方是叶氏仿仲景法而从温病血分论治热入血室的典范。

吴瑭采辑此案，制定出《温病条辨·下焦篇》第30条加减桃仁承气汤方证。

3.用于治疗噎膈反胃

张三三，早食暮吐，大便不爽，病在中下。初因劳伤胃痛，痰瘀有形之阻。半夏、枳实、制大黄、桃仁、韭白汁。(《临证指南医案·噎膈反胃》)

方证解释：本案最初为胃痛，其后发展为早食暮吐，大便不爽之噎膈反胃。此由痰瘀互结所致。方用桃仁、制大黄，为简化桃仁承气汤攻逐瘀血；另取小半夏汤、枳术丸法，用半夏、枳实、韭白汁化痰散结、消痞止呕。

4.用于治疗大便阻塞不通

李，据云两次服辛温药，瘀浊随溢出口，此必热瘀在肝胃络间，故脘胁痞胀，大便阻塞不通。芦荟苦寒通其阴，仅仅更衣，究竟未能却瘀攻病。有年久恙，自当缓攻，汤药荡涤，理难于用，议以桃仁承气汤为丸。(《临证指南医案·便闭》)

方证解释：本案症见脘胁痞胀，大便阻塞不通。从"据云两次服辛温药，瘀浊随溢出口"分析，起初曾见吐血或咯血。据此诊为热瘀在肝胃络间。方用桃仁承气汤为丸，缓攻瘀热。

合方化裁

1.合浚川散治疗淋浊

叶二七，淋属肝胆，浊属心肾。据述病，溺出浑浊如脓，病甚则多，或因遗泄后，浊痛皆平，或遗后痛浊转甚。想精关之间，必有有形败精凝阻其窍，故药中清湿热、通腑，及固涩补阴，久饵不效，先议通瘀腐一法。考古方通淋通瘀用虎杖汤，今世多无识此药，每以杜牛膝代之。用鲜杜牛膝

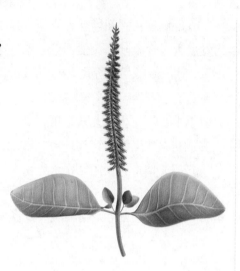

温病学家叶天士
奇方妙治

根，水洗净，捣烂绞汁大半茶杯，调入真麝香一分许，隔汤炖温，空心服，只可服三、四服，淋通即止，倘日后病发再服。又，淋病主治，而用八正、分清、导赤等方，因热与湿俱属无形，腑气为壅，取淡渗苦寒，湿去热解，腑通病解。若房劳强忍精血之伤，乃有形败浊阻于隧道，故每溺而痛，徒进清湿热利小便无用者，以溺与精同门异路耳，故虎杖散小效，以麝香入络通血，杜牛膝亦开通血中败浊也。韭白汁九制大黄一两、生白牵牛子一两、归须五钱、桂枝木三钱（生）、炒桃仁二两、小茴三钱，韭白汁法丸。（《临证指南医案·淋浊》）

方证解释：本案症见尿出浑浊如脓，病甚则多，或因遗泄后，浊痛皆平，或遗后痛浊转甚等。用清利湿热、固涩补阴等法无效。叶氏认为，尿与精同门异路，此症乃有形败精凝阻精窍隧道，故每尿而痛，徒进清湿热利小便误治尿道则无用。一诊用虎杖汤通血络、开通血中败浊而获小效，二诊用桃仁承气汤合浚川散（黑牵牛、大黄、甘遂、芒硝、郁李仁、木香）化裁。方中炒桃仁、大黄、桂枝木，为简化桃仁承气汤以攻逐下焦瘀血；生白牵牛子、大黄、小茴香，为变通浚川散以祛瘀血、逐湿浊、通精窍；当归须、桃仁、桂枝、小茴香、韭白汁为辛润通络法以通络中凝瘀。

2.合鳖甲煎丸治疗阴疟肝络凝瘀

蔡三七，水寒外加，惊恐内迫，阴疟三年，继患嗽血，迄今七年，未

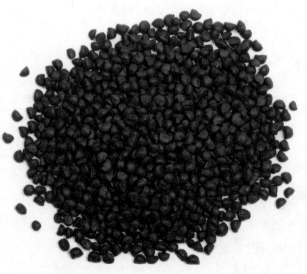

264

有愈期。询及血来紫块，仍能知味安谷，参其疟伤惊伤，必是肝络凝瘀，得怒劳必发，勿与酒色伤损。乱投滋阴腻浊之药，恐胃气日减，致病渐剧。桃仁三钱、鳖甲三钱、川桂枝七分、归须一钱、大黄五分、茺蔚子二钱。(《临证指南医案·吐血》)

方证解释：本案阴疟三年，继患嗽血，七年未愈。从咳血紫块辨为肝络凝瘀，方用桃仁、桂枝、大黄，为桃仁承气汤攻下瘀热；用鳖甲、桂枝、大黄，为鳖甲煎丸法攻逐络瘀；另加当归须、茺蔚子活血化瘀。

本案处方可命名为"桃仁承气去芒硝甘草加鳖甲归须茺蔚汤"，以期推广应用。

3.合通幽汤治疗二便涩少

马三六，脉实，病久瘀热在血，胸不爽，小腹坠，能食不渴，二便涩少，两进苦辛宣腑，病未能却，此属血病。用通幽法。桃仁、红花、郁李仁、制大黄、归须、小茴、桂枝木、川楝子。(《临证指南医案·便闭》)

方证解释：本案症见胸不爽，小腹坠，能食不渴，二便涩少。脉实。曾两进苦辛宣腑剂未效。此病久血分瘀热互结。方用桃仁、制大黄、桂枝木，为桃仁承气汤法攻逐血分瘀热；用桃仁、红花、当归须、郁李仁，为东垣通幽汤法活血通腑治二便涩少；另加小茴香、川楝子行气治小腹坠。

4.合麻子仁丸治疗脾约兼腹中起瘕

详见"麻子仁丸"一节《叶天士先生方案真本》"高陆墓二十岁"案，此从略。

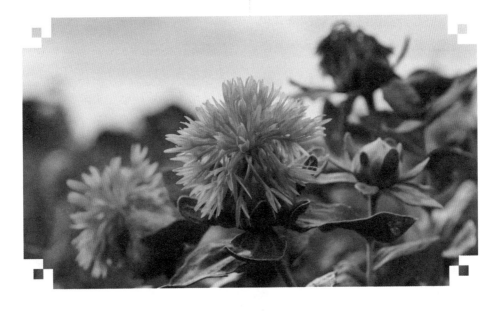

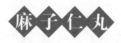

麻子仁丸

仲景原方证述要

麻子仁丸出自《伤寒论》第247条，组成为：麻子仁二升，芍药半斤，枳实半斤（炙），大黄一斤（去皮），厚朴一尺（炙，去皮），杏仁一升（去皮尖，熬，别作脂）。右六味，蜜和丸如梧桐子大。饮服十丸，日三服，渐加，以知为度。仲景原条文谓："趺阳脉浮而涩，浮则胃气强，涩则小便数，浮涩相搏，大便则鞭，其脾为约，麻子仁丸主之。"

本方用小承气汤（大黄、枳实、厚朴）变汤为丸，减少剂量，以通腑导滞；再配麻子仁润肠通便，杏仁开宣肺气，芍药益阴滋润开结。全方利气通便，润肠导滞，可治疗肠燥气滞的便秘证。

麻子仁丸证：脾约，小便数，大便硬者。

叶天士奇方妙治

1. 合桃仁承气汤治疗脾约兼腹中起瘕

高陆墓二十岁，少壮脉小涩属阴，脐左起瘕，年来渐大而长，此系小肠部位。小肠失司变化传导，大便旬日始通，但脾胃约束津液不行。古人必用温通缓攻，但通肠壅，莫令碍脾。麻仁、桂心、桃仁、大黄。蜜丸，服钱。（《叶天士先生方案真本》）

方证解释：本案症见脐左起瘕，年来渐大而长，大便旬日始通。脉小涩。叶氏辨为脾胃约束，津液不行之证。方用麻子仁丸。因脐左起瘕，小肠部位蓄血，故合入桃仁承气汤法。方中麻仁、大黄，为减味麻子仁丸，以润燥通腑；桃仁、桂心、大黄，为化简桃仁承气汤以逐瘀血、通癥瘕。

2. 合辛润通络法治疗脾约腹中虚痛

张双林二十七岁，痛而喜按属虚，痰多肢冷，是脾厥病，大便三四日，乃津液约束。炒桃仁、火麻仁、片姜黄、淡归须、炒延胡。（《叶天士先生方案真本》）

方证解释：本案症见腹痛而喜按，大便三四日一行，痰多肢冷等。叶氏据痰多肢冷，辨为脾厥病；据大便三四日一次，辨为脾约证；据腹痛而喜按，辨为营络虚证。方用火麻仁、

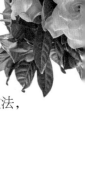

炒桃仁，为变通麻子仁丸法，补津液、润燥通腑；用淡当归须、片姜黄、炒延胡补营络之虚，兼以辛润通络。其中片姜黄、炒延胡为变通金铃子散法，可止腹痛。

白散

● 仲景原方证述要 ●

白散出自《伤寒论》第141条，组成为：桔梗三分，巴豆一分（去皮心，熬黑，研如脂），贝母三分。右三味为散，内巴豆，更于臼中杵之。以白饮和服，强人半钱匕，羸者减之。病在膈上必吐，在膈下必利，不利，进热粥一杯，利过不止，进冷粥一杯。身热，皮粟不解，欲引衣自覆，若以水潠之、洗之，益令热劫不得出，当汗而不汗则烦。假令汗出已，腹中痛，与芍药三两如上法。仲景原条文谓："病在阳，应以汗解之，反以冷水潠之，若灌之，其热被劫不得去，弥更益烦，肉上粟起，意欲饮水，反不渴者，服文蛤散；若不差者，与五苓散。寒实结胸，无热证者，与三物小陷胸汤。白散亦可服。"

本方用桔梗治胸痛，《神农本草经》谓其主"胸胁痛如刀刺"；用巴豆攻逐水寒凝结，《神农本草经》谓其"主伤寒温疟寒热，破癥瘕积聚坚积，留饮痰癖，大腹水胀"；用贝母化痰散结。三药配合，化痰逐水开结，利胸膈止胸痛，可治疗寒实结胸。

白散证：寒实内结，胸满、胸痛、咽痛、咳唾脓浊等。

● 叶天士奇方妙治 ●

王五七，气逆自左升，胸脘阻痹，仅饮米汤，形质不得下咽，此属胸痹。宗仲景法。瓜蒌薤白汤。又，脉沉如伏，痞胀格拒，在脘膈上部，病人述气壅，自左觉热。凡木郁达之，火郁发之，患在上宜吐之。巴豆霜一分（制）、川贝母三分、桔梗二分。为细末服，吐后，服凉水即止之。（《临证指南医案·胸痹》）

方证解释：本案为胸痹，一诊症见气逆自左升，胸脘阻痹，仅饮米汤，非流食不能下咽等，用瓜蒌薤白白酒汤，疗效不明显。二诊症见脘膈上部，痞胀格拒，病人自述气壅，胸膈自左部自觉发热。脉沉如伏。叶氏仿寒实结胸病机，用白散原方原法论治。此案既诊为胸痹，其证中当有胸痛。

五苓散

仲景原方证述要

五苓散出自《伤寒论》第71条，组成为：猪苓十八铢（去皮），泽泻一两六铢，白术十八铢，茯苓十八铢，桂枝半两（去皮）。右五味，捣为散。以白饮和服方寸匕，日三服。多饮暖水，汗出愈。如法将息。仲景原条文谓："太阳病，发汗后，大汗出，胃中干，烦躁不得眠，欲得饮水者，少少与饮之，令胃气和则愈。若脉浮，小便不利，微热，消渴者，五苓散主之。"

五苓散还见于《伤寒论》第72条："发汗已，脉浮数，烦渴者，五苓散主之。"第73条："伤寒，汗出而渴者，五苓散主之；不渴者，茯苓甘草汤主之。"第74条："中风发热，六七日不解而烦，有表里证，渴欲饮水，水入则吐者，名曰水逆，五苓散主之。"第156条："本以下之，故心下痞。与泻心汤，痞不解。其人渴而口燥烦，小便不利者，五苓散主之。"第386条："霍乱，头痛发热，身疼痛，热多欲饮水者，五苓散主之；寒多不用水者，理中

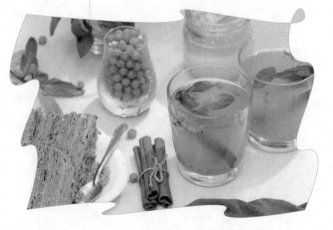

丸主之。"《金匮要略·痰饮咳嗽病脉证并治》第31条："假令瘦人，脐下有悸，吐涎沫而癫眩，此水也，五苓散主之。"

本方用白术、茯苓、猪苓、泽泻逐水利尿，用桂枝通阳化气，兼解表热，又平冲逆。桂枝与二苓、术、泽配伍，则开太阳表里，通阳化气，利水逐湿，故可治疗小便不利，微热，消渴等症。其中白术配泽泻，为泽泻汤法，可以祛胃中停饮而治眩；桂枝、白术、茯苓配伍含苓桂术甘汤法，可以温化水饮而治心下逆满，气上冲胸，起则头眩等症。

五苓散证：心下停饮，小便不利，烦渴者。

叶天士奇方妙治

加减变化

1. 用于治疗寒湿

周，湿伤脾阳，腹膨，小溲不利。茅术、厚朴、茯苓、泽泻、猪苓、秦皮。又，五苓散。又，二术膏。（《临证指南医案·湿》）

方证解释：本案症见腹膨，小溲不利。此湿伤脾阳。一诊方用五苓散去桂枝加厚朴，以苍术代替白术，合茯苓、泽泻、猪苓，燥湿利湿、行气

消胀；因小便不利，故另加秦皮清热燥湿。二诊改用五苓散通阳利湿。三诊继用二术膏健脾燥湿善后。

吴瑭根据此案，制定出《温病条辨·中焦篇》第45条四苓加厚朴秦皮汤方证。

2. 用于治疗湿温下痢

某，湿温下痢，脱肛。五苓散加寒水石。（《临证指南医案·痢》）

方证解释：本案症见下痢，脱肛，由湿温蕴结所致。方用五苓散合桂苓甘露饮法，以五苓散加寒水石清利湿热。

吴瑭根据此案，制定出《温病条辨·中焦篇》第92条五苓散加寒水石方方证。

3. 用于治疗下肢浮肿

某，胀满跗肿，小溲短涩不利，便泄不爽，当开太阳为主。五苓散加椒目。（《临证指南医案·肿胀》）

方证解释：本案症见胀满跗肿，小溲短涩不利，便泄不爽。此水气不利，脾失健运。方用五苓散开太阳表里之气，通阳利水；另仿己椒苈黄丸法加椒目以泄水逐湿。

4. 用于治疗阴囊水肿

唐三六，寒湿已入太阳之里，膀胱之气不利，阴囊茎肿。五苓散加独活、汉防己。（《临证指南医案·疝》）

方证解释：本案症见阴囊阴茎水

肿。此寒湿侵入太阳之里，膀胱之气不利。方用五苓散开太阳、利膀胱；另加独活，合桂枝辛温透发太阳经寒湿；加防己，合桂枝为木防己汤法以通经脉水湿。

5. 用于治疗单腹胀

某六七，少腹单胀，二便通利稍舒，显是腑阳窒痹，浊阴凝结所致。前法专治脾阳，宜乎不应，当开太阳为要。五苓散加椒目。（《临证指南医案·肿胀》）

方证解释：本案症见少腹单胀，二便通利稍舒。此太阳膀胱阳气窒痹，浊阴凝结。方用五苓散开太阳，通利膀胱，另加椒目利水逐湿。

疟久伤阳，瘅胀腹大，二便不爽，最不易治。先开太阳，令其阳气宣达再商。五苓散。（《未刻本叶天士医案》）

方证解释：本案疟久伤阳，瘅胀腹大，二便不爽。此太阳膀胱水气不利，湿阻三焦，为难治证。先拟开太阳法，用五苓散通阳利水。

6. 用于治疗淋症

遗由精窍，淋由溺窍，异出同门，最宜分别，久遗不愈，是精关不摄为虚，但点滴痛痒，少腹坚满，此属淋闭，乃气坠不通，未可便认为虚，况夏秋足指先腐，下焦蕴有湿热，气不流行，膀胱撑满，遂致坚满耳，五苓散主治。五苓散。（《三家医案合刻·叶天士医案》）

方证解释：本案既有遗精，久遗不愈，又有淋症，小便点滴痛痒，少腹坚满，而且兼有足趾尖溃疡腐烂。叶氏以淋闭为重点，先用五苓散通阳化气利水。

7. 用于治疗下利

治利不利小溲，非其治也。五苓散。（《未刻本叶天士医案》）

方证解释：本案为下利，叶氏强调，治下利不利小便，非其治也，故用五苓散通阳利水，利小便以实大便。

湿邪内阻，腹痛下利，参之色脉，正气殊虚，勿忽视之。五苓散加厚朴。（《未刻本叶天士医案》）

方证解释：本案症见腹痛下利。结合色脉，辨为正气殊虚，湿邪内阻证。方用五苓散通阳化气利水以治下利，加厚朴行气化湿。

8. 用于治疗经闭

脉沉右弦，月经渐少而闭，肿由下而上，此血化为水，气壅经脉；大便久泻，小便不利，六腑不通，从太阳开导，以泄其水。五苓散，加厚朴，调入琥珀末。（《眉寿堂方案选存·女科》）

方证解释：本案月经渐少而闭，肿由下而上，大便久泻，小便不利。脉沉右弦。此水气与瘀血互结。方用五苓散开太阳以利水气，加厚朴通胃

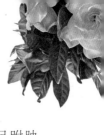

阳，加琥珀末活血通经。

合方化裁

1. 合苓桂术甘汤法治疗痰饮胸中痞塞

张二七，酒客谷少中虚，常进疏散表药，外卫之阳亦伤。其痰饮发时，胸中痞塞。自述或饥、遇冷病来，其为阳气受病何疑？不必见痰搜逐，但护中焦脾胃，使阳气健运不息，阴浊痰涎，焉有窃踞之理？生于术、川桂枝、茯苓、淡姜渣、苡仁、泽泻，姜枣汤法丸。（《临证指南医案·痰饮》）

方证解释：本案为痰饮，病发时胸中痞塞，遇饥遇冷易发。此卫阳与脾胃中阳损伤，水饮内聚。方用五苓散去性寒利水的猪苓，加健脾利湿的苡仁，以温阳利水，健脾除湿；合苓桂术甘汤法，去甘守的甘草，加温通中阳的淡姜渣以温阳化饮；因遇冷则发，卫阳不足，营卫失调，故用姜枣

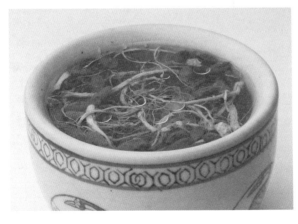

调和营卫。

2. 合平胃散健脾燥湿治足跗肿呕涎拒食

唐五十六岁，夏，足跗肌浮，是地气着人之湿邪，伤在太阴、阳明，初病失血，继而呕涎拒食，医不知湿伤脾胃，漫延乃尔。五苓散去泽泻，加益智仁、厚朴、广皮、滑石。（《叶天士先生方案真本》）

方证解释：本案症见足跗浮肿。初病曾失血，继而呕涎拒食。此湿伤脾胃，运化失常。方用五苓散去泽泻，合平胃散法加厚朴、广皮、益智仁燥湿行气，合六一散法加滑石清利湿热。

3. 合变通木防己汤法治疗跗膝少腹悉肿或便溏四肢酸痹

马五一，初起胸痹呕吐，入夏跗膝少腹悉肿，食谷不运，溲短不利。此阳气式微，水谷之湿内蕴，致升降之机失司，当开太阳，姑走湿邪。猪苓三钱、桂枝木八分、茯苓皮三钱、泽泻一钱、防己一钱半、厚朴一钱。四帖。（《临证指南医案·肿胀》）

方证解释：本案初为胸痹呕吐，入夏发为跗膝、少腹悉肿，食谷不运，溲短不利等。此水谷之湿内蕴，阳气式微，脾胃升降之机失司。方用猪苓、茯苓皮、

下篇

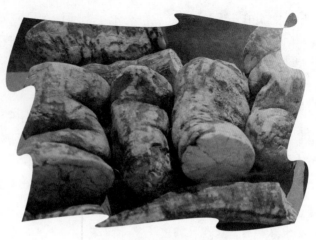

泽泻、桂枝，为五苓散去白术法以开太阳，通阳利水消肿；用防己、桂枝，为变通木防己汤法以宣走经络之湿；另加厚朴行气化湿除满。

薛十三，水谷湿邪内著，脾气不和，腹膨不饥，便溏，四肢酸痹。厚朴、茯苓皮、大腹皮、防己、广皮、泽泻、苡仁、桂枝木。又，肢酸，腹膨便溏。木防己、生白术、苡仁、木瓜、桂枝木、泽泻。（《临证指南医案·泄泻》）

方证解释：本案症见腹膨不饥，便溏，四肢酸痹。此水谷湿邪内蕴，脾气不和则便溏、腹膨不饥；湿阻经脉则四肢酸痹。方用桂枝木、茯苓皮、泽泻，为五苓散法以通阳利湿；用防己、苡仁、桂枝，为变通木防己汤法以逐经络之湿；用厚朴、广皮、大腹皮，为平胃散法以燥湿行气除胀。

吴瑭参照此案，制定出《温病条辨·中焦篇》第52条五苓散加防己桂枝薏仁方方证。

4.早服肾气丸补肾阳治腹胀跗肿

姚四八，据说情怀不适，因嗔怒，痰嗽有血。视中年形瘁肉消，渐渐腹胀跗肿，下午渐甚，阳气日夺。早服肾气丸三钱，昼服五苓散。（《临证指南医案·肿胀》）

方证解释：本案痰嗽有血，形瘁肉消，渐渐腹胀跗肿，下午渐甚。此阳气亏虚，水湿不行。方用肾气丸早服以温肾治本，五苓散昼服以通阳利水。

5.暮服禹余粮丸温阳除湿行气活血治经闭小便不利

症是损怯经闭，诊左脉濡小。前用温通汤药，心下稍舒；继用膏子柔腻，便溏，少腹坚硬，小溲不利。凡胀属气滞，质虚断不可强执通经，议早服五苓散，暮服禹余粮丸，壮水脏以分利小便，是气郁胀闭治法。白术、猪苓、桂心、茯苓、泽泻。（《眉寿堂方案选存·女科》）

方证解释：本案损怯经闭，因误治出现便溏，腹胀，少腹坚硬，小溲不利。左脉濡小。叶氏抓住小便不利、便溏，诊断为阳气损伤，水气不利。

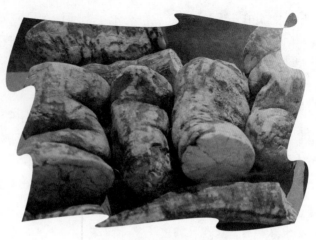

暂不通经，先用五苓散以桂心易桂枝早服，以温肾阳、利水湿；合用禹余粮丸（蛇含石、禹余粮石、钢针砂、羌活、川芎、三棱、蓬术、白蔻、白蒺、陈皮、青皮、木香、大茴、牛膝、当归、炮姜、附子、肉桂）暮服，以温补肾阳、除湿行气活血。

🏵 类方应用

茵陈五苓散

出自《金匮要略·黄疸病脉证并治》第18条，组成为：茵陈蒿末十分，五苓散五分。上两物和，先食饮方寸匕，日三服。仲景原条文谓："黄疸病，茵陈五苓散主之。"

叶桂遵仲景治法，以此方治疗黄疸、湿热等病证。

1.用于治疗黄疸

某五九，舌白目黄，口渴，溺赤，脉象呆钝，此属湿郁。绵茵陈三钱、生白术一钱、寒水石三钱、飞滑石三钱、桂枝木一钱、茯苓皮三钱、木猪苓三钱、泽泻一钱。（《临证指南医案·湿》）

方证解释：本案症见目黄，口渴，溺赤。苔白，脉象呆钝。此湿热蕴

郁三焦。方用绵茵陈、生白术、桂枝木、茯苓皮、猪苓、泽泻，为茵陈五苓散法以利湿退黄；用寒水石、飞滑石，为桂苓甘露饮变通方三石汤法以清利三焦湿热。

张三二，述初病似疟，乃夏暑先伏，秋凉继受，因不慎食物，胃脘气滞生热，内蒸变现黄疸，乃五疸中之谷疸也。溺黄便秘，当宣腑湿热，但不宜下，恐犯太阴变胀。绵茵陈、茯苓皮、白蔻仁、枳实皮、杏仁、桔梗、花粉。（《临证指南医案·疸》）

方证解释：本案症见黄疸，尿黄，便秘。述初病似疟。此暑湿内伏，湿热郁结为黄。从"溺黄便秘"看，应属于茵陈蒿汤证，但叶氏认为，理"当宣腑湿热，但不宜下，恐犯太阴变胀"。方用绵茵陈、茯苓皮，为茵陈五苓散法以清利湿热；加杏仁开宣上焦以化湿，加白蔻仁芳香化湿以开畅中焦；另加桔梗、枳实皮代替大黄开通气机以宣腑，加天花粉清热开结。

2.用于治疗湿热

某，阅病源，皆湿热内停之象，当去湿清热为主。至于药酒，蕴湿助

下篇

273

热，尤当永戒。生白术、赤小豆皮、绵茵陈、黄柏、茯苓、泽泻。(《临证指南医案·湿》)

方证解释：本案为湿热，方用绵茵陈、生白术、茯苓、泽泻，为变通茵陈五苓散法以清热利湿；另合麻黄连轺赤小豆汤与栀子柏皮汤法加赤小豆皮、黄柏清热燥湿，凉血解毒。

牡蛎泽泻散

● 仲景原方证述要 ●

牡蛎泽泻散出自《伤寒论》第395条，组成为：牡蛎(熬)，泽泻，蜀漆(暖水洗，去腥)，葶苈子(熬)，商陆根(熬)，海藻(洗，去咸)，瓜蒌根各等分。右七味，异捣，下筛为散，更于臼中治之。白饮和服方寸匕，日三服。小便利，止后服。仲景原条文谓："大病差后，从腰以下有水气者，牡蛎泽泻散主之。"

本方用牡蛎软坚散结，用瓜蒌根滋阴清热、消肿散结，用泽泻、蜀漆、葶苈子、商陆根、海藻逐水消肿。全方具有散结消肿，清热泄水的功效。

牡蛎泽泻散证：腰以下如少腹、阴囊、下肢、足跗水肿。

● 叶天士奇方妙治 ●

加减变化

1. 用于治疗下肢浮肿

章，伏饮阴浊上干，因春地气主升而发，呕吐不饥。自然脾胃受伤，六君子宣补方法，未尝不妙。今诊得吸气甚微，小溲晨通暮癃，足跗浮

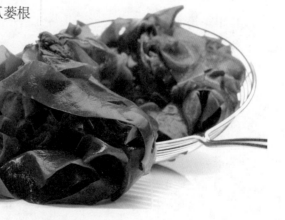

肿，其腑中之气开阖失司，最虑中满。夫太阳司开，阳明司阖，浊阴弥漫，通腑即是通阳，仿仲景开太阳一法。牡蛎、泽泻、防己、茯苓、五味、干姜。（《临证指南医案·痰饮》）

方证解释：本案症见呕吐不饥，吸气甚微，小溲晨通暮癃，足跗浮肿等。叶氏诊为腑中之气开阖失司，方用牡蛎、泽泻，为牡蛎泽泻散法，以祛湿消肿；用防己、茯苓，为防己茯苓汤法，以泻利水湿；用五味、干姜为小青龙汤法，以开太阳、通腑阳。

程，今年长夏久热，热胜阳气外泄，水谷运迟，湿自内起，渐渐浮肿，从下及上，至于喘咳不能卧息，都是浊水凝痰，阻遏肺气下降之司，但小溲不利，太阳气亦不通调。此虽阳虚症，若肾气汤中黄、地之酸腻，力难下行矣。茯苓、桂枝木、杏仁、生白芍、干姜、五味、生牡蛎、泽泻。（《临证指南医案·肿胀》）

方证解释：本案症见渐渐浮肿，从下及上，喘咳不能卧息，小溲不利等。叶氏辨为阳虚水湿内停证，方用茯苓、桂枝木、杏仁、生白芍、干姜、五味，为变通小青龙汤法，以开太阳；用生牡蛎、泽泻，为牡蛎泽泻汤法以利水逐湿。

两尺微细，腿肿，春夏气泄，湿蒸肿盛，乃地气上升耳，通阳一定至理。白术、茯苓、薏苡仁、牡蛎、附子、萆薢、木防己、泽泻。（《未刻本叶天士医案》）

方证解释：本案症见腿肿，两尺微细等。方用牡蛎、泽泻，为牡蛎泽泻散法以利水湿；用附子、白术、茯苓，为真武汤法以温阳逐湿；用木防己、薏苡仁、萆薢，为变通木防己汤法，以渗利水湿。

2. 用于治疗阴囊水肿

施四八，立冬前一日，寒战后热，属厥阴。食蟹成寒沉坠。浮肿囊大，溲溺甚少，至晚肿胀愈加。显然阳微浊聚，治从气分，开泄冷湿。粗桂枝、吴萸、川楝子、茯苓、生牡蛎、泽泻，磨青皮汁十匙。（《临证指南医案·疝》）

方证解释：本案立冬前一日，先寒战后发热，继见浮肿阴囊肿大，溲溺甚少，至晚肿胀愈加等。此寒湿伤阳，阳微湿聚。拟开泄冷湿法，方用牡蛎、泽泻，为牡蛎泽泻散法以利水逐湿；用桂枝、吴萸、川楝子、茯苓、青皮汁，为天台乌药散与导气汤法以温肝脉、行气止痛治阴囊肿大。

3. 用于治疗久嗽足浮腹膨

脉沉小，久嗽足浮腹膨，少阴之阳已伤，故水饮欲泛。茯苓、木防己、泽泻、牡蛎、薏苡仁、桂枝。（《未刻本叶天士医案》）

方证解释：本案症见久嗽，足浮，

腹膨。脉沉小。此少阴阳伤，水饮欲泛。方用牡蛎、泽泻，为牡蛎泽泻散法，以利水祛湿；用木防己、茯苓、桂枝、薏苡仁，为变通木防己汤法，以通阳利水。

4. 用于治疗下肢肿经闭腹痛泻不爽

邹十八，腰以下肿，经闭四月，腹痛泻不爽。议开太阳，导其气阻水湿。牡蛎、泽泻、猪苓、茯苓、生白术、防己、厚朴、椒目。（《临证指南医案·调经》）

方证解释：本案症见腰以下肿，腹痛泄泻不爽，经闭四月等。方用牡蛎、泽泻，为牡蛎怿泻散法，以治腰以下水肿；用猪苓、茯苓、生白术、泽泻，为五苓散去桂枝法，以开太阳；用防己、椒目、厚朴，为己椒苈黄丸法以利肠间水气。

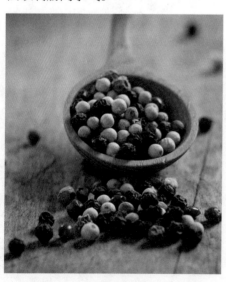

🈺 合方化裁

1. 合真武汤治酒湿呕泻

韩三一，冷酒水湿伤中，上呕食，下泄脂液，阳气伤极，再加浮肿作胀则危。人参、茯苓、熟附子、生于术、生白芍、生姜。又，酒湿类聚，例以分利。诊脉微，阳气已败，湿壅生热至胃痛脓。清热则阳亡即死，术、苓运中祛湿，佐附迅走气分，亦治湿一法。茯苓、熟附子、生白术、左牡蛎、泽泻、车前子。（《临证指南医案·湿》）

方证解释：本案症见上呕食，下泄脂液，浮肿作胀。此冷酒水湿损伤中阳。方用真武加人参温阳逐湿、通补胃阳。二诊脉微，阳气已败。方用真武汤合牡蛎泽泻散为法，其茯苓、熟附子、生白术为真武汤去姜、芍法以温阳逐湿；其左牡蛎、泽泻、车前子为化简牡蛎泽泻散以渗泄水湿。

2. 合苓桂术甘汤法治遗精腹胀右胁汩汩有声

某，向有宿瘕，夏至节一阴来复，连次梦遗，遂腹形坚大，二便或通或闭。是时右膝痛肿溃疡，未必非湿热留阻经络所致。诊脉左小弱，右缓大，面色青减，鼻准明亮，纳食必腹胀愈加，四肢恶冷，热自里升，甚则衄血牙宣，全是身中气血交结，固非积聚停水之胀。考古

276

人于胀症，以分清气血为主，止痛务在宣通，要知攻下皆为通腑，温补乃护阳以宣通，今者单单腹胀，当以脾胃为病薮。太阴不运，阳明愈钝，议以缓攻一法。川桂枝一钱、熟大黄一钱、生白芍一钱半、厚朴一钱、枳实一钱、淡生干姜一钱，三帖。又，诊脉细小，右微促。畏寒甚，右胁中气触入小腹，着卧即有形坠著，议用《局方》禹余粮丸，暖水脏以通阳气。早晚各服一钱，流水送。八服。又，脉入尺，弦胜于数，元海阳虚，是病之本，肝失疏泄，以致膜胀，是病之标。当朝用玉壶丹，午用疏肝实脾利水，分消太阳、太阴之邪。紫厚朴（炒）一钱半、缩砂仁（炒研）一钱、生于术二钱、猪苓一钱、茯苓块三钱、泽泻一钱。又，脉弦数，手足畏冷，心中兀兀。中气已虚，且服小针砂丸，每服八十粒，开水送。二服。以后药压之。生于术、云茯苓、广皮，煎汤一小杯，后服。又，脉如涩。凡阳气动则遗，右胁汩汩有声，坠入少腹，可知肿胀非阳道不利，是阴道实，水谷之湿热不化也。议用牡蛎泽泻散。左牡蛎四钱（泄湿）、泽泻一钱半、花粉一钱半、川桂枝木五分（通阳）、茯苓三钱（化气）、紫厚朴一钱，午服。又，脉数实。恶水，午后手足畏冷。阳明中虚，水气聚而为饮也。以苓桂术甘汤劫饮，牡蛎泽泻散止遗逐水。照前方去花粉，加生于术三钱。又，手足畏冷，不喜饮水，右胁汩汩有声，下坠少腹，脉虽数而右大左弦，信是阳明中虚。当用人参、熟附、生姜，温经补虚之法，但因欲回府调理数日，方中未便加减，且用前方，调治太阳、太阴。生于术三钱、左牡蛎（生）四钱、泽泻（炒）一钱、云苓三钱、生益智四分、桂枝木四分、炒厚朴一钱，午后食远服。朝服小温中丸五十粒，开水送，仍用三味煎汤压之。（《临证指南医案·肿胀》）

方证解释：本案先后七诊，主症为遗精、腹胀、畏寒等。五诊时症见遗精，右胁汩汩有声，坠入少腹。脉如涩。叶氏从水湿不化立论，议用牡

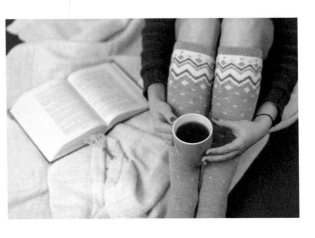

下篇

蛎泽泻散。方中左牡蛎、泽泻、天花粉，为牡蛎泽泻散法，以止遗利水；用川桂枝木、茯苓、紫厚朴，为苓桂术甘汤以厚朴易白术法，以温化水饮。全方变峻攻之剂为温化之方，颇妙。六诊症见恶水，午后手足畏冷。脉数实。仍从水气聚而为饮立论，以苓桂术甘汤劫饮，以牡蛎泽泻散止遗逐水，以前方去天花粉加生白术为方。七诊症见手足畏冷，不喜饮水，右胁汨汨有声，下坠少腹。脉虽数而有大左弦。叶氏认为"是阳明中虚，当用人参、熟附、生姜，温经补虚之法"。但因患者欲回府调理数日，不便继续来诊调方，故守用前方，调治太阳、太阴。

3. 合术附汤治腹痛辘辘水声

杨三十三岁，阳气为烦劳久伤，腹痛漉漉水声，重按痛缓，非水积聚。盖阳乏少运，必阴浊凝滞，理阳为宜，大忌逐水攻滞。生白术、熟附子、泽泻、左牡蛎。水泛丸。（《叶天士先生方案真本》）

方证解释：本案症见腹痛，腹中辘辘有水声，重按腹痛可缓。此属阳乏少运，阴浊凝滞之证，不能单纯逐水攻滞，当于温阳之中兼以逐湿。方用生白术、熟附子，为化简桂枝附子去桂加白术汤法，以温阳逐湿；另加泽泻、牡蛎，为牡蛎泽泻散法，以驱逐水湿。

4. 合四苓散治腹满足肿气逆欲喘

疟邪未尽，堵截气室，致腹满足肿，气逆欲喘。水湿内蕴，治当分利。杏仁、牡蛎、猪苓、厚朴、泽泻、茯苓。（《眉寿堂方案选存·疟疾》）

方证解释：本案疟邪未尽，而见腹满足肿，气逆欲喘。此水湿内蕴，气滞不行。方用牡蛎、泽泻，为牡蛎泽泻散法，散结利水，用四苓散去甘守的白术，加通阳的厚朴，渗利水湿，另加杏仁开宣肺气，令气化湿亦化。

5. 合地黄丸法治腰痛心悸而喘

腰痛心悸，烦动则喘，少阴肾真不固，封蛰失司使然，切勿动怒，恐肝阳直升，扰络失血。熟地、茯苓、左牡蛎、泽泻、牛膝、稆豆皮。（《未刻本叶天士医案》）

方证解释：本案症见腰痛心悸，烦动则喘等，叶氏从少阴肾真不固论病机，方用熟地、茯苓、泽泻、牛膝，为简化六味地黄丸法，以通补真阴；用左牡蛎、泽泻，为牡蛎泽泻散法以利水湿而治悸、喘；另用稆豆皮以平肝息风，以防真阴亏而肝阳亢升。其中牛膝，为济生肾气丸法，以强腰脊、利水湿。

6. 合桂枝茯苓丸治经闭足肿

金，面无华色。脉右弦左涩。经阻三月，冲气攻左胁而痛，腹时胀，

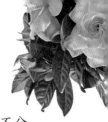

两足跗肿。是血蛊症，勿得小视。桂枝、茯苓、泽泻、牡蛎、金铃子、延胡。（《临证指南医案·调经》）

方证解释：本案经阻三月，冲气攻左胁而痛，腹时胀，两足跗肿，面无华色。脉右弦左涩。叶氏辨为血蛊症，方用桂枝、茯苓，为桂枝茯苓丸法以利水通经；用牡蛎、泽泻，为牡蛎泽泻散法以利水消肿；用金铃子、延胡，为金铃子散，以止胁痛。

7. 合小青龙汤治胎前咳嗽浮肿

胎气日长，诸经气机不行，略进水谷之物，变化水湿，不肯从膀胱而下，横渍肌肤为肿，逆奔射肺，咳嗽气冲，夜不得卧；阴阳不分，二便不爽。延绵经月，药难治效，当刺太阳穴，使其气通，坐其安产。桂枝、五味、牡蛎、杏仁、茯苓、淡姜、泽泻。（《眉寿堂方案选存·女科》）

方证解释：本案妊娠中出现浮肿，咳嗽，夜不得卧，二便不爽等。膀胱经气不利则浮肿，水湿射肺则咳嗽。方用桂枝、五味、淡干姜，为小青龙汤法，加杏仁，以开太阳而治嗽；用牡蛎、泽泻、茯苓，为牡蛎泽泻散法，以利水治肿。另外，合针法，用针刺疏通太阳经气。

泽泻汤

● 仲景原方证述要 ●

泽泻汤出自《金匮要略·痰饮咳嗽病脉证并治》第25条，组成为：泽泻五两，白术二两。右二味，以水二升，煮取一升，分温再服。仲景原条文谓："心下有支饮，其人苦冒眩，泽泻汤主之。"

本方重用泽泻利水渗湿，导阴浊下行，配白术健脾逐湿化饮。泽泻性寒降泄，白术性温甘守，二药配合，重剂降泄水饮之中兼以健脾制水，故可治疗支饮。

● 叶天士奇方妙治 ●

用于治疗支饮溏泄

王，产后未复，风温入肺，舌白，

下篇

279

面肿,喘咳,泄泻,小水渐少,必加肿满,不易治之症。芦根、苡仁、通草、大豆黄卷。又,淡渗通泄气分,肺壅得开而卧,再宗前议。通草、芦根、苡仁、大豆黄卷、木防己、茯苓。又,过投绝产凝寒重药,致湿聚阻痰,两投通泄气分已效,再用暖胃涤饮法。半夏、姜汁、黍米、茯苓。又,支饮未尽,溏泻不渴,神气已虚。用泽术汤。生于术、建泽泻、茯苓、苡仁。

（《临证指南医案·产后》）

方证解释:本案产后未复,又外感风温,出现苔白,面肿,喘咳不得卧,泄泻,小便渐少等。叶氏认为,此必变肿满,为不易治之症。从一诊用方分析,此外感不是单纯的风温,而是风温夹湿郁肺,或者是湿温邪郁上焦。方用芦根清气分邪热,用苡仁、通草、大豆黄卷清利湿热,从而宣通三焦,以求湿热分解。二诊,经淡渗通泄气分,肺壅得开,喘咳减而能卧,仍宗一诊法,方用芦根、苡仁、通草、大豆黄卷,清利湿热,另仿木防己汤法加木防己、茯苓,逐湿治疗喘满。三诊,两投通泄气分方已效。考虑到曾过投绝产凝寒重药,致湿聚阻痰,故改用半夏、姜汁、茯苓、黍米,为小半夏加茯苓汤合半夏秫米汤以暖胃涤饮,防清泄气分药损伤胃阳。四诊,支饮未尽,症见溏泄不渴,神气已虚。方用泽术汤,即泽泻汤,以生于术、建泽泻,加茯苓、苡仁健脾逐饮。

己椒苈黄丸

仲景原方证述要

己椒苈黄丸出自《金匮要略·痰饮咳嗽病脉证并治》第29条,组成为:防己、椒目、葶苈(熬)、大黄各一两。右四味,末之,蜜丸如梧子大,先食饮服一丸,日三服,稍增,口中有津液。渴者加芒硝半两。仲景原条文谓:"腹满,口舌干燥,此肠间有水气,己椒苈黄丸主之。"

本方用大黄通腑攻泻,用防己、椒目、葶苈子驱饮逐水,其大黄与防己、椒目、葶苈子配伍,具有通腑泄水的作用。

加减变化

1. 用于治疗腹大蛊臌

王木渎三十九岁，瘀血壅滞，腹大蛊鼓，有形无形之分。温通为正法，非肾气汤、丸治阴水泛滥。桃仁、肉桂、制大黄、椒目，陈香橼二两煎汤泛丸。（《叶天士先生方案真本》）

方证解释：本案症见腹大蛊臌，从"有形无形之分……非肾气汤、丸治阴水泛滥"一句分析，患者应有腹水。此并非阴水肾气丸证，而是瘀血壅滞，水气不行。治须攻逐下焦瘀血，方用制大黄、椒目，为简化己椒苈黄丸法，以驱逐肠间水气；用桃仁、肉

桂、制大黄，为变通桃仁承气汤法，以逐蓄血。两法合用，构成了祛瘀逐水之法。

2. 用于治疗腰以下肿经闭腹痛泻不爽

邹十八，腰以下肿，经闭四月，腹痛泻不爽。议开太阳，导其气阻水湿。牡蛎、泽泻、猪苓、茯苓、生白术、防己、厚朴、椒目。（《临证指南医案·调经》）

方证解释：本案症见腰以下肿，经闭四月，腹痛泻不爽等。此系气阻水湿不行，方用己椒苈黄丸去葶苈子、大黄，加厚朴，以逐水行气；用牡蛎、泽泻，为简化牡蛎泽泻散，以治"从腰以下有水气"；用泽泻、猪苓、茯苓、生白术，为五苓散法，以健脾利水。

桂苓五味甘草汤

桂苓五味甘草汤也称苓桂味甘汤，出自《金匮要略·痰饮咳嗽病脉证并治》第36条，组成为：茯苓四两，桂枝四两（去皮），甘草三

两（炙），五味子半升。右四味，以水八升，煮取三升，去滓。分温三服。仲景原条文谓："青龙汤下已，多唾口燥，寸脉沉，尺脉微，手足厥逆，气从小腹上冲胸咽，手足痹，其面翕热如醉状，因复下流阴股，

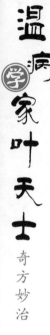
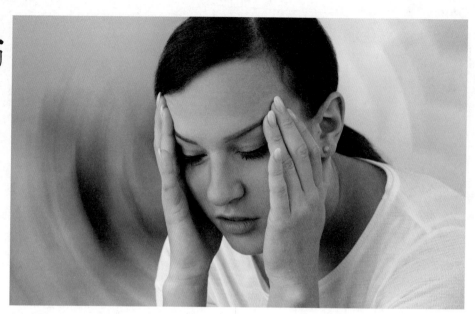

小便难，时复冒者，与茯苓桂枝五味甘草汤，治其气冲。"

本方用桂枝甘草汤温阳平冲逆之气，用茯苓合桂枝温阳利水、化饮除眩，用五味子治疗本病咳嗽。全方温阳化饮，平冲，止咳逆，可治疗小青龙汤证用小青龙法后的变化证。

桂苓五味甘草汤证：桂枝甘草汤证兼见咳逆上气，眩晕者。

● 叶天士奇方妙治 ●

1.用于治疗饮逆咳嗽

寒热咳嗽初起，必有外邪，邪陷入里，则阳气伤，阴浊扰乱，延为肿胀，述腹胀大，上实下坚，浊自下起，逆气挟痰上冲，暮则阴邪用事，着枕咳嗽更甚。《本草》云：诸药皮皆凉，

子皆降。降肺气，疏胃滞，暂时通泄，昧于阴邪盛为肿为胀，大旨形寒吐沫，阳气已寂，汤药以通太阳，续进摄纳少阴，考诸前哲，不越此范。早服济生肾气丸，晚进桂苓甘味姜附汤。(《叶氏医案存真·卷二》)

方证解释：本案咳嗽暮夜着枕更甚，肿胀，腹胀大，形寒吐涎沫。此肾阳损伤，阴浊犯逆。治疗早服济生肾气丸以温阳利水；晚进苓桂味甘汤加生姜、附子温阳化饮，镇痰饮冲逆。

金运漕四十四岁，冬藏失司，嗽吐涎沫，是肾病也，医见嗽成以肺药治之，年余无效。桂苓甘味汤。(《叶天士先生方案真本》)

方证解释：本案嗽吐涎沫，他医见嗽治肺，年余无效。叶氏诊为肾阳

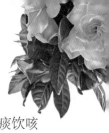

虚损，痰饮上逆。方用苓桂味甘汤温化痰饮。

张大马坊，脉沉细，久嗽，五更阳动，咳频汗泄，阳不伏藏，肾气怯也。茯苓、甜桂枝、炙草、五味子。（《叶天士先生方案真本》）

方证解释：本案久嗽，五更阳动则咳频汗泄，脉沉细。此肾阳不足，痰饮上逆。方用苓桂味甘汤温阳化饮平冲。

迟四十八岁，背寒为饮。凡遇冷或劳烦，喘嗽气逆，聚于胸膈，越日气降痰厚，其病自缓。年分已多，况云中年不能安逸，议病发用《金匮》法可效，治嗽肺药不效。桂苓甘味汤。（《叶天士先生方案真本》）

方证解释：本案背寒，遇冷或劳烦则喘嗽气逆，胸膈满闷。此为阳虚痰饮。方用苓桂味甘汤温阳化饮。

水液上泛，形浮嗽逆，无如不独阳微，阴亦为之亏矣，用药之难以图功在斯。茯苓桂枝五味甘草汤。（《未刻本叶天士医案》）

冲气嗽逆，宜治少阴。茯苓桂枝五味甘草汤。

脉弦，饮逆作咳。桂苓五味甘草汤。（《未刻本叶天士医案》）

高年阳衰，饮逆冲气咳嗽。茯苓五味桂枝甘草汤。（《未刻本叶天士医案》）

方证解释：以上四案均为痰饮咳嗽，因兼冲气上逆，属苓桂味甘汤证，故用此方治疗。

程五七，昔肥今瘦为饮。仲景云：脉沉而弦，是为饮家。男子向老，下元先亏，气不收摄，则痰饮上泛，饮与气涌，斯为咳矣。今医见嗽，辄以清肺、降气、消痰，久而不效，更与滋阴，不明痰饮皆属浊阴之化，滋则堆砌助浊滞气。试述着枕咳呛一端，知身体卧着，上气不下，必下冲上逆，其痰饮伏于至阴之界，肾脏络病无疑。形寒畏风，阳气微弱，而藩篱疏撒。仲景有要言不烦曰：饮邪必用温药和之。更分外饮治脾，内饮治肾。不读圣经，焉知此理？桂苓甘味汤、熟附都气加胡桃。（《临证指南医案·痰饮》）

方证解释：本案症见咳嗽，着枕咳呛，形寒畏风，昔肥今瘦。此痰饮邪上冲，阳气微弱。方用桂苓五味甘草汤温化痰饮以治标，用七味都气丸加附子、胡桃仁温肾纳气以治本。

程六十，肾虚不纳气，五液变痰上泛，冬藏失职，此病为甚。不可以肺咳消痰，常用八味丸，收纳阴中之阳，暂时撤饮，用仲景桂苓味甘汤。（《临证指南医案·痰饮》）

方证解释：本案为老年久咳。由

下篇

283

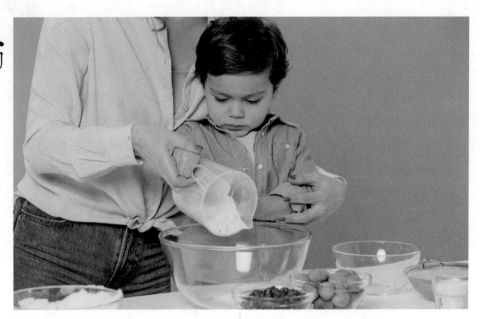

肾虚不纳气，五液变痰上泛所致。方用八味丸补肾纳气以治本，用桂苓味甘汤温化撤饮以治标。

孙，未交冬至，一阳来复。老人下虚，不主固纳，饮从下泛，气阻升降，而为喘嗽，发散寒凉苦泻诸药，焉得中病？仲景云：饮家而咳，当治饮，不当治咳。后贤每每以老人喘嗽，从脾肾温养定论，是恪遵圣训也。桂枝、茯苓、五味子，甘草汤代水，加淡姜、枣。（《临证指南医案·痰饮》）

方证解释：本案为老人喘嗽。由下焦肾虚，痰饮上泛所致。方用桂苓五味甘草汤加淡干姜、大枣温阳化饮。

2. 用于治疗久嗽失音

陈，久嗽失音，脉小痰冷，此肺虚气馁，不易骤愈，酒家有饮邪冲气，入暮为重。桂苓甘味汤。（《叶天士先生方案真本》）

方证解释：本案久嗽失音，痰冷，入暮为重，脉小。此酒客阳虚，痰饮上逆。方用苓桂味甘汤温阳化饮。

3. 用于治疗久嗽失血

陆水关桥二十三岁，久嗽入夜气冲，失血，肾逆。必开太阳。桂苓甘味汤。（《叶天士先生方案真本》）

方证解释：本案久嗽，咳血，入夜气冲嗽甚。此肾阳虚痰饮上逆。方用苓桂味甘汤开太阳，化痰饮，镇冲逆。

4. 用于治疗小产劳伤咳嗽

张刘真巷三十七岁，上年五个月已小产二次，再加冬季伏侍病人劳乏。产虚在阴，劳伤在阳，咳嗽吐黏浊沫。咳逆上气，必呕食。凡食入胃传肠，此咳是下虚不纳，气冲涌水上泛，奈何庸医都以消痰清肺寒凉，不明伤损阴中之阳，必致胃倒败坏。桂苓甘味汤。（《叶天士先生方案真本》）

方证解释：本案曾小产两次，复加劳损，发为咳嗽吐黏浊沫，咳逆上气，必呕食，气冲涌水上泛等。此阳伤饮聚，肾气冲逆。方用苓桂味甘汤温阳化饮，镇冲气之上逆。

5.用于治疗喘

下焦不纳，嗽逆喘急，最虑春半气泄，宜慎调护。桂苓五味甘草汤加紫衣胡桃肉。（《未刻本叶天士医案》）

方证解释：本案嗽逆喘急，是肾不纳气，痰饮冲逆的喘咳。方用苓桂味甘汤温阳化饮镇冲，加胡桃肉补肾纳气。

哮逆不得卧，脉弦。桂苓五味甘草汤。（《未刻本叶天士医案》）

方证解释：本案哮逆不得卧，脉弦。弦为饮。方用苓桂味甘汤温阳化饮平冲。

冷热不调，阳伤哮喘。桂苓五味甘草汤加杏仁、干姜。（《未刻本叶天士医案》）

方证解释：本案为哮喘，由阳伤饮逆所致，方用苓桂味甘汤温阳化饮平冲，加杏仁、干姜合五味子、桂枝、茯苓，为小青龙汤法，开太阳，温肺阳，祛痰饮。

张蓟门六十九岁，老年下虚痰多，入夜冲气起坐。新凉内侵，肾水泛，气不收纳，常服肾气丸。桂苓甘味汤。（《叶天士先生方案真本》）

方证解释：从"入夜冲气起坐"分析，本案为喘。此肾阳虚不能纳气，痰饮上犯为喘。方用苓桂味甘汤温化痰饮，用肾气丸补肾纳气。

黄，支脉结饮，发必喘急，病发用。桂枝、茯苓、五味、炙草。（《临证指南医案·痰饮》）

方证解释：本案支饮冲逆，发必喘急。方用苓桂味甘汤温化痰饮，平冲镇逆。

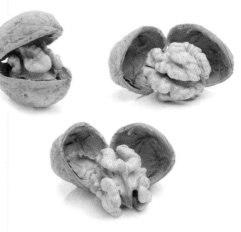

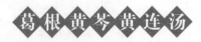

葛根黄芩黄连汤

仲景原方证述要

葛根黄芩黄连汤出自《伤寒论》第34条，组成为：葛根半斤，甘草二两（炙），黄芩一两，黄连三两。右四味，以水八升，先煮葛根，减二升，内诸药，煮取二升，去滓。分温再服。仲景原条文谓："太阳病，桂枝证，医反下之，利遂不止，脉促者，表未解也，喘而汗出者，葛根黄芩黄连汤主之。"

本方重用葛根解表邪、清里热、升清阳，合黄芩、黄连苦寒燥湿、清热治利，用甘草和中缓急，调和诸药。全方解表清里、清热治利，可治疗协热下利。

葛根黄芩黄连汤证：热壅内外，喘而汗出，发热，下利，脉浮数。

叶天士奇方妙治

叶桂遵仲景用法，以此方治疗表热不解而下利之证。如下案。

凡三阳症，邪未入里，归腑尚在，散漫之时，用承气汤误下之，则热不解而下利，神虚妄言见矣。拟苦清以通腑气，仍用葛根解肌开表，斯成表里两解之法耳。葛根、黄芩、黄连、甘草。（《叶氏医案存真·卷二》）

方证解释：本案邪在三阳之表时，误用承气汤下之，出现热不解而下利，神虚妄言等，形成典型的葛根芩连汤证，故用葛根芩连汤原方治疗。

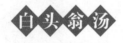

白头翁汤

仲景原方证述要

白头翁汤出自《伤寒论》第371条，组成为：白头翁二两，黄柏三两，黄连三两，秦皮三两。右四味，以水七升，煮取二升，去滓。温服一升，不愈，更服一升。仲景原条文谓："热利下重者,白头翁汤主之。"此方还见于《伤寒论》第373条："下利,欲饮水者,以有热故也,白头翁汤主之。"

《神农本草经》谓:白头翁"逐血、止痛",仲景用其治疗血痢、腹痛,另用黄连、黄柏、秦皮清热燥湿,解毒治痢。全方苦寒燥湿,泄火凉血,故可治疗热痢下重之证。

白头翁汤证:热痢下重,腹痛。

● 叶天士奇方妙治 ●

🔹 加减变化

1. 用于治疗自利

蔡,内虚邪陷,协热自利,脉左小、右大,病九日不减,是为重症。议用白头翁汤方,加黄芩、白芍。(《临证指南医案·痢》)

方证解释:本案发热自利,九日不减,脉左小右大。此为热利重症,方用白头翁汤清热治利,另合黄芩汤法,加黄芩、白芍,滋阴泻热,缓急止利。

吴瑭根据此案,制定出《温病条辨·中焦篇》湿温第99条加味白头翁汤方证。

潘,时令暑湿,都从口鼻而受。气郁则营卫失于转运,必身热无汗,其邪自上以及中,必循募原,致肠胃亦郁。腹痛泻积,无非湿热之化。此分消利湿则可,若以表药,则伤阳气矣。茯苓、陈皮、厚朴、木香、炒扁豆、炒山楂。又,协热下利,黏腻血水,是肠胃中湿热之化也。北秦皮、白头翁、茯苓、泽泻、炒银花、益元散。(《临证指南医案·痢》)

方证解释:本案感受暑湿,身热无汗,腹痛泻积。一诊从湿热论病机,以加减平胃散分消利湿。二诊症见发热下利,大便见黏腻血水。肠胃中湿热壅盛,热重于湿,故改用白头翁法,以白头翁、北秦皮、炒银花清热凉血、解毒治利,以茯苓、泽泻、益元散渗利湿热。

胎孕而患时疟,古人先保产,佐以治病。兹诊唇燥舌白,呕闷自利,乃夏令伏邪至秋深而发,非柴胡、枳实之属可止。呕吐黑水腹痛,胎气不动,邪热深陷入里,蒸迫脏腑,是凶危之象。黄芩、黄柏、川贝、黄连、秦皮。(《眉寿堂方案选存·女科》)

方证解释:本案妊娠感受时疟,诊时见唇燥苔白,呕闷自利,呕吐黑水,腹痛,然胎气未动。此夏令伏邪至秋深而发,邪热深陷入里,蒸迫脏腑之重症。方用白头翁汤化裁,因恐凉血药影响胎气,故去白头翁,用黄柏、黄连、秦皮,合黄芩汤法加黄芩,清热燥湿止利;为

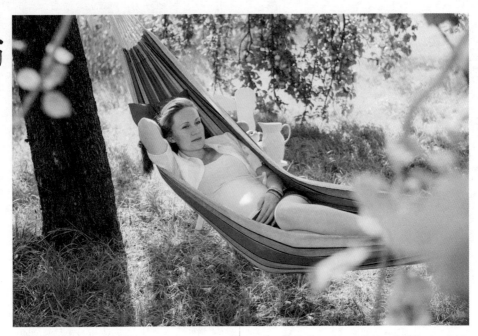

何要加川贝母，尚待研究。

2.用于治疗痢疾

某，舌白，渴不欲饮，心腹热，每痢必痛，肛坠，痢又不爽，微呕有痰，口味有变，头中空痛，两颊皆赤。此水谷气蒸湿热，郁于肠胃，清浊交混，忽加烦躁，难鸣苦况，法当苦寒泄热，苦辛香流气，渗泄利湿。盖积滞有形，湿与热本无形质耳。川连、黄芩、郁金、厚朴、猪苓、槐米、秦皮。（《临证指南医案·痢》）

方证解释：本案症见下痢，每痢必痛，肛坠，痢又不爽，心腹热，微呕有痰，口味有变，头中空痛，两颊皆赤，渴不欲饮，烦躁，难鸣苦况。苔白。此湿热郁蒸肠胃，清浊交混为

痢。拟苦寒泄热，苦辛香流气，渗泄利湿法。方用白头翁汤以槐米代替白头翁，以黄芩代替黄柏，清热凉血、解毒治痢；另用郁金辛香行气去滞；厚朴、猪苓化湿渗利湿浊。

食菜下痢腹痛，是初因寒湿伤脾，久变湿热，蒸于肠胃，况利后痛不减，腹中起硬不和，不得流通明甚。当以苦泄小肠，兼分利而治。川连、黄柏、苦楝皮、泽泻、木通、楂肉。（《叶氏医案存真·卷二》）

方证解释：本案症见下痢腹痛，利后痛不减，腹中起硬不和等。与食菜有关。此初因寒湿伤脾，久变湿热，蒸于肠胃，腑气不得流通。治拟苦泄小肠，兼分利湿浊法。方

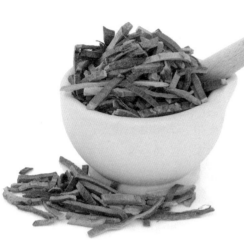

用白头翁汤去白头翁、秦皮，加苦楝皮，清热燥湿治痢；另用泽泻、木通渗利湿热；楂肉活血消导。

3.用于治疗噤口痢

包，川连、人参、黄芩、白芍、草决明、炒山楂、炒银花。又，噤口痢，乃热气自下上冲，而犯胃口。肠中传导皆逆阻似闭，腹痛在下尤甚。香、连、梅、芍，仅宣中焦，未能泄下热燔燎。若不急清，阴液同归于尽。姑明其理，以俟高明备采，白头翁汤。又，脉左细数、右弦，干呕不能纳谷，腹痛里急后重，痢积不爽，此暑湿深入著腑，势属噤口痢疾，症非轻渺。议用苦寒清解热毒，必痛缓胃开，方免昏厥之变。川连、干姜、黄芩、银花、炒山楂、白芍、木香汁。又，下午病剧，乃阴气消亡之征。若但阴柔，恐生生不至。疏补胃药，正宜进商。生地、阿胶、人参、生白芍、炒山楂、炒银花。（《临证指南医案·痢》）

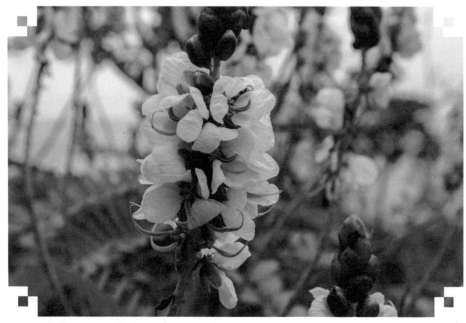

方证解释：本案为暑湿深入着腑所致的噤口痢，症情比较危重。初诊方用黄芩汤加减，清热解毒、燥湿止痢，兼补胃气。二诊热邪上逆，冲犯胃口而欲呕不食，湿热阻滞肠中，传导逆阻而腹痛尤甚。方用白头翁汤。三诊症见干呕不能纳谷，腹痛里急后重。脉左细数、右弦。病情未见好转。方用黄芩汤合变通半夏泻心汤法，用川连、黄芩、银花清解热毒；用干姜温补中阳，白芍滋阴液、止腹痛；以山楂活血，木香汁行气。四诊症见下午病剧，改用加减复脉汤法，以生地、阿胶、生白芍滋补真阴，以人参益气，兼用炒山楂、炒银花活血解毒治痢。

吴瑭根据此案二诊所述，制定出《温病条辨·下焦篇》第74条白头翁汤方证；根据此案三诊所述，制定出《温病条辨·下焦篇》第75条加减泻心汤方证。

合方化裁

合黄芩汤治疗温病发热下利

陈氏，温邪经旬不解，发热自利，神识有时不清。此邪伏厥阴，恐致变痉。白头翁、川连、黄芩、北秦皮、黄柏、生白芍。又，温邪误表劫津，神昏，恐致痉厥。炒生地、阿胶、炒麦冬、生白芍、炒丹皮、女贞子。(《临证指南医案·痢》)

方证解释：本案感受温邪，发热自利，神志有时不清。此热邪深伏厥阴，有热动肝风，致变痉厥之虑。方以白头翁、川连、黄柏、北秦皮，为白头翁汤，以黄芩、生白芍，为黄芩汤，两法合用，清热凉血，泄火治利。

另外，合黄芩汤的医案还有上述"用于治疗自利"中介绍的《临证指南医案·痢》蔡案，可互参。

桃花汤

仲景原方证述要

桃花汤出自《伤寒论》第306条，

组成为：赤石脂一斤(一半全用，一半筛末)，干姜一两，粳米一升。右三味，以水七升，煮米令熟，去

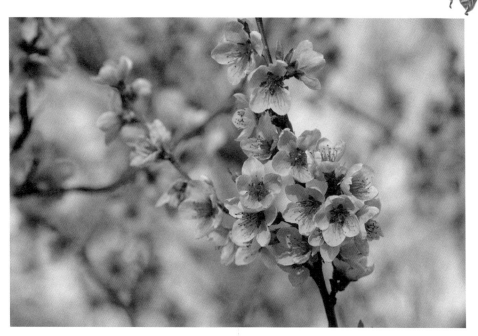

滓。温服七合，内赤石脂末方寸匕，日三服。若一服愈，余勿服。仲景原条文谓："少阴病，下利便脓者，桃花汤主之。"此方还见于《伤寒论》第307条："少阴病，二三日至四五日，腹痛，小便不利，下利不止，便脓血者，桃花汤主之。"

《神农本草经》谓：赤石脂，"主泄利，肠澼脓血"。仲景用此药活血止血，涩肠止泻，另用干姜温中散寒，粳米和中益气。全方温中止血，收涩止泻，故可治疗下利便脓血证。

桃花汤证：虚寒久痢，或下痢便脓血者。

叶天士奇方妙治

加减变化

1.用于治疗痢疾

某，脉微细，肢厥，下痢无度，吴茱萸汤但能止痛，仍不进食，此阳败阴浊，腑气欲绝，用桃花汤。赤石脂、干姜、白粳米。（《临证指南医案·痢》）

方证解释：本案症见下痢无度，仍不进食，肢厥。脉微细。此阳败阴浊，腑气欲绝。方用桃花汤原方温中涩肠止痢。

吴瑭根据此案，制定出了《温病条辨·下焦篇》湿温第67条桃花汤方证。

下篇

沈，议堵截阳明一法。人参、炒白粳米、炮姜、赤石脂。（《临证指南医案·痢》）

方证解释：本案有法无证，从用药来看，应是久痢。方用桃花汤加人参温中补胃，涩肠止痢。

吴瑭根据此案，制定出了《温病条辨·中焦篇》湿温第97条人参石脂汤方证。

阴络受伤，下午黄昏为甚。非治痢通套可效，大旨以守阴为法。熟地炭、建莲、茯苓、五味子、赤石脂、泽泻、阿胶。（《叶氏医案存真·卷二》）

方证解释：从"非治痢通套可效"看，本案为痢疾；从"阴络受伤，下午黄昏为甚"分析，其症有便血。此便血是痢伤阴络，络伤而大便脓血。痢久不止，损伤阴血，故拟"以守阴为法"。方用赤石脂、五味子，为桃花汤合四神丸法，以涩肠止痢；用熟地炭、阿胶，为理阴煎合白头翁加甘草阿胶汤法，以滋阴血；另用建莲子、茯苓、泽泻以健脾利湿。

2.用于治疗自利

袁，脉濡，面赤呃呕吐自利，此太阴脾阳受伤，浊阴逆侮，高年不可纯消，拟用理中法。人参、炒黄干姜、厚朴（姜汁炒）、炒半夏。又，中下阳微，呃呃下利，温中不应，恐延衰脱。夫阳宜通，阴宜守，此关闸不致溃散。春回寒谷，生气有以把握。候王先生主议。人参、附子、炮姜、炒粳米、赤石脂、生白芍。（《种福堂公选医案》）

方证解释：本案症见面赤，呃、呕吐，自利。脉濡。此太阴脾阳受伤，浊阴逆侮。方用理中汤去白术、甘草，加厚朴、半夏。未效。二诊仍呕呃下利，叶氏认为此中下阳微，故温中不应，遂改用桃花汤合附子理中汤化裁。方中赤石脂、炮姜、炒粳米，为桃花汤以温中涩肠止泻；人参、炮姜、附子，为变通附子理中汤，以温补中下真阳；另仿真武汤法，于姜、附中加生白芍以和阴缓急。

本案所谓"候王先生主议"，应该是指王子接《绛雪园古方选注》关于桃花汤的注释，王氏精辟地论述了桃花汤命名的含义、组方特点等，叶氏此案"春回寒谷""关闸不致溃散"等句均来源于王子接。

本案第二诊又见于《临证指南医案·痢》，我们在附子粳米汤中作了介绍。《种福堂公选医案》所载此案比较完整，我们在此再作介绍。

本案第二诊处方可命名为"桃花加参附白芍汤"，以期在临床上推广应用。

产后几五十日，下利滑腻，瘕闷

呕逆。此阳结于上，阴撒于下，仿仲景独治阳明法。人参、赤石脂、五味子、茯神、炮姜炭、炒黄米。(《眉寿堂方案选存·女科》)

方证解释：本案为产后，下见下利，上见痞闷呕逆，叶氏拟固摄法，方用赤石脂、炮姜炭、炒黄米，为桃花汤法，以温阳涩肠止利；用人参、五味子、茯神，为变通生脉散法，以益气固脱安中；其中用五味子，又含有四神丸法，可收涩止泻。

3. 用于治疗便血

蔡三八，脉濡小，食少气衰，春季便血，大便时结时溏，思春夏阳升，阴弱少摄。东垣益气之属升阳，恐阴液更损，议以甘酸固涩，阖阳明为法。人参、炒粳米、禹粮石、赤石脂、木瓜、炒乌梅。(《临证指南医案·便血》)

方证解释：本案症见食少气衰，春季便血，大便时结时溏。脉濡小。此阳明不固，阴弱少摄。拟甘酸固涩，阖阳明法。方用赤石脂、炒粳米，为桃花汤法，以固摄阳明；用禹粮石合赤石脂，为赤石脂禹余粮汤，以涩肠

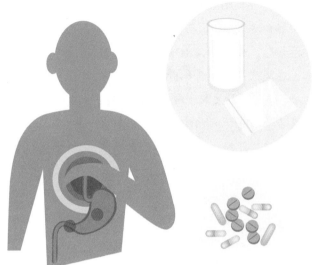

止血；用人参甘补阳明，木瓜、炒乌梅酸敛厥阴。

合方化裁

1. 合脾肾双补丸治疗痢疾

某六四，高年下痢，痰多舌干，脉右空大，神困音低，仍脾肾两亏，二气交虚。有年致此，恐非宜。人参一钱半、菟丝子一钱半、赤石脂三钱、炮姜一钱半、茯苓三钱、木瓜一钱。(《临证指南医案·痢》)

方证解释：本案为高年下痢，症见痰多舌干，神困音低。脉右空大。叶氏辨为脾肾两亏，二气交虚之证，方用赤石脂、炮姜，为减味桃花汤，以收涩止痢；用人参、菟丝子、茯苓、木瓜，为缪仲淳脾肾双补丸法，以补脾肾。

2.合赤石脂禹余粮汤治疗下痢

廖，脉细，自痢泻血，汗出淋漓，昏倦如寐，舌紫绛，不嗜汤饮，两月来，悠悠头痛。乃久积劳伤，入夏季发泄，阳气冒巅之征。内伤误认外感，频投苦辛消导，大劫津液，少阴根底欲撤，阳从汗泄，阴从下泄，都属阴阳枢纽失交之象，此皆见病治病，贻害不浅。读长沙圣训，脉细欲寐，列于少阴篇中，是摄固补法，庶可冀其散而复聚，若东垣芪术诸方，乃中焦脾胃之治，与下焦少阴无预也。人参、禹粮石、赤石脂、五味子、木瓜、炙草。此仲景桃花汤法，原治少阴下痢。但考诸本草，石脂、余粮，乃手足阳明固涩之品，非少阴本脏之药，然《经》言：肾为胃关；又谓腑绝则下痢不禁。今肾中阴阳将离，关闸无有，所以固胃关，即是摄少阴耳。(《种福堂公选医案》)

方证解释：本案症见自痢泻血，汗出淋漓，昏倦如寐，不嗜汤饮，两月来，悠悠头痛。舌紫绛，脉细。从"脉细欲寐"辨为少阴病。用"摄固补法"。方用桃花汤合赤石脂禹余粮汤化裁。其中赤石脂，为简化桃花汤，以收涩止痢；禹粮石配赤石脂，为赤石脂禹余粮汤，以涩肠止血止痢；人参、五味子、木瓜，为变通生脉散，以补气固汗救脱；其中五味子，又为四神丸法，以收敛止泻；另用炙甘草安中调和诸药。

🔔 变制新法

潘，入夜咽干欲呕，食纳腹痛即泻，此胃口大伤，阴火内风劫烁津液，当以肝胃同治，用酸甘化阴方。人参一钱半、焦白芍三钱、诃

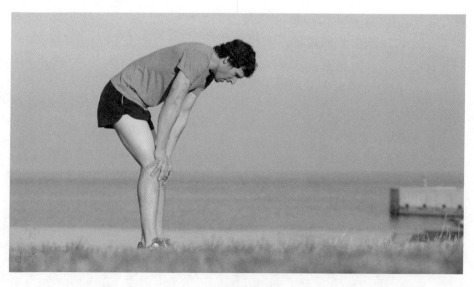

294

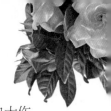

子皮七分、炙草五分、陈仓米三钱。又,去陈米,加南枣一枚。又,咽干不喜汤饮,腹鸣溺浊。五液消烁,虚风内风扰于肠胃。人参、木瓜、焦白芍、赤石脂、炙草。(《临证指南医案·泄泻》)

方证解释:本案一诊症见入夜咽干欲呕,食纳腹痛即泻。此胃气肝阴大伤,肝气犯胃。故仿桃花汤而变其制:以焦白芍、炙甘草代替干姜,不辛热温阳而酸甘化阴、滋肝柔肝;以诃子皮代替赤石脂涩肠收敛;以陈仓米代替粳米扶胃止泻。因胃口大伤,与阴火内风有关,故仿东垣法加人参、炙甘草补胃气、升清阳而降阴火。二诊可能泄泻止而胃口略开,故去陈仓米,加南枣扶胃气。三诊症见咽干不喜汤饮,腹鸣尿浊。辨为五液消烁,虚风内风扰于肠胃。方用一诊方更加木瓜,以助白芍柔肝;复用原方中赤石脂涩肠以固下焦。

本方可命名为"桃花去干姜加参草白芍木瓜汤",以期在临床上推广应用。

赤石脂禹余粮汤

● 仲景原方证述要 ●

赤石脂禹余粮汤出自《伤寒论》第159条,组成为:赤石脂一斤(碎),太一禹余粮一斤(碎)。右二味,以水六升,煮取二升,去滓。分温三服。仲景原条文谓:"伤寒服汤药,下利不止,心下痞硬。服泻心汤已。复以他药下之,利不止;医以理中与之,利益甚。理中者,理中焦,此利在下焦,赤石脂禹余粮汤主之。复不止者,当利其小便。"

本方用赤石脂治泄利肠澼脓血,用禹余粮收涩固脱止泻,两药合用,以治久泻滑脱,下利不止。

赤石脂禹余粮汤证:虚寒久利。

● 叶天士奇方妙治 ●

1.用于治疗久泻

某,久泻,脉虚。人参、五味、禹余粮石。(《临证指南医案·痢》)

下篇

方正解释：本案久泻，脉虚。叶氏从虚泻论治，方用禹余粮，为赤石脂禹余粮汤去赤石脂法，以涩肠止泻；用五味子，为四神丸法，以收敛固涩；用人参，为大半夏汤法，以甘补阳明。此方虽仅三味药，但却三法并用而补摄并施。

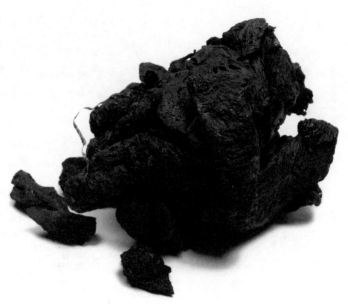

2. 用于治疗晨泻

颜，病已半年，夜寐易醒，汗泄，自觉元海震动，腹鸣晨泻。年岁望六，不仅经营烦劳伤阳，肾真亦渐散越，仍议固下一法。人参、赤石脂、禹余粮、五味子、泡淡干姜。（《种福堂公选医案》）

方证解释：本案症见夜寐易醒，汗泄，自觉元海震动，腹鸣晨泻等。叶氏辨为烦劳伤阳，肾真亦渐散越证。拟固下法。方用禹余粮、赤石脂，为赤石脂禹余粮汤，以涩肠止利；用赤石脂、泡淡干姜，为桃花汤法，温阳固摄；用人参、五味子，为生脉散法以益气固摄敛汗，其中五味子，又含有四神丸法，以收涩止泻。

3. 用于治疗久痢

王五十，久痢、久泻为肾病，下泻久而阴伤气坠。四神丸治脾肾晨泄，辛温香燥皆刚，佐入五味酸柔，不过稍制其雄烈。此肛坠尻酸，乃肾液内少而气陷矣。腥油肉食须忌。熟地、禹余粮石、五味子。（《临证指南医案·痢》）

方证解释：本案为久痢，前医曾用四神丸，未效。症见下痢，肛坠尻酸。此久痢肾阴内伤而气陷下坠。方用熟地，为理阴煎法，以滋补肾阴；用禹余粮石，为赤石脂禹余粮汤法，以涩肠止痢；用五味子为四神丸法，以固摄收敛。

吴瑭采辑此案，制定出《温病条辨·下焦篇》湿温第68条地黄余粮汤方证。

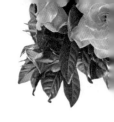

芍药甘草汤

芍药甘草汤出自《伤寒论》第29条，组成为：白芍药、甘草各四两（炙）。右二味，以水三升，煮取一升五合，去滓。分温再服。仲景原条文谓："伤寒脉浮，自汗出，小便数，心烦，微恶寒，脚挛急，反与桂枝欲攻其表，此误也；得之便厥，咽中干，烦躁，吐逆者，作甘草干姜汤与之，以复其阳；若厥愈足温者，更作芍药甘草汤与之，其脚即伸；若胃气不和，谵语者，少与调胃承气汤；若重发汗，复加烧针者，四逆汤主之。"

本方由白芍药、炙甘草两药等量组成。关于芍药，《神农本草经》谓："主邪气腹痛，除血痹，破坚积，治寒热疝瘕，止痛，利小便，益气。"此方用其除血痹，解脚挛急。芍药合甘草则增加其甘缓作用，可缓急止痛。

芍药甘草汤证：下肢挛急疼痛，或胃腹挛急疼痛者。

1. 用于治疗泄泻兼郁勃耗伤肝阴

脏阴久耗，素多郁勃，厥阳化风，内燔扰土，为泄为热，宜用甘缓化风法。炒焦白芍药、炙黑甘草片。（《未刻本叶天士医案》）

方证解释：从"为泄为热"分析，本案系泄泻，并为热泻。由郁久耗伤肝阴，肝阳化风横扰脾土所致。治拟甘缓化风法，方用芍药甘草汤法，以炒焦白芍药、炙黑甘草片组方，缓急止泻，敛肝益脾。

2. 用于治疗自利腹痛

劳怯形肌日瘁，食减自利，腹痛寒热，内阴虚已及脾胃，无治嗽清滋之理，姑以戊己汤加五味，摄阴为议，是难愈之症。炒白芍、炙甘草、北五味。（《叶氏医案存真·卷一》）

方证解释：本案症见食减自利，腹痛寒热。从"劳怯形肌日瘁"分析，此肝阴久虚，犯及脾胃。肝乘脾则自利腹痛食减，肝脾不调则寒热。方仿戊己汤法，用芍药甘草汤甘缓化风，滋肝脾阴液，另仿四神丸法加五味子摄阴。

3. 用于治疗蓐劳腹痛便溏

周三一，蓐劳。下元先空，咳音不转，必致呕吐，是冲脉虚，气逆上攻，熏蒸肺脏，延及不饥减食，腹痛

下篇

297

便溏，乃清内热泄肺医嗽之误。炒当归、生白芍、炙草、南枣肉。(《种福堂公选医案》)

方证解释：本案症见腹痛便溏，不饥减食，咳嗽，咳必呕吐等。此由蓐劳损伤，肝脾阴血亏损，累及冲脉所致。方用芍药甘草汤加炒当归滋肝阴肝血，缓急止腹痛，另加南枣合甘草甘补脾胃。此方也可理解为桂枝汤去桂枝、生姜，加炒当归。意在以酸甘、甘温，缓急止腹痛，并滋养阴血。

黄土汤

◉ 仲景原方证述要 ◉

黄土汤出自《金匮要略·惊悸吐衄下血胸满瘀血病脉证治》第15条，组成为：甘草、干地黄、白术、附子（炮）、阿胶、黄芩各三两，灶中黄土半斤。右七味，以水八升，煮取三升，分温服。仲景原条文谓："下血，先便后血，此远血也，黄土汤主之。"

本方用黄土温中收敛止血，配附子、白术温阳健脾摄血，干地黄、阿胶滋阴养血止血；黄芩清热治肠游下血；甘草甘缓以和中。全方寒热并用，刚柔相济，主治寒热错杂的大便下血。

黄土汤证：大便下血，四肢冷，反心烦热者。

◉ 叶天士奇方妙治 ◉

1.用于治疗远血

独粪后血未已，是为远血。宗仲景《金匮》例，用黄土汤。黄土、生地、奎白芍、人参、清阿胶、川黄柏、归身、附子。（《叶氏医案存真·卷一》）

方证解释：本案先大便而后出血，故诊断为远血。方用黄土汤法，以黄

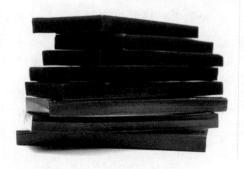

298

土温涩止血，附子温阳摄血，以人参代替白术，合附子通补胃气而摄血，以黄柏代替黄芩清燥下焦湿热，另加白芍、当归，合生地、阿胶为胶艾四物汤法以养血止血。

2.用于治疗肠血腹胀便溏

肠血腹胀便溏，当脐微痛，脾胃阳气已弱，能食气不运，湿郁肠胃，血注不已。考古人如罗谦甫、王损庵辈，用劫胃水法可效。真茅术、紫厚朴、升麻炭、炙甘草、附子炭、炮姜炭、炒当归、炒白芍、煨葛根、新会皮。以黄土法丸。（《叶氏医案存真·卷一》）

方证解释：本案大便出血，血注不已，兼见腹胀便溏，当脐微痛。叶氏从脾胃阳伤，水湿内郁胃肠立论，用附子理中汤合平胃散，即罗谦甫"劫胃水法"温阳逐湿，用黄土汤法温摄止血。方中真苍术、紫厚朴、橘皮、炙甘草为平胃散温燥脾湿；炮姜炭、附子炭、真苍术为附子理中汤法温补脾胃之阳；炒当归、炒白芍、黄土、附子为变通黄土汤法养血敛阴、温摄止血；另取东垣补脾胃升阳法加升麻炭、煨葛根升发脾胃清阳以治便溏便血。

大乌头煎

大乌头煎出自《金匮要略·腹满寒疝宿食病脉证治》第17条，组成为：乌头大者五枚（熬，去皮，不父咀），右以水三升，煮取一升，去滓，内蜜二升，煎令水气尽，取二升。强人服七合，弱人服五合。不差，明日更服，不可一日再服。仲景原条文谓："腹痛，脉弦而紧，弦则卫气不行，即恶寒，紧则不欲食，邪正相搏，即为寒疝。寒疝绕脐痛，若发则白汗出，手足厥冷，其脉沉弦者，大乌头煎主之。"

本方用乌头辛热散寒止痛，合白蜜缓急止痛，并解乌头毒。全方药味少，力量专，主治阴寒凝滞的腹中痛。

大乌头煎证：寒疝腹中痛，自汗出，手足厥冷，脉沉弦者。

下篇

299

●叶天士奇方妙治●

1. 用于治疗胃脘痛

张四八，阳微浊凝，胃下疼。炒黑川椒（去目）一钱、炮黑川乌三钱、炮黑川附子三钱、炮淡干姜一钱半。（《临证指南医案·胃脘痛》）

方证解释：所谓"胃下疼"是指胃脘或上腹部痛。从"阳微浊凝"分析，疼痛必较剧烈。方用炮黑川乌，为大乌头煎法，散寒止痛；合附子粳米汤法加炮黑川附子，温阳通阳，开破阴浊凝结；再合大建中汤法加炒黑川椒、炮淡干姜温中散寒，止胃腹痛。

2. 用于治疗胀满腹痛

谢，形神劳烦，阳伤，腑气不通，疝瘕阴浊，从厥阴乘犯阳明，胃为阴浊蒙闭，肠中气窒日甚。年前邪势颇缓，宣络可效，今闭锢全是浊阴，若非辛雄刚剂，何以直突重围？胀满日增，人力难施矣。生炮川乌头、生淡川附子、淡干姜、淡吴萸、川楝子、小茴香、猪胆汁。（《临证指南医案·肿胀》）

方证解释：本案症为胀满，从叶氏所述与用药分析，其症当有腹中冷痛。病机为烦劳大伤阳气，阴浊凝聚，腑气窒塞不通。方用大乌头煎法以生炮川乌头通阳散寒逐阴；合通脉四逆加猪胆汁汤法加生淡川附子、淡干姜、猪胆汁温阳破阴；另合导气汤法加淡吴萸、川楝子、小茴香散寒止痛。

3. 用于治疗胃痛呕水涎沫

吴三七，食仓痛发，呕水涎沫，六年久病入络。述大便忽闭忽溏，患处漉漉有声。议通胃阳，兼制木侮。淡吴萸、良姜、半夏、延胡、炮川乌、

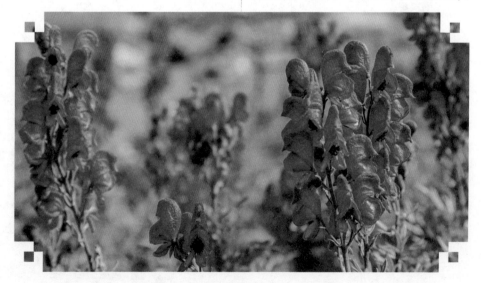

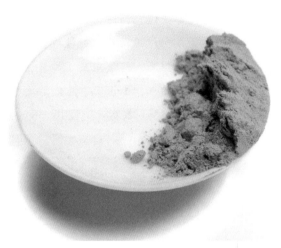

茯苓、蒲黄。（《临证指南医案·胃脘痛》）

方证解释：所谓"食仓痛发"，是指胃痛发作，兼呕水涎沫，六年不愈。近日大便忽闭忽溏，患处辘辘有声。此胃阳大虚，痰浊凝结，肝气犯胃。方用大乌头煎法以炮川乌散寒止痛；

另合吴茱萸汤、小半夏加茯苓汤、金铃子散、失笑散法加淡吴萸、良姜、半夏、茯苓、延胡、蒲黄温胃化饮止呕，散寒止痛。

4. 用于治疗寒疝

项，寒胜疝坠，亦属厥阴。盖阳明衰，厥邪来乘。须胃阳复辟，凝寒自罢。人参一钱半、炮乌头一钱、淡干姜一钱、吴萸泡淡一钱、茯苓三钱。（《临证指南医案·疝》）

方证解释：本案寒疝，当有下腹、睾丸坠痛。此寒凝厥阴，胃阳大伤。方用大乌头煎法以炮乌头温经通阳、散寒止痛；合理中汤法以人参、淡干姜、茯苓通补胃阳；另用吴茱萸温散厥阴寒凝以止疝痛。

乌头桂枝汤

🌀 仲景原方证述要 🌀

乌头桂枝汤出自《金匮要略·腹满寒疝宿食病脉证治》第19条，组成为：乌头。右一味，以蜜二斤，煎减半，去滓，以桂枝汤五合解之，得一升后，初服二合，不知，即服三合；又不知，复加至五合。其知者，如醉状，得吐者，为中病。仲景原条文谓："寒疝腹中痛，逆冷，手足不仁，若身疼痛，灸刺诸药不能治，抵当乌头桂枝汤主之。"

下篇

本方是大乌头煎与桂枝汤的合方。方用乌头辛热入里，散痼结沉寒以止寒疝腹中痛；用桂枝汤调和营卫走表，解散肌表寒邪。全方温里为主，解表为辅，主治寒疝痛兼桂枝汤证者。

乌头桂枝汤证：大乌头煎证与桂枝汤证并见者。

●叶天士奇方妙治●

1. 用于治疗阴疟兼外感风寒

华，用劫药疟止，新沐疟来，阳弱失卫，外邪直侵入里。证以疟来不得汗，邪不从外解大著。川桂枝、炮黑川乌、生白术、炒黑蜀漆、全蝎、厚朴，姜汁丸。(《临证指南医案·疟》)

方证解释：本案疟邪内伏，阳伤寒凝，又沐浴感受外邪，外邪直侵入里，疟来不能得汗，邪不能从外解散。方仿乌头桂枝汤法，以炮黑川乌温里散寒，用川桂枝、姜汁辛温透解外邪；另用生白术、厚朴，为变通枳术汤以行气消痞；用炒黑蜀漆截疟；用全蝎搜剔通络。从用方来看，此案症有恶寒、无汗、发热、腹中冷痛、膨胀痞满等。

2. 用于治疗痰饮背寒短气背痛映心

童五六，背寒，短气，背痛映心，贯胁入腰，食粥噫气，脘痞，泻出黄沫，饮邪伏湿，乃阳伤窍发。此温经通络为要，缓用人参。川桂枝、生白术、炒黑蜀漆、炮黑川乌、厚朴、茯苓。(《临证指南医案·痰饮》)

方证解释：本案症见背寒，短气，背痛映心，贯胁入腰，食粥噫气，脘痞，泻出黄沫。从背寒、短气等症辨为痰饮。此饮邪伏湿聚结，阳伤寒凝，经络不通。方仿乌头桂枝汤法，用炮黑川乌辛热温里，又温经通络，散寒止痛；用川桂枝、炒黑蜀漆，为桂枝去芍药加蜀漆牡蛎龙骨救逆汤法以除痰饮，通心阳，平冲逆。用生白术、茯苓，合桂枝，为苓桂术甘汤去甘草法以温阳化饮；用厚朴，合白术，为变通枳术汤以行气消痞。从用方分析，其证应兼有亡阳饮逆的桂枝去芍药加蜀漆牡蛎龙骨救逆汤证。

3. 用于治疗寒湿肢末肿强

何三六，脉沉，目黄舌肿，周身四肢疹发，胃痛，肢末皆肿强，遇冷、饮凉即病。此久伏湿邪，阳气伤损。议温气分以通周行之脉。川乌头、生白术、桂枝木、茯苓、半夏、姜汁。(《临证指南医案·痹》)

方证解释：本案症见目黄舌肿，周身四肢疹发，胃痛，肢末皆肿强，遇冷、饮凉即病。脉沉。此久伏湿邪，阳气损伤。方仿乌头桂枝汤法，用川乌头温里散寒，通络止痛；用桂枝透疹外出，其合生白术、茯苓，为苓桂术甘汤去甘草法又可通阳逐湿化饮；用半夏、姜汁，为小半夏汤以和胃开结。

本案方用乌头、半夏、茯苓，颇似《金匮要略·腹满寒疝宿食病脉证治》赤丸方，有待进一步研究。

酸枣仁汤

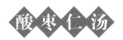

● 仲景原方证述要 ●

酸枣仁汤出自《金匮要略·血痹虚劳病脉证并治》第 17 条，组成为：酸枣仁二升，甘草一两，知母二两，茯苓二两，芎劳二两。右五味，以水八升，煮酸枣仁，得六升，内诸药，煮取三升。分温三服。仲景原条文谓："虚劳，虚烦不得眠，酸枣仁汤主之。"

本方用酸枣仁养肝血、安心神，用茯苓、甘草宁心，知母清热除烦，川芎疏肝理血。全方养血安神，清热宁心除烦，可治疗血虚有热的虚烦不得眠。

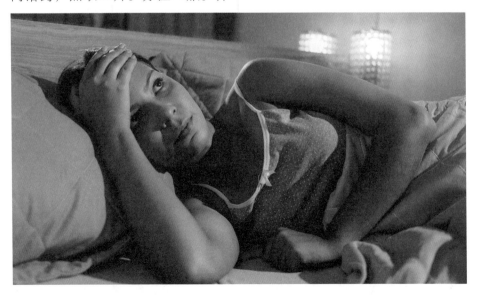

下篇

303

● 叶天士奇方妙治 ●

🔺 加减变化

1. 用于治疗失眠

某，不寐六十日，温胆诸药不效，呕痰不适，明系阳升不降，用《金匮》酸枣仁汤。枣仁、知母、茯苓、川芎、炙草。（《临证指南医案·不寐》）

方证解释：本案不寐六十日，呕痰不适，但用温胆汤等药不效。叶氏从血虚阳升不降考虑，用酸枣仁汤原方治疗。

某三三，寐不成寐，食不甘味，尪羸，脉细数涩，阴液内耗，厥阳外越，化火化风，燔燥煽动。此属阴损，最不易治，姑与仲景酸枣仁汤。枣仁（炒黑勿研）三钱、知母一钱半、云茯神三钱、生甘草五分、川芎五分。（《临证指南医案·不寐》）

方证解释：本案症见寐不成寐，食不甘味，尪羸。脉细数涩。此为阴血虚损，厥阳上升之失眠，方用酸枣仁汤治疗。

陈，阴精走泄，复因洞泻，重亡津液，致阳暴升，胃逆，食入欲呕，神识不静无寐。议酸枣仁汤。枣仁五钱、炙草五分、知母二钱、茯苓二钱。（《临证指南医案·不寐》）

方证解释：本案症见食入欲呕，神志不静无寐等，与失精、洞泻重亡阴血有关，方用酸枣仁汤去辛燥易伤阴津之川芎治疗。

蔡南濠四十三岁，操持太过，肝肾浮阳上冒。寐不成寐。《金匮》酸枣仁汤。（《叶天士先生方案真本》）

方证解释：本案寐不成寐，由于操持太过，肝肾阴血亏损，浮阳上冒所致，方用酸枣仁汤治疗。

2. 用于治疗中风过程出现的心悸少寐

某姬，……又，苦味和阳。脉左颇和，但心悸少寐，已见营气衰微。仿《金匮》酸枣仁汤方，仍兼和阳益心气以通肝络。酸枣仁（炒黑勿研）五钱、茯神三钱、知母一钱、川芎一分、人参六分（同煎）、天冬（去心）一钱。（《临证指南医案·中风》）

方证解释：本案为中风，先后十八诊，其中一诊脉左颇和，但心悸少寐，出现了酸枣仁汤证，故用酸枣仁汤去甘草，加人参、天冬，补阴血、安神志，兼和阳益心气以通肝络。所谓"通肝络"，是指方中川芎疏肝活血通络的作用。

3. 用于治疗木乘土所致的左胁中动跃

江，左胁中动跃未平，犹是肝风未熄。胃津内乏，无以拥护，此清养阳明最要。盖胃属腑，腑强不受木火来侵，病当自减，与客邪速攻、纯虚重补迥异。酸枣仁汤去川芎加人参。又，诸恙向安，惟左胁中动跃多年，时有气升欲噫之状。肝阴不足，阳震不息，一时不能遂已。今谷食初加，乙癸同治姑缓。人参、茯神、知母、炙草、朱砂染麦冬，调入金箔。又，鲜生地、麦冬朱砂拌、竹叶心、知母，冲冷参汤。（《临证指南医案·中风》）

方证解释：本案症见左胁中动跃未平。叶氏辨为胃津内乏，肝风内起，木乘土证。方用酸枣仁汤，去辛燥易伤阴津之川芎，加人参以甘补益胃。二诊诸恙向安，谷食初加，惟左胁中动跃，时有气升欲噫之状。叶氏从肝阴不足，阳震不息论病机，用变通酸枣仁汤法，去酸枣仁、川芎，加人参、朱砂染麦冬、金箔，益气滋阴以扶阳

明，镇重息风潜阳以制厥阴。三诊改用纯粹滋阴生津、清泄阳明法，继续调治。

🏺 合方化裁

1. 合甘麦大枣汤治疗肝阳不降所致的无寐

某，肝阳不降，夜无寐，进酸枣仁法。枣仁、知母、炙草、茯神、小麦、川芎。（《临证指南医案·不寐》）

方证解释：本案症见无寐，由肝血不足，肝阳不降所致。方用枣仁、川芎、茯神、知母、炙草，为酸枣仁汤养肝安神；用小麦、炙甘草，为甘麦大枣汤法以甘缓宁心。

2. 合十味温胆汤与半夏秫米汤治疗心悸震动不寐

陆六三，咽属胃，胃阴不升，但

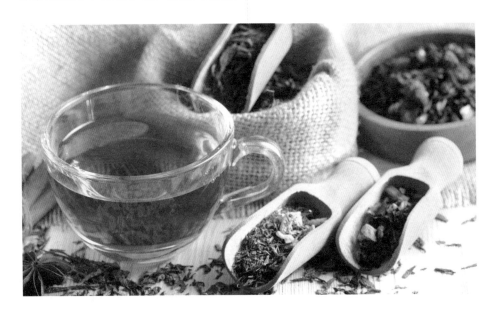

下篇

有阳气熏蒸，致咽燥不成寐。冲逆心悸，震动如惊，厥阴内风，乘胃虚以上僭。胃脉日虚，肢肌麻木。当用十味温胆合秫米汤，通摄兼进，俾肝胃阳和，可以痊安。人参、茯苓、枣仁、知母、竹茹、半夏、黄色秫米。又，用泄少阳，补太阴法。六君去甘草，加丹皮、桑叶，金斛汤法丸。（《临证指南医案·木乘土》）

方证解释：本案症见咽燥不成寐，冲逆心悸，震动如惊，肢肌麻木等，叶氏辨为胃气日虚，厥阴内风，乘胃虚以上僭之证。方用人参、茯苓、竹茹、半夏，为减味十味温胆汤清胆化痰，益胃宁心；用黄色秫米，合半夏，为半夏秫米汤和胃安神；用枣仁、知母，合茯苓，为酸枣仁汤养肝安神。二诊改用泄少阳，补太阴法，以六君子汤去甘草，合丹栀逍遥散法加丹皮、桑叶，并以金石斛汤法为丸继续调治。

猪肤汤

◉ 仲景原方证述要 ◉

猪肤汤出自《伤寒论》第310条，组成为：猪肤一斤。右一味，以水一斗，煮取五升，去滓，加白蜜一升；白粉五合，熬香；和令相得。温分六服。仲景原条文谓："少阴病，下利，咽痛，胸满，心烦，猪肤汤主之。"

本方用猪肤咸寒，滋肺肾之阴，清少阴浮游之火；用白蜜甘寒生津润燥，用白米粉炒香，和胃益中，补下利之虚。全方滋阴润燥，清虚火，益脾胃，可以治疗阴虚而热不甚，兼下利脾虚的咽痛、心烦等症。

猪肤汤证：下利，咽痛，心烦。

◉ 叶天士奇方妙治 ◉

1.用于治疗咽喉痛

陈三七，阴阳交虚，营卫欹斜，为忽冷忽热，周身骸骨皆痛，百脉俱损。秋半天气已降，身中气反泄越，汗出喉痹，阳不入于阴，致自为动搏耳。夫咽喉之患，久则喉痹、喉宣，妨阻受纳，最不易治。从少阴咽痛例，用猪肤汤旬日，喉痛得缓，对症转方。

（《临证指南医案·咽喉》）

方证解释：本案症见忽冷忽热，周身骸骨皆痛，汗出喉痹。从"夫咽喉之患，久则喉痹、喉宣，妨阻受纳，最不易治"分析，本案以喉痹为主症，故仿仲景少阴咽痛法，用猪肤汤治疗。

张二三，阴损三年不复，入夏咽痛拒纳。寒凉清咽，反加泄泻。则知龙相上腾，若电光火灼，虽倾盆暴雨，不能扑灭，必身中阴阳协和方息。此草木无情难效耳，从仲景少阴咽痛用猪肤汤主之。又，阴涸于下，阳炽于上，为少阴喉痛，乃损怯之末传矣。用猪肤甘凉益坎有情之属而效。今肉膝消烁殆尽，下焦易冷，髓空极矣，何暇以痰嗽为理。议滑涩之补，味咸入肾可也。牛骨髓四两、羊骨髓四两、猪骨髓四两、麋角胶四两。用建莲肉五两、山药五两、芡实二两，同捣丸。

（《临证指南医案·咽喉》）

方证解释：本案阴损三年不复，入夏咽痛拒纳。前医用寒凉清咽，反加泄泻。叶氏从"阴涸于下，阳炽于上，为少阴喉痛"立论，用猪肤汤治疗。二诊已经得效，改用滑涩之补，味咸入肾剂，选血肉有情之品，以牛骨髓、羊骨髓、猪骨髓、麋角胶，滋补下焦真阴；用建莲肉、山药、芡实补益脾肾，收涩固阴。

虚损真阴内涸，当戊己君火主令，立夏小满，阳气交并于上，喉舌肿腐，是阴不上承，熏蒸腻涎，吐咯不清，皆五液之变，由司气感及躯质而然。检古方，以仲景少阴咽痛例，用猪肤汤。（《叶氏医案存真·卷一》）

方证解释：本案喉舌肿腐，咽中腻涎，吐咯不清。此真阴内涸，夏令火升，致咽喉肿腐。遵仲景少阴咽痛

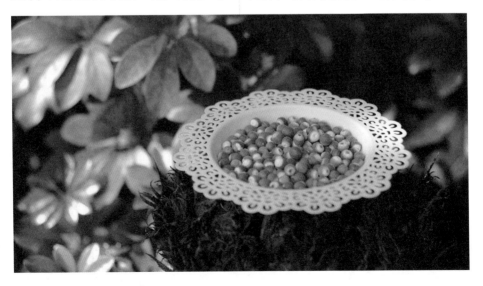

下篇

治法，用猪肤汤。

杨海宁二十六岁，此劳怯是肾精损而枯槁，龙雷如电光闪烁无制，肾脉循喉，屡受阴火熏灼，必糜腐而痛，冬无藏精，春生寂然，胃气已索，草木何能资生。猪肤汤。（《叶天士先生方案真本》）

方证解释：本案咽喉糜腐而痛，由真阴亏损枯槁，龙雷火升，阴火灼伤咽喉所致。仿仲景法，用猪肤汤。

顾铁瓶巷十六岁，稚年筋脉未坚，努力搂抱，致气血流行有触，胸背骨偏突成损，此属不足，非因外邪。在身半以上，为阳主气，致右肛疡成漏年余，真阴五液皆伤，纳食在胃，传入小肠而始变化。因咳痰不出，致呕尽所见乃已。喉痛失音，涎沫吐出，

喉中仍然留存，明明少阴肾脉中龙火内闪，上燔阴液，蒸变涎沫，内损精血所致，医见嗽哑，清金润肺，未明呛嗽之源，是就其凶。猪肤汤。（《叶天士先生方案真本》）

方证解释：本案症见喉痛失音，涎沫吐出，喉中仍然留存，兼肛疡成漏，胸背骨偏突成损等。此真阴不足，龙雷之火升逆。方用猪肤汤滋真阴，润咽喉。

2.用于治疗劳病

申余杭二十六岁，劳病，水枯肾竭不治。猪肤汤。（《叶天士先生方案真本》）

方证解释：本案为劳病，由真阴亏竭所致。从用方来看，其证应有咽喉痛，故用猪肤汤治疗。

苦酒汤

● 仲景原方证述要 ●

苦酒汤出自《伤寒论》第312条，组成为：半夏，洗，破如枣核，十四枚，鸡子一枚，去黄，内上苦酒，着鸡子壳中。右二味，内半夏着苦酒中，

以鸡子壳置刀环中，安火上，令三沸，去滓。少少含咽之，不差，更作三剂。仲景原条文谓："少阴病，咽中伤，生疮，不能语言，声不出者，苦酒汤主之。"

本方用半夏化痰开结，主咽喉肿

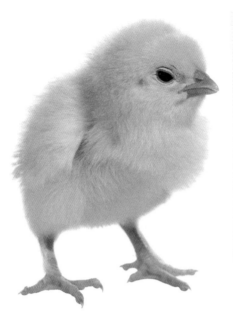

痛，用苦酒之酸以敛咽喉疮疡，用鸡蛋清之甘滋润咽喉。少少含咽之，不仅内服，而且可外渍以疗咽喉疮肿。

苦酒汤证：咽喉肿痛，声音嘶哑者。

叶天士奇方妙治

1.用于治疗咽痛喉痹

徐五六，老劳咽疼。生鸡子白一枚、糯稻根须水洗五钱、甜北沙参一钱半、炒麦冬三钱、川石斛一钱半、生甘草三分。（《临证指南医案·咽喉》）

方证解释：从"老劳"二字与用方分析，本案咽疼，应伴有胃阴损伤见症。方用沙参、麦冬、石斛，为益胃汤法滋养胃阴，生津润咽；用生甘

草甘缓守津；因咽疼明显，故仿仲景苦酒汤法，加鸡子白甘寒润燥，利窍通声。糯稻根须的主要功效是止汗，此方用量较重，其证当有阴虚多汗的表现。

范三一，气燥，喉痹失音，少阳木火犯上。生鸡子白、冬桑叶、丹皮、麦冬、生白扁豆壳。（《临证指南医案·失音》）

方证解释：本案症见喉痹失音。因感燥气，加之少阳木火上犯所致。方用生鸡子白，为苦酒汤法以润燥利咽喉；用冬桑叶、麦冬、生白扁豆壳，为沙参麦冬汤法以宣透燥热，养胃生津；另加丹皮清泄少阳木火。

2.用于治疗喉痹咳频

孙，脉搏大，阳不下伏。咳频喉痹，暮夜为甚。先从上治。生鸡子白、生扁豆皮、玉竹、白沙参、麦冬、地骨皮。（《临证指南医案·咳嗽》）

方证解释：本案症见咳频喉痹，暮夜为甚。脉搏大。此肺胃阴虚，阳升不降。方用苦酒汤法以生鸡子白甘寒润燥利咽；合变通麦门冬汤法，以麦冬、白沙参、玉竹、生扁豆皮养胃生津；因"暮夜为甚"，阴分有热，故加地骨皮凉血清热。

3.用于治疗咽阻失音咳呛

戍，咽阻咳呛，两月来声音渐低，按脉右坚，是冷热伤肺。生鸡子白、

温病学家叶天士

奇方妙治

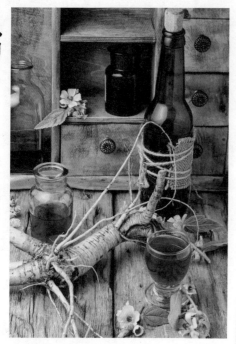

桑叶、玉竹、沙参、麦冬、甜杏仁。
（《临证指南医案·咳嗽》）

方证解释：本案症见咽阻咳呛，

两月来声音渐低。脉右坚。此寒热伤肺，肺阴不足。方用苦酒汤法，以生鸡子白甘寒润燥利咽；合沙参麦冬汤法，以桑叶、甜杏仁宣达肺气；麦冬、沙参、玉竹甘寒滋阴生津。

4.用于治疗久嗽失音

王三八，脉左尺坚，久嗽失音，入夏见红，天明咳甚，而纳谷减损，此劳损之症，急宜静养者。麦冬、大沙参、玉竹、川斛、生白扁豆、鸡子白。（《临证指南医案·咳嗽》）

方证解释：本案症见久嗽失音，入夏咳血，天明咳甚，纳谷减损。脉左尺坚。此肺胃阴虚，方用鸡子白，为苦酒汤法滋润咽喉以治失音；用麦冬、大沙参、玉竹、川斛、生白扁豆，为变通麦门冬汤法以滋肺胃阴液。

桔梗汤

● 仲景原方证述要 ●

桔梗汤出自《伤寒论》第311条，组成为：桔梗一两，甘草二两。右二味，以水三升，煮取一升，去滓，温分再服。仲景原条文谓："少阴病二三日，

咽痛者，可与甘草汤；不差，与桔梗汤。"桔梗汤还见于《金匮要略·肺痿肺痈咳嗽上气病脉证治》第12条："咳而胸满，振寒脉数，咽干不渴，时出浊唾腥臭，久久吐脓如米粥者，为肺痈，桔梗汤主之。"

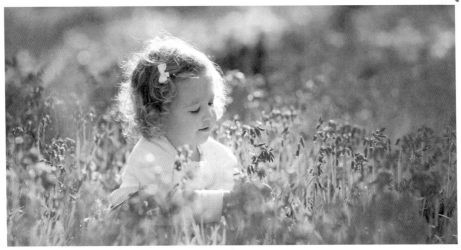

本方用桔梗化痰、利咽、排脓，用生甘草解毒利咽。二药合用，具有排脓解毒，消痈，利咽功能，故可治疗咽痛与肺痈。

麻杏甘膏汤加桔梗、苡仁、桃仁、紫菀。（《临证指南医案·吐血》）

方证解释：本案症见咳吐脓血，音哑。此邪热壅肺。方用麻杏甘石汤清泄肺热；合仲景桔梗汤法，加桔梗，合甘草，开结利咽；另合苇茎汤法，加苡仁、桃仁、紫菀散结排脓。

● 叶天士奇方妙治 ●

某，邪郁热壅，咳吐脓血，音哑。

枳 术 汤

● 仲景原方证述要 ●

枳术汤出自《金匮要略·水气病脉证并治》第32条，组成为：枳实七枚，白术二两。右二味，以水五升，煮取三升，分温三服，腹中软，即当散也。仲景原条文谓："心下坚，大如盘，边如旋盘，水饮所作，枳术汤主之。"

本方重用枳实行气破结逐水，配

白术健脾逐湿化饮。二药配伍，消中兼补，使气行饮化，则心下坚满可消。

枳术汤证：心下坚满，边界清楚，兼小便不利者。

叶天士奇方妙治

1. 用于治疗胸腹胀满

赵五四，胸腹胀满，久病痰多。生白术二两、茯苓二两、厚朴一两、肉桂五钱，姜汁丸。《本草》云：厚朴与白术能治虚胀，仿洁古枳术之意也，佐茯苓通胃阳，肉桂入血络，则病可却矣。（《临证指南医案·肿胀》）

方证解释：本案症见胸腹胀满，痰多。方用张洁古根据仲景枳术汤制定的枳术丸法，以厚朴代替枳实，用生白术合厚朴治疗虚胀，另加茯苓通

胃阳，肉桂入血络温通活血。制丸用姜汁，可化痰除饮。其中"厚朴与白术能治虚胀"之论，为叶氏心法，具有重要的临床意义。"佐茯苓通胃阳，肉桂入血络"的提法，也颇有新意，对于掌握叶氏用茯苓、肉桂的意义具有重要的参考价值。

2. 用于治疗单胀

徐三九，攻痞变成单胀，脾阳伤极，难治之症。生白术、熟附子、茯苓、厚朴、生干姜。（《临证指南医案·肿胀》）

方证解释：本案始为痞证，前医误用攻法，损伤脾阳，致水饮停聚而成腹胀难治之症。方用附子理中汤去守补的甘草、人参，代之以通阳的茯苓以通补脾肾之阳，另用厚朴，合生白术，为变通《金匮要略》枳术汤法，

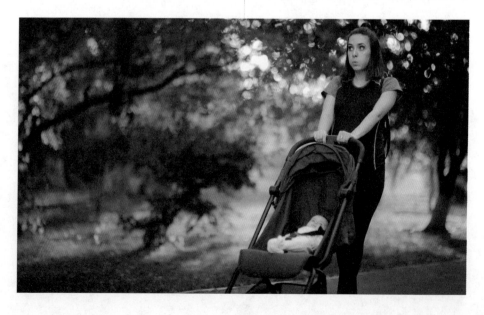

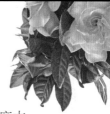

除水饮，消胀满。

3.用于治疗产后浮肿腹胀

某四五，产后未满百日，胸胁骨节收引，四肢肌肉麻木，浮肿腹胀，早轻夜重，食减，畏寒，便溏，脉得右迟左弦。先与理中，健阳驱浊。人参、炮姜、淡附子、焦白术、枳实、茯苓。（《临证指南医案·产后》）

方证解释：本案产后未满百日，症见胸胁骨节收引，四肢肌肉麻木，浮肿腹胀，食减，便溏，畏寒。脉右迟左弦。此脾肾阳虚，阴浊聚结。方用人参、炮姜、淡附子、焦白术、茯苓，为附子理中汤去甘草加茯苓法，通补中下之阳以逐阴浊，另加枳实，合白术，为《金匮要略》枳术汤，以消除水饮。

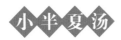

小半夏汤

● 仲景原方证述要 ●

小半夏汤出自《金匮要略·痰饮咳嗽病脉证并治》第28条，组成为：半夏一升，生姜半斤。右二味，以水七升，煮取一升半，分温再服。仲景原条文谓："呕家本渴，渴者为欲解，今反不渴，心下有支饮故也，小半夏汤主之。"本方还见于《金匮要略·呕吐哕下利病脉证治》第12条："诸呕吐，谷不得下者，小半夏汤主之。"《金匮要略·黄疸病脉证并治》第20条："黄疸病，小便色不变，欲自利，腹满而喘，不可除热，热除

必哕。哕者，小半夏汤主之。"

本方用半夏辛温燥湿化饮开结，降逆和胃止呕；用生姜辛温散寒，温中止呕。两药合用，起协同作用而善于逐痰饮，止呕吐，故可治疗痰饮呕逆之证。

小半夏汤证：呕吐，口不渴者。

● 叶天士奇方妙治 ●

🔖 加减变化

1.用于治疗咳嗽

顾二四，咳嗽数月，呕出涎沫，

下篇

313

温病学家叶天士 奇方妙治

建中不应，已非营卫损伤。视其面色鲜明，饮食仍进，仿饮邪主治。小半夏汤加桂枝、杏仁、姜汁。（《临证指南医案·痰饮》）

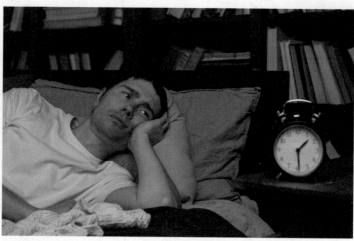

方证解释：本案咳嗽数月，咳时呕出涎沫。曾以虚劳咳嗽用小建中汤未效。从面色鲜明辨为阳明不足，痰饮内聚。方用小半夏汤温化痰饮；仿桂枝加厚朴杏子汤法加桂枝辛甘通阳调卫，杏仁宣降肺气，另仿生姜半夏汤法加姜汁散饮止呕。

2.用于治疗夜卧寐躁

某，阳不交阴，夜卧寐躁，小半夏汤。（《临证指南医案·痰饮》）

方证解释：本案夜卧寐躁而不能安寐，此阳明不和，阳不交阴。方仿半夏秫米汤法，改用小半夏汤和胃安寐。